HISTOLOGIA E EMBRIOLOGIA ORAL

TEXTO | ATLAS | CORRELAÇÕES CLÍNICAS

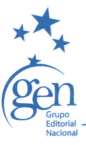

O GEN | Grupo Editorial Nacional – maior plataforma editorial brasileira no segmento científico, técnico e profissional – publica conteúdos nas áreas de ciências da saúde, exatas, humanas, jurídicas e sociais aplicadas, além de prover serviços direcionados à educação continuada e à preparação para concursos.

As editoras que integram o GEN, das mais respeitadas no mercado editorial, construíram catálogos inigualáveis, com obras decisivas para a formação acadêmica e o aperfeiçoamento de várias gerações de profissionais e estudantes, tendo se tornado sinônimo de qualidade e seriedade.

A missão do GEN e dos núcleos de conteúdo que o compõem é prover a melhor informação científica e distribuí-la de maneira flexível e conveniente, a preços justos, gerando benefícios e servindo a autores, docentes, livreiros, funcionários, colaboradores e acionistas.

Nosso comportamento ético incondicional e nossa responsabilidade social e ambiental são reforçados pela natureza educacional de nossa atividade e dão sustentabilidade ao crescimento contínuo e à rentabilidade do grupo.

HISTOLOGIA E EMBRIOLOGIA ORAL

TEXTO | ATLAS | CORRELAÇÕES CLÍNICAS

Victor Arana

Professor Titular de Biomateriais e Biologia Oral, Faculdade de Odontologia,
Universidade de São Paulo.

Eduardo Katchburian (*in memoriam*)

Professor Titular de Histologia e Biologia Estrutural, Escola Paulista de Medicina,
Universidade Federal de São Paulo.

Quinta edição

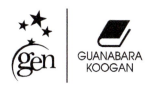

- Os autores deste livro e a editora empenharam seus melhores esforços para assegurar que as informações e os procedimentos apresentados no texto estejam em acordo com os padrões aceitos à época da publicação, *e todos os dados foram atualizados pelos autores até a data do fechamento do livro*. Entretanto, tendo em conta a evolução das ciências, as atualizações legislativas, as mudanças regulamentares governamentais e o constante fluxo de novas informações sobre os temas que constam do livro, recomendamos enfaticamente que os leitores consultem sempre outras fontes fidedignas, de modo a se certificarem de que as informações contidas no texto estão corretas e de que não houve alterações nas recomendações ou na legislação regulamentadora.

- Data do fechamento do livro: 30/06/2023.

- Os autores e a editora se empenharam para citar adequadamente e dar o devido crédito a todos os detentores de direitos autorais de qualquer material utilizado neste livro, dispondo-se a possíveis acertos posteriores caso, inadvertida e involuntariamente, a identificação de algum deles tenha sido omitida.

- **Atendimento ao cliente: (11) 5080-0751 | faleconosco@grupogen.com.br**

- Direitos exclusivos para a língua portuguesa
  Copyright © 2023 by
  Editora Guanabara Koogan Ltda.
  Uma editora integrante do GEN | Grupo Editorial Nacional
  Travessa do Ouvidor, 11
  Rio de Janeiro – RJ – CEP 20040-040
  www.grupogen.com.br

- Reservados todos os direitos. É proibida a duplicação ou reprodução deste volume, no todo ou em parte, em quaisquer formas ou por quaisquer meios (eletrônico, mecânico, gravação, fotocópia, distribuição pela Internet ou outros), sem permissão, por escrito, da EDITORA GUANABARA KOOGAN LTDA.

- Capa: Bruno Gomes

- Editoração eletrônica: Eramos Serviços Editoriais

- As ilustrações referidas a seguir provêm de pesquisas conduzidas com alunos e ex-alunos dos cursos de pós-graduação sob orientação dos autores: Abdel S. Elmardi (Figs. 3.3; 3.17; 3.22); Fernanda Yamamoto-Silva (Fig. 3.16A); Gisela R. S. Sasso (Figs. 6.10; 7.23); Juliana Cristina P. Conceição (Fig. 1.14B); Letícia S. Castro-Filice (Figs. 2.6; 2.9A; 7.37); Liriane Baratella-Evêncio (Figs. 6.15B; 8.17; 8.18; 8.21); Luciana F. Massa (Figs. 2.9B; 2.12; 7.4; 7.5; 7.16B; 8.5; 8.12); Lucienne Bonafé-Oliveira (Figs. 3.16B; 10.1C); Maurício A. Casa (Fig. 9.15B); Noemi N. Taniwaki (Fig. 3.26); Paulo S. Cerri (Figs. 9.3A; 9.5; 9.6; 9.18; 9.24; 9.26; 10.8); Rolf M. Faltin (Figs. 9.8; 9.12; 9.14; 9.15A; 9.16; 9.19; 9.30B; 9.34); Ruth Y. Andia-Merlin (Figs. 7.26; 10.14; 10.15); Sílvia M. A. João (Fig. 7.15B), Susana A. Tomazela-Herndl (Figs. 6.25; 7.21; 7.49; 8.24; 9.3B; 9.4; 9.22B) e Vivian Bradaschia-Correa (Figs. 2.13; 10.5A).

- Ficha catalográfica

CIP-BRASIL. CATALOGAÇÃO NA PUBLICAÇÃO
SINDICATO NACIONAL DOS EDITORES DE LIVROS, RJ

K31h
5. ed.

Katchburian, Eduardo
  Histologia e embriologia oral : texto, atlas, correlações clínicas / Eduardo Katchburian, Victor Arana. - 5. ed. - Rio de Janeiro : Guanabara Koogan, 2023.
  il.

  Inclui índice
  ISBN 978-85-277-3974-0

  1. Boca - Histologia. 2. Dentes - Histologia. 3. Embriologia humana. I. Arana, Victor. II. Título.

23-83648

CDD: 612.31
CDU: 612.31

Meri Gleice Rodrigues de Souza – Bibliotecária – CRB-7/6439

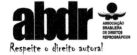

Dedicatória

Aos meus pais (*in memoriam*),
à minha esposa, Ruth,
e ao meu filho, Victor André.

Victor Arana

Apresentação à Primeira Edição

Os avanços do conhecimento em todos os setores científicos têm sido extremamente numerosos e muito rápidos. A Biologia Bucal não foge a essa regra geral e as correlações entre desenvolvimento, estrutura e função têm trazido valiosas colaborações para as aplicações clínicas, em especial pela Histologia.

É difícil, portanto, proceder a uma análise crítica dessa volumosa informação, para triar não só a relevância das mais recentes e importantes pesquisas como, principalmente, estabelecer a definição dos conceitos e conteúdos básicos indispensáveis à formação do futuro profissional. Essa enorme responsabilidade não pode, nem deve, ser tarefa vinculada a acadêmicos amadores ou, o que é pior, a meros compiladores bibliográficos desprovidos de contribuição na área ou a repetitivos imitadores daquilo que é similar a qualquer compêndio.

Esse não é o caso deste livro.

Seus autores são docentes-pesquisadores reconhecidos.

Há 42 anos, fui contemporâneo de Eduardo Katchburian durante o curso de Odontologia da Universidade de São Paulo, e, como estudantes, já tínhamos forte vocação para a Histologia. Eduardo fez, ainda, o curso, seguido por um curto período em que fomos colegas assistentes, interrompido por sua ida à Inglaterra, onde se doutorou e permaneceu por "apenas" 26 anos como Professor da Universidade de Londres. Suas pesquisas sempre tiveram direta relação com a Histologia Bucal e, particularmente, tornaram-se referências obrigatórias na bibliografia sobre biomineralização em tecido ósseo e estruturas dentárias. Quando ele voltou ao Brasil, tive o privilégio de participar do seu concurso para Professor Titular junto à Escola Paulista de Medicina. Lá, continuou desenvolvendo sua linha de pesquisa, conferindo prestígio científico àquela instituição e mantendo valiosa cooperação com o Departamento de Histologia e Embriologia do Instituto de Ciências Biomédicas da Universidade de São Paulo. Além do seu mérito científico, tenho a honra de contar com a reciprocidade de sua amizade.

Já Victor E. Arana-Chavez, conheci em 1985, quando ministrava um curso de Histofisiologia Bucal em Lima, no Peru. Victor, recém-formado em Odontologia, procurou-me para declarar seu interesse pela matéria e sobre eventual vinda ao Brasil para cursar uma pós-graduação. Dei-lhe o máximo apoio possível, além de contarmos com importantes amigos comuns no Peru e no Brasil. Aqui, destacaram-se Ana Maria Vilela Soares e Eduardo Katchburian. A imediata empatia entre Eduardo e Victor se fez sentir, consolidando-se durante o doutorado de Victor e consagrando-se na execução do projeto para este brilhante livro. Sinto-me orgulhoso de ver o progressivo êxito acadêmico que Victor vem demonstrando e um especial agradecimento por ter se radicado na Universidade de São Paulo.

Quanto ao conteúdo do livro, será fácil ao leitor verificar que está estrategicamente bem selecionado, tanto nos temas dos seus 11 capítulos, como também no equilíbrio e na atualização das informações, na primorosa documentação, na preciosa redação e na cuidadosa editoração. Há muito tempo o Brasil necessitava de um livro de Histologia Bucal que suprisse os estudantes, docentes e clínicos interessados no tema e que merecesse total credibilidade de nossa parte e, certamente, do exterior em futuro breve.

São Paulo, 14 de abril de 1999.

Flávio Fava de Moraes
Professor Titular de Histologia e Embriologia do
Instituto de Ciências Biomédicas da Universidade de São Paulo.
Foi Reitor da Universidade de São Paulo (1993-1997),
Diretor Científico da FAPESP (1986-1993)
e Secretário da Ciência e Tecnologia do Estado
de São Paulo (1998).

Prefácio à Quinta Edição

A ideia que originou a primeira edição do *Histologia e Embriologia Oral*, em 1999, amplamente aceita por mais de 20 anos por alunos e colegas que gentilmente vêm indicando nossa obra, está sendo mais uma vez mantida nesta quinta edição. Em formato de livro didático e muito ilustrado, a obra continua focando a compreensão do estudante de graduação e dos profissionais interessados, a estrutura e a função dos componentes da cavidade oral e sua correlação com as respostas desses tecidos frente às alterações patológicas, aos procedimentos na clínica odontológica e ao uso de biomateriais.

Na presente edição, os avanços nos últimos anos no conhecimento na biologia celular e tecidual dos tecidos orais foram cuidadosamente incorporados, mantendo as proporções originais do livro. Todavia, as correlações clínicas nos diversos capítulos foram aumentadas; e várias ilustrações, aprimoradas. Assim, a obra continua delimitada ao que o estudante e o profissional devem conhecer e lembrar dos cursos de graduação e pós-graduação, especialmente se dedicado à docência e à pesquisa em Odontologia, bem como na sua vida profissional na prática clínica odontológica.

Victor Arana

Prefácio à Primeira Edição

O presente livro contém informações básicas sobre desenvolvimento e organização estrutural e funcional dos componentes da cavidade oral. Embora concebido essencialmente para alunos de graduação em Odontologia, poderá ser também útil para estudantes de pós-graduação e profissionais que eventualmente necessitem recordar e atualizar-se. Apesar de conter conceitos e ideias atuais, não pretende ser, entretanto, um tratado exaustivo sobre o assunto.

Com a intenção de escrever um livro didático, foram incluídos numerosos desenhos e ilustrações, que são apresentados ao longo do texto de forma bastante acessível. Foram também incluídos alguns aspectos clínicos para realçar a relevância do conhecimento básico, pois hoje em dia é inconcebível a prática odontológica sem um fundamento científico sólido. Para aqueles que desejam aprofundar-se em algum aspecto, foram sugeridas algumas referências como leitura adicional no final de cada capítulo.

O texto, bem como a maior parte do material ilustrativo, provém do acúmulo de vários anos de nossa experiência na pesquisa e no ensino nesta área. Assim sendo, muitas das interpretações e opiniões emitidas, particularmente nos tópicos controversos, refletem o nosso ponto de vista.

É inevitável que a primeira edição de um livro contenha numerosas imperfeições e falhas. Pedimos a compreensão de todos e esperamos que nos auxiliem a corrigi-las nas próximas edições.

Os autores

Material Suplementar

Este livro conta com o seguinte Material Suplementar:

- Ilustrações da obra em formato de apresentação (restrito a docentes).

O acesso ao material suplementar é gratuito. Basta que o leitor se cadastre, faça seu *login* em nosso *site* (www.grupogen.com.br) e, após, clique em Ambiente de aprendizagem. Em seguida, insira no canto superior esquerdo o código PIN de acesso localizado na orelha deste livro.

O acesso ao material suplementar online fica disponível até seis meses após a edição do livro ser retirada do mercado.

Caso haja alguma mudança no sistema ou dificuldade de acesso, entre em contato conosco (gendigital@grupogen.com.br).

Abreviaturas

Abreviaturas referidas nas legendas das figuras para o tipo de microscopia utilizada:

- MET: microscopia eletrônica de transmissão
- MEV: microscopia eletrônica de varredura
- ML: microscopia de luz
- ML-Nomarski: microscopia de luz com óptica de interferência/contraste.

Sumário

1 Desenvolvimento Craniofacial, *1*
Eventos iniciais do desenvolvimento, *1*
Desenvolvimento da cavidade oral primitiva, *2*
Arcos, bolsas, sulcos e membranas branquiais, *2*
Desenvolvimento do crânio, *3*
Desenvolvimento da face, *5*
Desenvolvimento do palato, *5*
Desenvolvimento da maxila, *6*
Desenvolvimento da mandíbula, *7*
Desenvolvimento da língua, *8*
Leitura adicional, *9*

2 Conceitos de Biomineralização, *11*
Tecidos mineralizados, *11*
Mecanismos de mineralização, *11*
Leitura adicional, *22*

3 Tecido Ósseo, *23*
Ossificação ou osteogênese, *23*
Componentes do tecido ósseo, *32*
Osso primário e osso secundário ou lamelar, *45*
Remodelação óssea, *45*
Osso esponjoso e osso compacto, *46*
Inervação e vascularização do tecido ósseo, *48*
Leitura adicional, *50*

4 Mucosa Oral, *51*
Desenvolvimento, *53*
Estrutura, *55*
Funções da mucosa oral, *77*
Leitura adicional, *77*

5 Glândulas Salivares, *79*
Desenvolvimento, *79*
Estrutura, *81*
Glândulas salivares maiores, *95*
Glândulas salivares menores, *98*
Saliva, *99*
Leitura adicional, *100*

6 Odontogênese, *101*
Lâmina dentária e lâmina vestibular, *101*
Fase de botão, *104*
Fase de capuz, *105*
Fase de campânula, *110*
Fase de coroa, *117*
Fase de raiz, *118*
Leitura adicional, *122*

7 Complexo Dentina-Polpa, *123*
Desenvolvimento (dentinogênese), *124*
Estrutura, *139*
Inervação do dente e sensibilidade dentinopulpar, *160*
Suprimento vascular da polpa, *160*
Leitura adicional, *163*

8 Esmalte, *165*
Desenvolvimento (amelogênese), *165*
Estrutura, *182*
Leitura adicional, *197*

9 Periodonto, *199*
Periodonto de inserção ou de sustentação, *199*
Periodonto marginal ou de proteção (gengiva), *229*
Leitura adicional, *237*

10 Erupção, Reabsorção e Esfoliação Dentária, *239*
Fases da erupção dentária, *239*
Teorias da erupção dentária, *246*
Reabsorção e esfoliação dos dentes decíduos, *248*
Leitura adicional, *252*

11 Articulação Temporomandibular, *253*
Desenvolvimento, *253*
Estrutura, *255*
Disco articular, *260*
Leitura adicional, *266*

Índice Alfabético, *267*

HISTOLOGIA E EMBRIOLOGIA ORAL

TEXTO | ATLAS | CORRELAÇÕES CLÍNICAS

CAPÍTULO 1

Desenvolvimento Craniofacial

Eventos iniciais do desenvolvimento

O disco embrionário, com seus três folhetos, dá origem ao embrião.

No início da segunda semana de vida intrauterina, observa-se o embrioblasto como um disco oval constituído por duas camadas de células: os folhetos embrionários ectoderma e endoderma. Ao fim da segunda semana, o endoderma da parte média do terço cefálico do disco apresenta um espessamento arredondado, denominado "placa precordal", que adere firmemente ao ectoderma. Essa região de firme adesão entre ectoderma e endoderma constitui o que será a membrana bucofaríngea. Fusão similar ocorre na região caudal, entre as pequenas regiões arredondadas dos dois folhetos, formando a membrana cloacal. Nesse período, determinam-se as duas extremidades do tubo digestivo que irá se formar: a boca e o ânus. Na terceira semana, ocorre um espessamento linear no ectoderma, conhecido como linha primitiva, a qual se estende da região central do disco à membrana cloacal, seguindo a orientação do longo eixo do disco oval. Na parte medial dessa linha, as células ectodérmicas proliferam e migram para o interior do disco; isto é, passam a ocupar a região entre os dois folhetos embrionários, constituindo, dessa maneira, o terceiro: o mesoderma. Além disso, células da porção mais cefálica da linha primitiva migram linearmente em sentido cefálico, formando um cordão denominado "notocorda". Nessa etapa do desenvolvimento, o disco embrionário já é constituído pelos três folhetos, exceto nas membranas bucofaríngea e cloacal (Figura 1.1).

Células da crista neural migram para as regiões da face e do pescoço.

Na quarta semana, inicia-se a formação do sistema nervoso central. O ectoderma da região cefálica prolifera, formando o telencéfalo, o mesencéfalo e o rombencéfalo, além das dobras ou pregas neurais – duas bordas longitudinais em forma de lábios –, que flanqueiam o sulco neural. As bordas das dobras, chamadas "cristas neurais", continuam proliferando, até que se fundem na região central, formando o tubo neural (Figura 1.2). Na região dorsal, no rombencéfalo, desenvolvem-se oito bulbos (ou proeminências) denominados "rombômeros". Pouco antes do fechamento do tubo neural, as regiões correspondentes às cristas neurais separam-se das pregas, tornando-se duas massas celulares paralelas ao tubo. As células dessas cristas neurais migrarão, posteriormente, para diversas regiões do organismo em formação, para constituir o ectomesênquima da face e do pescoço, além de participar na formação de outras estruturas, como os gânglios nervosos, as células pigmentares (melanócitos da pele e das mucosas) e a medula da glândula adrenal. As células da crista neural, quando migram, expressam os genes *homeobox* correspondentes aos rombômeros dos quais se originaram. Em seguida, o embrião dobra-se tanto em sentido craniocaudal como ventralmente, nas suas bordas laterais. Desse modo, fica bem evidente a extremidade cefálica, representada pela proeminência frontal que aloja a extremidade do tubo neural (Figura 1.3).

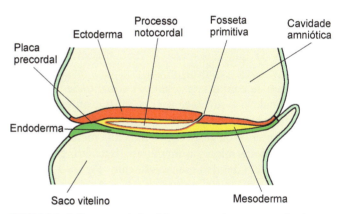

FIGURA 1.1 Folhetos embrionários na terceira semana do desenvolvimento.

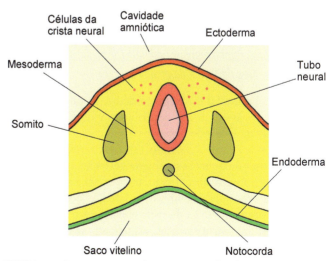

FIGURA 1.2 Corte transversal na parte média de um embrião de 4 semanas.

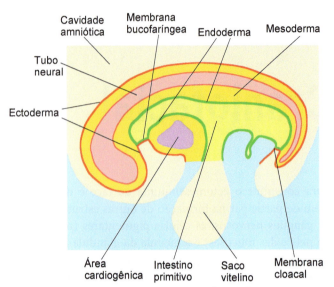

FIGURA 1.3 Corte longitudinal de um embrião de 4 semanas em que se observa a membrana bucofaríngea, bem como as demais estruturas.

Desenvolvimento da cavidade oral primitiva

O rompimento da membrana bucofaríngea estabelece a comunicação entre a cavidade oral primitiva e o intestino anterior.

Em torno da quarta semana, o tubo digestivo divide-se em três porções: cefálica, média e caudal. Essas porções comunicam-se com o saco vitelino e o alantoide. Na extremidade cefálica, a cavidade oral primitiva, ou estomódeo, originada por uma invaginação do ectoderma, é separada do intestino anterior ou cefálico por uma fina membrana ectodérmica/endodérmica – a membrana bucofaríngea –, que se forma no 22º dia do desenvolvimento (Figura 1.3). Logo em seguida, no 27º dia, ocorre a perfuração da membrana, estabelecendo-se a comunicação entre a cavidade oral primitiva e o intestino anterior. Na extremidade caudal, ocorre processo semelhante, perfurando-se a membrana cloacal para comunicar o intestino posterior com o ânus.

Arcos, bolsas, sulcos e membranas branquiais

O aparelho branquial é responsável pela formação da maior parte dos componentes da face e do pescoço.

O aparelho branquial é composto de arcos, bolsas e sulcos branquiais. Essas estruturas contribuem para a maior parte da formação da face e do pescoço.

Os arcos branquiais iniciam seu desenvolvimento nos primeiros dias da quarta semana de gestação, quando também ocorre a migração das células da crista neural. O primeiro arco branquial inclui os primórdios dos maxilares, que aparecem como uma discreta elevação superficial lateral. Ao final da quarta semana, visualizam-se quatro pares bem definidos de arcos branquiais. O quinto e o sexto pares são muito pequenos, imperceptíveis na superfície do embrião humano (Figura 1.4).

Os arcos são separados externamente pelos sulcos branquiais, que também são numerados em sequência craniocaudal. Com exceção do primeiro sulco, que contribui para a formação do meato auditivo externo, os outros se obliteram.

O primeiro arco branquial é subdividido em dois processos: mandibular – o maior, que formará a mandíbula – e maxilar – que formará a maxila, o arco zigomático e a porção escamosa do osso temporal (Figura 1.5).

Acima da cavidade oral primitiva forma-se o processo frontal, que, na sua porção anterior, denomina-se "frontonasal". Esse processo, em conjunto com os processos maxilar e mandibular, delimitam a cavidade oral. Na porção lateral do processo frontal, começa a formação das fossetas nasais e desenvolvem-se os elementos da futura mucosa olfatória da cavidade nasal (Figura 1.6).

O processo maxilar funde-se com o frontonasal, originando o osso maxilar e os tecidos moles adjacentes, exceto os da região do lábio superior (ver adiante, na seção *Desenvolvimento da maxila*). O segundo arco branquial forma o osso hioide e as regiões adjacentes do pescoço. O pavilhão auditivo é formado pelas regiões dorsais do primeiro e do segundo arcos branquiais.

Nas etapas iniciais, cada arco contém escasso mesênquima, recoberto externamente por ectoderma e internamente por endoderma. Em seguida, o mesênquima é invadido por células provenientes da crista neural. Essas células, apesar de serem de origem ectodérmica, formam o tecido denominado "ectomesênquima", responsável pelas estruturas ósseas, dentárias (com exceção do esmalte), conjuntivas e musculares da região craniofacial.

No primeiro arco branquial, as células da crista neural que migraram a partir dos rombômeros 1 e 2 expressam um grupo especial de genes *homeobox*, pertencentes às famílias dos genes *Msx*, *Dlx* e *Barx*, os quais desencadeiam vias de sinalização como *sonic hedgehog* (*Shh*) e *Wnt*, bem como as vias das proteínas morfogenéticas ósseas (BMP) e do fator de crescimento fibroblástico (Fgf). Enquanto poucas células migram do rombômero 3, os rombômeros 4 a 8 originam células da crista neural que migram sequencialmente para o segundo, terceiro e quarto arcos branquiais, expressando típicos genes *homeobox* (*Hox*).

Cada arco branquial tem uma artéria, uma barra cartilaginosa, um componente muscular e um nervo. O processo mandibular é o único a desenvolver um verdadeiro eixo cartilaginoso, denominado "cartilagem de Meckel". O aparelho branquial contribui para a formação do crânio, da face, do pescoço, das cavidades nasais, da boca, da faringe e da laringe, como mostra a Tabela 1.1.

Tanto a maxila quanto a mandíbula originam-se do primeiro arco branquial; já as bolsas faríngeas localizam-se nas porções internas dos arcos branquiais

O endoderma da região faríngea reveste as porções internas dos arcos branquiais, formando pequenas depressões denominadas "bolsas faríngeas". Essas bolsas aparecem em pares entre os arcos branquiais, em sucessão craniocaudal. Desse modo, a primeira bolsa localiza-se entre o primeiro e o segundo arcos. Existem quatro bolsas faríngeas

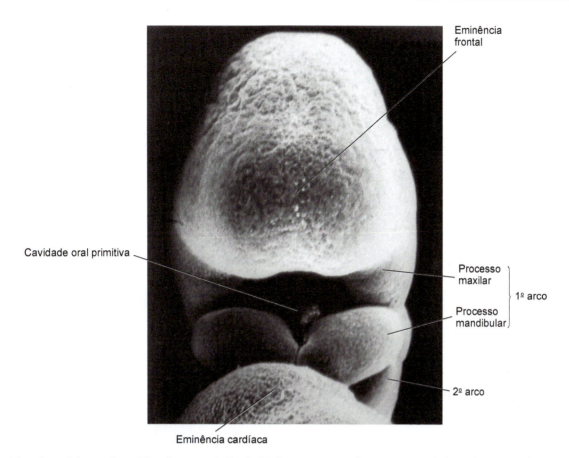

FIGURA 1.4 Vista frontal da porção cefálica de um embrião de 25 dias, em que se observam a cavidade oral primitiva delimitada pela eminência frontal e os processos do primeiro arco branquial (MEV). (Cortesia do Dr. A. Tamarin.)

bem definidas e uma quinta rudimentar. O endoderma das bolsas entra em contato com o ectoderma dos sulcos branquiais, formando, no conjunto, as membranas branquiais. Essas membranas são, entretanto, estruturas temporárias, uma vez que essas regiões são rapidamente invadidas por elementos do ectomesênquima. Somente a primeira membrana branquial origina a membrana timpânica (Figura 1.7). A Tabela 1.2 mostra os derivados das bolsas faríngeas.

Desenvolvimento do crânio

Com exceção da base do crânio, tanto os ossos da calota craniana quanto os da face desenvolvem-se essencialmente por ossificação intramembranosa.

O crânio pode ser dividido em três componentes: calota ou abóbada craniana, base do crânio e face (Figura 1.8). A calota craniana ou neurocrânio é formada por ossificação intramembranosa, por meio de centros de ossificação primários e secundários. Seus centros iniciais aparecem na sétima ou na oitava semanas, mas a ossificação se completa apenas após o nascimento. Entre os ossos da calota craniana, formam-se articulações do tipo sínfise. Ao nascimento, os ossos estão separados por amplas suturas e fontanelas, que desaparecem gradualmente.

A base do crânio, ou condrocrânio, forma-se a partir do mesênquima da região occipital, em torno da notocorda, estendendo-se em direção cefálica. A subsequente transformação em cartilagens constitui o início da formação do condrocrânio, que é importante como junção entre o neurocrânio e o esqueleto facial (Figura 1.8). O crescimento da base do crânio deve-se ao crescimento intersticial das cartilagens interpostas aos ossos, ou seja, às sincondroses.

A face, ou viscerocrânio, pode ser dividida nos terços: superior, médio e inferior. O osso frontal é o maior componente do terço superior da face, que também faz parte do neurocrânio. O terço médio é o mais complexo, sendo composto por parte da base do crânio, incorporando a extensão nasal do terço superior e parte do aparelho mastigatório, incluindo a maxila e os dentes superiores. O terço inferior da face corresponde à mandíbula, incluindo os dentes inferiores. Os terços da face correspondem, no embrião, às regiões frontonasal, maxilar e mandibular, respectivamente.

O terço superior cresce rapidamente, enquanto a porção média da face cresce lentamente, até a adolescência tardia, completando-se quando termina a formação do terceiro molar (18 a 25 anos). Os ossos da face, com exceção de algumas partes, desenvolvem-se por ossificação intramembranosa e são todos oriundos da crista neural.

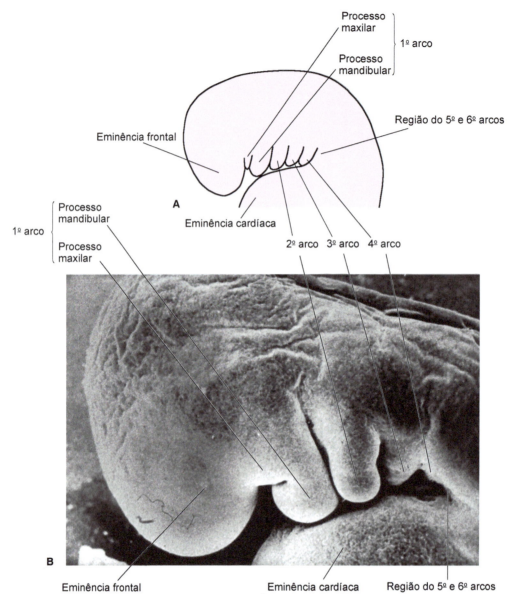

FIGURA 1.5 A e **B.** Vistas laterais da porção cefálica de um embrião de 27 dias, nas quais se observam os arcos branquiais. Entre os arcos, observam-se os sulcos branquiais (MEV). (**B**, cortesia do Dr. A. Tamarin.)

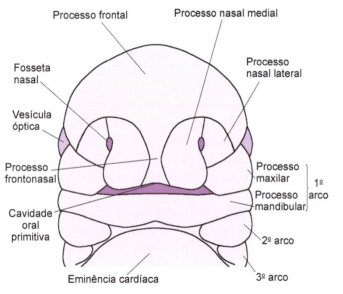

FIGURA 1.6 Vista frontal de um embrião de 32 dias.

TABELA 1.1 Derivados dos arcos braquiais.

Arcos branquiais	Estruturas derivadas
1º arco (processos maxilar e mandibular)	Maxila, mandíbula, músculos mastigatórios, ligamento esfenomandibular, músculo milo-hioide, parte anterior do digástrico, músculo tensor do véu palatino, martelo, bigorna, espinha do esfenoide, ligamento anterior do martelo, tensor do tímpano. Nervo: trigêmeo
2º arco	Músculos da face, estribo, processo estiloide do osso temporal, ligamento estilo-hioide, pequenos cornos do hioide, parte posterior do digástrico. Nervo: facial
3º arco	Grande corno e parte caudal do corpo do hioide, músculo estilofaríngeo. Nervo: glossofaríngeo
4º arco	Cartilagens da tireoide, músculos elevadores do palato, úvula, músculo palatoglosso, músculo cricotireóideo, músculos constritores da faringe. Nervo: laríngeo superior (ramo do vago)
5º arco	É temporário e desaparece
6º arco	Músculos intrínsecos da laringe. Nervo: laríngeo recorrente (ramo do nervo vago)

TABELA 1.2 Derivados das bolsas faríngeas.

Bolsas faríngeas	Estruturas derivadas
1ª bolsa	Tuba auditiva
2ª bolsa	Fossa tonsilar, tonsila palatina
3ª bolsa	Timo, paratireoides inferiores
4ª bolsa	Paratireoides superiores
5ª bolsa	Último corpo branquial (células parafoliculares da tireoide)

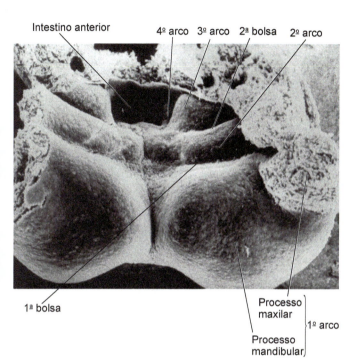

FIGURA 1.7 Vista ventral dos arcos e bolsas de um embrião de 32 dias, no qual os processos maxilares foram seccionados (MEV). (Cortesia do Dr. A. Tamarin.)

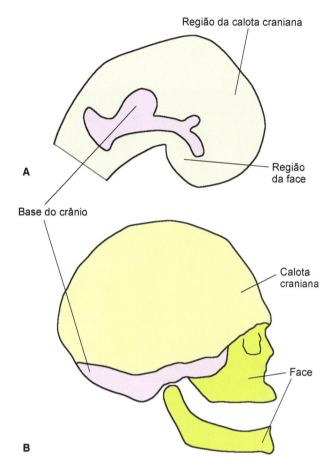

FIGURA 1.8 Regiões correspondentes do crânio no embrião (A) e no adulto (B).

Desenvolvimento da face

A formação do lábio superior é mais complexa que a do lábio inferior e envolve os processos maxilares e os processos nasais mediais.

Em torno do 28º dia do desenvolvimento, aparecem espessamentos no ectoderma da eminência frontal. Esses espessamentos são os placódios olfatórios, que migram anteriormente, formando uma ferradura que delimita o orifício nasal, e estabelecem os processos nasais lateral e medial. Entre os dois processos nasais mediais, há uma depressão, que representa o processo frontonasal (Figuras 1.6 e 1.9).

Os processos nasais mediais dos dois lados, bem como o frontonasal, formam a porção medial do nariz, a porção anterior da maxila e do palato (palato primário).

CORRELAÇÕES CLÍNICAS

As malformações da face, que têm origem principalmente no primeiro arco branquial, ocorrem em razão de fatores genéticos e ambientais (agentes teratogênicos) que atuam durante a fase de histodiferenciação e morfogênese, aproximadamente entre o 20º dia e a 12ª semana do desenvolvimento.

O lábio superior é formado pelos processos maxilares e nasais mediais, que crescem em direção à linha mediana, na qual se fundem. Dessa maneira, o processo frontonasal é deslocado, deixando de ocupar a região do lábio superior. O lábio inferior é formado pela fusão dos dois processos mandibulares na linha mediana (Figura 1.10). A fusão de todos os processos da face se completa em torno do 38º dia de gestação.

CORRELAÇÕES CLÍNICAS

Como os processos maxilares não se fundem entre si na porção anterior, ficando entre eles os processos nasais mediais, nos casos de malformação do tipo fenda labial, esta pode ser uni ou bilateral (Figura 1.11). A fenda do tipo central, oriunda da incompleta fusão dos processos nasais mediais, é rara.

Desenvolvimento do palato

As cavidades oral e nasal somente se separam após a formação do palato secundário.

No início do desenvolvimento do palato, as cavidades oral e nasal comunicam-se, e o espaço entre elas é ocupado pela língua em desenvolvimento e delimitado anteriormente pelo palato primário. Somente quando o palato secundário se desenvolve é que as cavidades oral e nasal se separam.

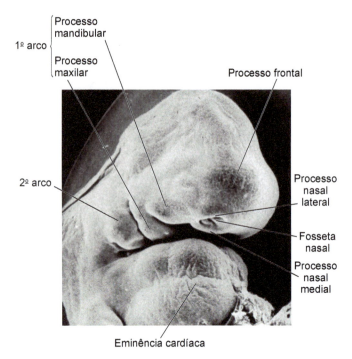

FIGURA 1.9 Vista lateral da porção cefálica de um embrião de 30 dias (MEV). (Cortesia do Dr. A. Tamarin.)

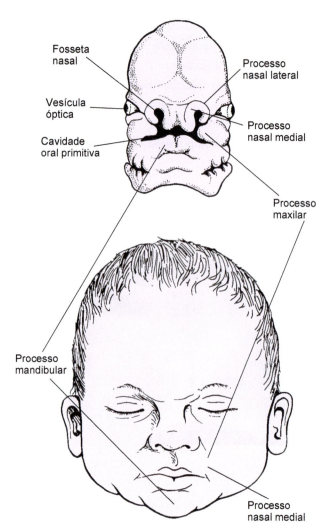

FIGURA 1.10 Vista frontal de um embrião de 40 dias, que mostra as diversas estruturas (*acima*), indicando as regiões que formam a maxila e a mandíbula de um recém-nascido. (Adaptada de Lindner, 1989.)

A formação do palato secundário ocorre entre a sétima e a oitava semanas de gestação, decorrente de uma fusão medial das cristas palatinas, formadas a partir dos processos maxilares. As cristas palatinas, a princípio, estão voltadas para baixo, a cada lado da língua. Com o contínuo crescimento, após a sétima semana, ocorre um rebaixamento aparente da língua, possibilitando que as cristas palatinas sejam elevadas, fundindo-se entre si e com o palato primário (Figura 1.12).

A movimentação e o fechamento das cristas palatinas envolvem uma força intrínseca, tendo talvez relação com a grande quantidade de proteoglicanos e de fibroblastos contráteis da região. Durante a fusão dos epitélios do palato secundário, ocorre adesão. As células superficiais são eliminadas enquanto as células basais se aderem, formando junções. Forma-se, então, uma linha mediana epitelial, que se rompe, gradualmente, restando ilhotas de células (Figura 1.13).

> **CORRELAÇÕES CLÍNICAS**
>
> Falhas na sincronização dos movimentos e do crescimento das cristas palatinas e de elementos da língua, da mandíbula e da cabeça em geral podem afetar o fechamento normal do palato.

Desenvolvimento da maxila

O crescimento da maxila, após o nascimento, ocorre paralelamente ao desenvolvimento dos seios maxilares.

A maxila desenvolve-se por meio de um centro de ossificação no processo maxilar do primeiro arco branquial. Como no caso da mandíbula, o centro de ossificação

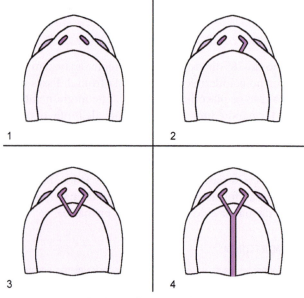

FIGURA 1.11 Exemplos de malformações faciais que originam fendas observadas do ponto de vista do palato: 1, normal; 2, fenda labial unilateral; 3, fenda labial bilateral; 4, fenda labial bilateral e fenda palatina.

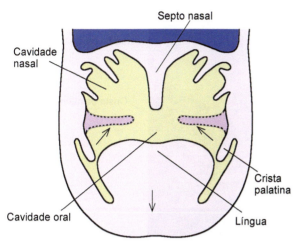

FIGURA 1.12 Formação do palato observada em um corte frontal de um embrião de 40 dias. As setas indicam a elevação das cristas palatinas e o rebaixamento da língua.

aparece no ângulo da divisão de um nervo, no qual o nervo dentário superior anterior origina o nervo orbital inferior. Dessa região, a formação de osso continua posteriormente abaixo da órbita, em direção ao zigoma, e anteriormente, em direção à região incisiva. A ossificação também progride superiormente para formar o processo frontal. Como resultado dessa deposição óssea, forma-se o canal do nervo infraorbital, que, por meio de uma extensão inferior, forma a parede alveolar anterior para os dentes superiores anteriores. A ossificação também progride para a região dos processos palatinos para formar o palato duro. A parede alveolar medial desenvolve-se da junção do processo palatino e do corpo da maxila, formando um canal em que se alojam os germes dentários superiores posteriores (ver Figura 10.1 B).

Uma cartilagem secundária zigomática ou malar aparece durante o desenvolvimento do arco zigomático, contribuindo para o desenvolvimento da maxila.

Ao nascimento, o processo frontal da maxila está bem demarcado e o corpo da maxila é relativamente pequeno, pois os seios maxilares ainda são rudimentares. Estes iniciam o seu desenvolvimento na 16ª semana de gestação, mas seu crescimento ocorre principalmente após o nascimento.

Desenvolvimento da mandíbula

Com exceção do côndilo e da sínfise, a mandíbula desenvolve-se por ossificação intramembranosa.

A partir da sexta semana, o processo mandibular contém a cartilagem de Meckel, como uma barra contínua desde a orelha média até a linha medial. Entretanto, as duas barras de cartilagem não se encontram anteriormente na linha medial, sendo separadas por ectomesênquima. Na sexta semana, ocorre, lateralmente à cartilagem de Meckel, uma condensação de ectomesênquima, na altura do ângulo de divisão do nervo alveolar inferior em seus ramos incisivo e mentual (Figura 1.14).

Na sétima semana, inicia-se a ossificação intramembranosa nessa região, que continua anteriormente até a linha medial e posteriormente até o ponto em que o nervo mandibular divide-se nos seus ramos lingual e alveolar inferior. A formação do osso da mandíbula ocorre em torno do aspecto lateral da cartilagem. Os centros de ossificação, de cada lado, ficam separados na região da sínfise até o nascimento. Durante o desenvolvimento, surge um canal no qual ficam o nervo alveolar inferior e as criptas ósseas, compartimentos que alojam os germes dentários. Com dez semanas, a porção intramembranosa já apresenta aspecto de uma mandíbula rudimentar.

A porção mais posterior da cartilagem de Meckel forma os componentes ósseos da orelha média, a espinha do esfenoide e o ligamento esfenomandibular. Da região da língula para frente, até a divisão do nervo em seus ramos incisivo e mentual, a cartilagem de Meckel desaparece completamente. Na região anterior da cartilagem de Meckel, porém, ocorre ossificação endocondral.

Entre a 10ª e a 14ª semanas, aparecem três cartilagens secundárias: condilar, coronoide e da sínfise. A cartilagem condilar aparece na 10ª semana de desenvolvimento, formando um cone que ocupa o ramo da mandíbula, e rapidamente começa a formação de tecido ósseo por ossificação endocondral. A ossificação endocondral continua, até que na 20ª semana somente uma fina camada de cartilagem resta no côndilo. Essa cartilagem propicia o crescimento da região condilar, por meio de ossificação endocondral até o fim da segunda década de vida (ver Figura 11.4).

A cartilagem coronoide aparece em torno do quarto mês, sendo depois invadida pelo processo de ossificação intramembranosa do ramo da mandíbula, desaparecendo, portanto, bem antes do nascimento. Nas regiões da sínfise, duas cartilagens, uma de cada lado, aparecem na porção anterior da cartilagem de Meckel. Por um processo de ossificação endocondral, desaparecem no primeiro ano de vida. Desse modo, a sínfise e o côndilo formam-se por ossificação endocondral, enquanto o restante da mandíbula se forma por ossificação intramembranosa.

Durante o período fetal do desenvolvimento, as relações e o tamanho da maxila e da mandíbula variam bastante. Inicialmente, a mandíbula é consideravelmente maior que a maxila, mas essa diferença diminui gradualmente. Em torno da oitava semana, a maxila sobrepassa a mandíbula. Posteriormente, com o crescimento mais acentuado da mandíbula, ao redor da 11ª semana, a maxila e a mandíbula ficam aproximadamente do mesmo tamanho. Ao nascimento, entretanto, a mandíbula apresenta-se em posição retrognática pronunciada em relação à maxila. Essa condição é corrigida durante a vida pós-natal, pelo rápido crescimento da mandíbula em direção anterior, estabelecendo, dessa maneira, a relação de ortognatia. A mandíbula mantém sua capacidade de crescimento por mais tempo que a maxila.

> **CORRELAÇÕES CLÍNICAS**
>
> O crescimento do côndilo e as modificações que ocorrem na maxila e na base do crânio são responsáveis pelas reações maxilomandibulares que podem, dessa maneira, ser dos tipos: retrognatia, ortognatia e prognatia.

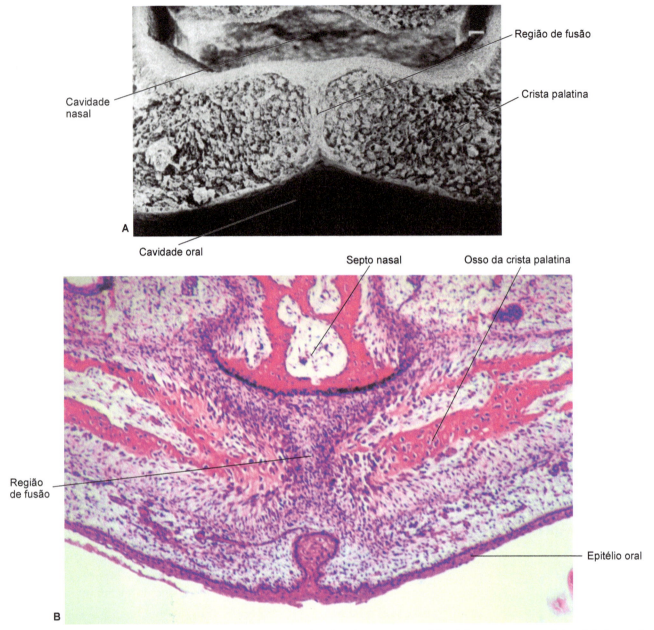

FIGURA 1.13 A. Fusão das cristas palatinas em um embrião de 60 dias (MEV). **B.** As cristas já fundidas com o osso próximo à linha mediana em um embrião de 90 dias (ML). (**A**, cortesia do Dr. A. Tamarin.)

Desenvolvimento da língua

A complexa inervação da língua reflete a combinação de suas diferentes origens embriológicas.

A língua tem origem na parede ventral da orofaringe, na região dos quatro primeiros arcos branquiais. Na quarta semana de gestação, duas saliências do ectomesênquima aparecem no aspecto interno do primeiro arco branquial, formando, assim, as saliências linguais. Atrás e entre essas saliências, aparece uma eminência medial, denominada "tubérculo ímpar"; sua margem caudal forma o forame cego.

As saliências linguais crescem e fundem-se, cobrindo o tubérculo ímpar, de modo a formar a mucosa dos dois terços anteriores da língua, cujo epitélio é de origem ectodérmica. As porções centrais do segundo, terceiro e quarto arcos branquiais elevam-se juntamente para formar uma proeminência denominada "cópula". O endoderma desses arcos branquiais e a cópula formam a superfície do terço posterior da língua (Figura 1.15).

A língua é separada do assoalho da boca por um crescimento ectodérmico, que, depois, degenera, formando o sulco lingual, à semelhança do sulco vestibular.

Os músculos da língua têm origem no assoalho da faringe, na região dos somitos occipitais. Durante sua migração anterior, os músculos e o nervo hipoglosso, que é responsável pela inervação motora da língua, seguem o mesmo trajeto.

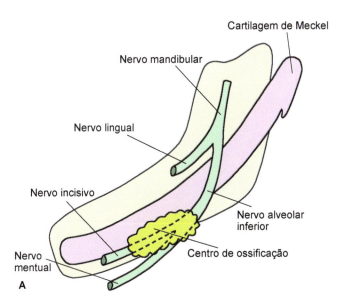

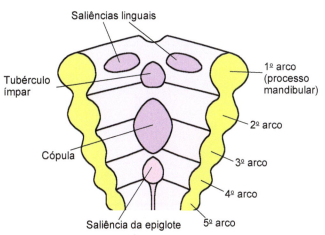

FIGURA 1.15 Arcos branquiais e regiões em que se inicia a formação da língua em um embrião no início da quarta semana de desenvolvimento do ponto de vista da parede ventral.

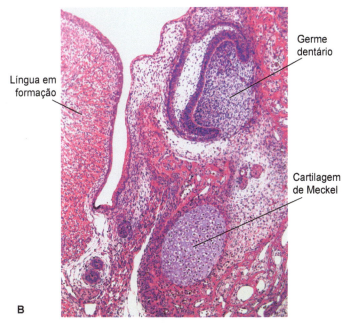

FIGURA 1.14 A. Centro de ossificação intramembranosa lateral à cartilagem de Meckel, em que se inicia a formação da mandíbula. **B.** Corte frontal de um lado da mandíbula em desenvolvimento, que mostra a cartilagem de Meckel em meio ao centro de ossificação intramembranosa (ML). (**A**, adaptada de Sperber, 1989.)

A combinação das diferentes origens embriológicas da língua é demonstrada pela sua complexa inervação. O primeiro arco branquial, cujo nervo é o trigêmeo, dá origem ao ramo lingual, responsável pela sensação tátil geral da língua. O segundo arco branquial, cujo nervo é o facial, pelo ramo corda do tímpano, é responsável pela sensação gustativa. Os terceiro e quarto arcos contribuem para as sensações tátil e gustativa da região da base da língua, por meio dos nervos glossofaríngeo e vago.

Leitura adicional

Cruz-Walma DA, Yamada KM. Extracellular matrix in human craniofacial development. J Dent Res. 2022;101(5):495-504.
Etchevers HC, Dupin E, Le Douarin NM. The diverse neural crest: from embryology to human pathology. Development. 2019;146(5):dev 169821.
Gopinathan G, Diekwisch TGH. Epigenetics and early development. J Dev Biol. 2022;10(2):26.
Hall BK. Summarizing craniofacial genetics and developmental biology (SC-GBD). Am J Med Genet A. 2014;164A(4):884-91.
Hall BK. Germ layers, the neural crest and emergent organization in development and evolution. Genesis. 2018;56(6-7):e23103.
Hunt P, Clarke JDW, Buxton P, Ferreti P, Thorogood P. Segmentation, crest prespecification and the control of facial form. Eur J Oral Sci. 1998; 106:12-8.
Lindner HH. Clinical Anatomy: a Lange medical book. East Norwalk: Appleton & Lange, 1989.
Moore KL, Persaud TVN, Torchia MG. The developing human: clinically orientated embryology. 11th ed. Philadelphia: Saunders-Elsevier; 2019.
Parada C, Chai Y. Mandible and tongue development. Curr Top Dev Biol. 2015;115:31-58.
Seelan RS, Pisano MM, Greene RM. MicroRNAs as epigenetic regulators of orofacial development. Differentiation. 2022;124:1-16.
Singh S, Groves AK. The molecular basis of craniofacial placode development. Wiley Interdiscip Rev Dev Biol. 2016;5(3):263-76.
Sperber GH. Craniofacial Embryology. London: Wright; 1989.
Sperber GH, Sperber SM. Craniofacial embryogenetics and development. 3nd ed. Sheltom: People's Medical Publishing House; 2018.

CORRELAÇÕES CLÍNICAS

Durante o crescimento da língua, podem ocorrer anormalidades que afetam seu tamanho (microglossia ou macroglossia), sendo rara, no entanto, a ausência total da língua (aglossia).

CAPÍTULO 2
Conceitos de Biomineralização

Tecidos mineralizados

Os tecidos que constituem o esqueleto e os dentes são caracterizados por depósitos de mineral que lhes conferem rigidez e dureza peculiares. O esmalte não apresenta vitalidade e capacidade de neoformação; porém, interações iônicas na cavidade oral podem mudar sua estrutura cristalina, como será comentado no Capítulo 8. Os outros tecidos mineralizados, entretanto, mantêm relação com as células que os formaram e têm capacidade de neoformação ou remodelação.

A diferença entre o esmalte e os outros tecidos mineralizados deve-se principalmente a sua origem e sua natureza. Enquanto o esmalte tem origem epitelial, os demais tecidos mineralizados são de natureza conjuntiva. Assim, a constituição dos seus componentes orgânicos é diferente, bem como o mecanismo de mineralização. Por ser o colágeno o constituinte mais abundante das matrizes extracelulares conjuntivas, ele forma a maior parte da matriz orgânica do osso, da dentina e do cemento. O esmalte, tecido mais mineralizado do organismo, tem sua matriz orgânica constituída por proteínas conhecidas como amelogeninas e não amelogeninas. Enquanto os constituintes orgânicos são retirados durante a mineralização do esmalte, a fim de possibilitar o crescimento dos cristais, nos tecidos de natureza conjuntiva, a matriz orgânica não é removida, permanecendo associada ao mineral. Por essa razão, o processo de mineralização do esmalte será discutido separadamente, no Capítulo 8. Os assuntos abordados a seguir referem-se aos tecidos mineralizados de natureza conjuntiva.

Mecanismos de mineralização
Considerações gerais

Os mecanismos envolvidos no processo de mineralização dos vários sistemas biológicos têm sido estudados ao longo de muitos anos. Apesar de todo o progresso alcançado, os eventos que levam ao início da mineralização dos tecidos cuja matriz é composta principalmente por colágeno ainda não são bem compreendidos. O processo de mineralização não consiste apenas na combinação dos íons cálcio e fosfato na matriz orgânica, sob a forma de fosfato de cálcio, mas é o resultado da interação de muitos fatores biológicos e físico-químicos que agem estimulando ou inibindo esse processo altamente complexo.

Para entender os aspectos bioquímicos da deposição de mineral nos tecidos duros do organismo é necessário o conhecimento prévio da natureza da fase mineral. Nos vertebrados, a fase mineral que constitui a maior parte dos tecidos esqueléticos e dentários é um fosfato de cálcio, em geral sob a forma de hidroxiapatita.

A apatita, na sua variedade biológica, é o mineral que impregna os tecidos duros.

A hidroxiapatita é o tipo de apatita biológica que impregna os tecidos mineralizados, formando cristais que variam em tamanho, sendo maiores no esmalte que no osso, na dentina e no cemento. Em geral, os cristais de hidroxiapatita nos tecidos duros não têm estrutura perfeita: eles mostram consideráveis variações na sua composição, embora sua fórmula básica seja a seguinte: $Ca_{10}(PO_4)_6OH_2$. Como os cristais têm características de uma apatita deficiente em cálcio, contendo carbonato, alguns autores acreditam que não sejam uma verdadeira hidroxiapatita. Múltiplas unidades formam o cristal, que, por sua vez, apresenta um arranjo e um padrão típico de difração eletrônica e de microanálise de raios X (Figura 2.1). A relação cálcio/fosfato varia na apatita, porém, costuma ser, aproximadamente, 10/6. Alguns outros íons são também associados à hidroxiapatita, sendo eles: carbonato, citrato, sódio, magnésio, potássio, cloreto e quantidades variáveis de flúor, além de outros elementos. Dentre esses outros íons, o flúor é considerado importante por alterar a dureza do cristal; além disso, a hidroxiapatita é a forma de fosfato de cálcio menos solúvel em pH neutro.

A combinação da fase mineral com a matriz orgânica resulta em tecidos com propriedades sui generis.

Nos sistemas biológicos, isto é, nos tecidos mineralizados, a combinação da hidroxiapatita com matriz orgânica, principalmente de natureza proteica, forma o que pode ser considerado um arranjo supramolecular, que confere a esses tecidos suas propriedades peculiares.

A concentração iônica de cálcio e fosfato no plasma ou nos fluidos tissulares é supersaturada em relação ao mineral dos tecidos calcificados.

Para a formação de cristais de hidroxiapatita é necessária uma fonte de íons cálcio e fosfato no organismo. O plasma e

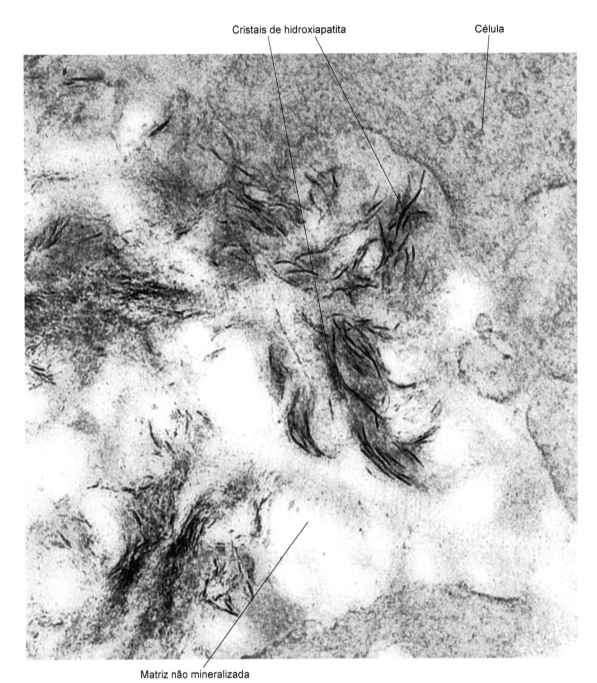

FIGURA 2.1 Depósitos de hidroxiapatita na matriz extracelular da dentina, visualizados em forma de finas agulhas (MET).

os fluidos extracelulares contêm certa quantidade de cálcio e fosfato iônico em sua composição. Esses dois últimos representam a matéria-prima para a formação de uma fase sólida de fosfato de cálcio. Além disso, uma proporção de cálcio e fosfato do plasma encontra-se combinada com macromoléculas, não estando, portanto, disponível imediatamente para a formação de uma fase sólida de fosfato de cálcio. Entretanto, como os íons cálcio e fosfato alcançam todos os tecidos do organismo, é necessário explicar por que a deposição de mineral ocorre exclusivamente nos tecidos destinados a serem mineralizados. A concentração iônica de cálcio (< 5 mg/dℓ) e fosfato (< 3,5 mg/dℓ) no plasma ou nos fluidos tissulares é supersaturada em relação ao mineral dos tecidos calcificados. Embora sejam supersaturadas, impedindo, portanto, a dissolução do mineral nos fluidos teciduais, as concentrações iônicas de cálcio e fosfato não chegam a ser suficientemente altas para promover a deposição dos primeiros núcleos de fosfato de cálcio no organismo, a menos que o produto iônico (Ca × PO$_4$) seja aumentado nos locais onde a mineralização deve ocorrer. O aumento da concentração de cálcio e/ou fosfato no plasma e fluidos tissulares provocaria uma precipitação generalizada de fosfato de cálcio em locais do organismo não destinados à mineralização. É o que ocorre em circunstâncias patológicas quando há, por exemplo, hipercalcemia. Por outro lado, alguns autores admitem a existência de inibidores da calcificação, como o pirofosfato, nos tecidos. Portanto, a precipitação de fosfato de cálcio a partir do plasma e fluido extracelular (soluções supersaturadas) ocorre em regiões específicas do organismo por mecanismos celulares ou moleculares locais capazes de aumentar a concentração iônica de cálcio e/ou fosfato ou provocar a precipitação por outros mecanismos. Desse modo, quando a precipitação se dá pelo aumento do produto iônico (Ca × PO$_4$), ocorre nucleação homogênea; por outro lado, quando a precipitação de fosfato de cálcio se dá pela intervenção de algum agente, como uma biomolécula, por exemplo, a nucleação dos primeiros cristais ocorre por um mecanismo denominado "nucleação heterogênea".

Embora seja possível obter um razoável conhecimento dos fenômenos de cristalização *in vitro*, as condições nos sistemas biológicos são extremamente complexas, envolvendo múltiplos fatores gerais e locais que dificultam a completa análise do processo. Como e onde a mineralização cessa, isto é, como são estabelecidos os limites dos tecidos mineralizados, é uma questão que permanece misteriosa.

Início da mineralização

Formada a matriz orgânica, começa a deposição de mineral. O início do processo de mineralização representa um momento crucial. Uma vez depositados os primeiros precipitados e/ou cristais de fosfato de cálcio, o avanço da mineralização segue mecanismos até certo ponto mais compreendidos. Os locais onde os primeiros precipitados e/ou cristais de mineral são depositados denominam-se "sítios de nucleação". É a partir deles que o processo de mineralização continua.

Os primeiros cristais de mineral aparecem nas vesículas da matriz.

Até pouco mais da metade da década de 1960, os pesquisadores na área da biomineralização trabalhavam com base na ideia de que algum componente da matriz orgânica (sobretudo o colágeno, constituinte mais abundante) desempenharia papel fundamental no início da mineralização. Pouca ou nenhuma importância era conferida a uma possível participação das células nesse processo. Somente ao final daquela década foi identificada a presença de "fragmentos citoplasmáticos" contendo cristais de mineral na matriz orgânica da cartilagem em calcificação. Essas estruturas arredondadas e envolvidas por unidade de membrana, denominadas "vesículas da matriz", foram observadas também no osso embrionário e na dentina do manto, sempre contendo cristais de mineral antes do restante da matriz orgânica. São, portanto, os locais em que, primeiro, são visualizados os cristais no processo de mineralização (Figura 2.2).

As vesículas da matriz são envolvidas por membrana idêntica à membrana plasmática.

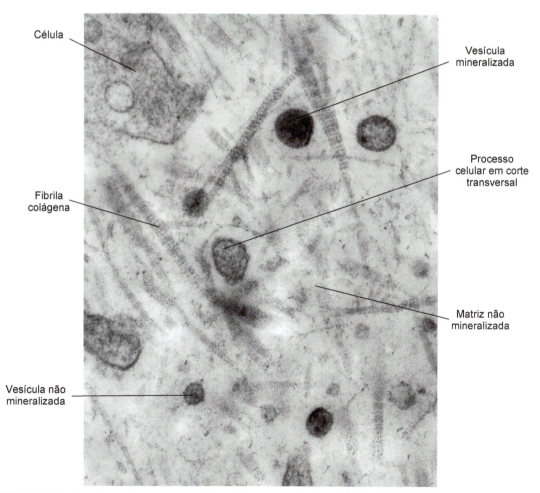

FIGURA 2.2 Vesículas da matriz com e sem mineral. O restante da matriz da dentina não contém mineral (MET).

A maior parte do conhecimento a respeito das vesículas da matriz provém de estudos feitos em cartilagem, tecido em que elas foram detectadas inicialmente. Na dentina, as vesículas da matriz foram descritas como corpos arredondados, de 60 a 200 nm de diâmetro; quando mineralizadas, elas contêm depósitos elétron-opacos em forma de pequenas placas muito finas, com aparência de agulhas. Isso foi comprovado depois do exame de espécimes em que apareciam vesículas contendo depósitos elétron-opacos, em material não contrastado (Figura 2.3). Todavia, com a remoção desse material elétron-opaco do interior das vesículas após a descalcificação, foi demonstrada a natureza mineral desses depósitos. Por meio de observações de espécimes similares utilizando microanálise de raios X, foram confirmadas as conclusões anteriores (Figura 2.4). Dessa maneira, foi definitivamente estabelecida na dentina a presença das vesículas da matriz entre as fibrilas colágenas, somente na mineralização da dentina do manto, não sendo observada na mineralização da dentina circumpulpar. De modo similar, no tecido ósseo, as vesículas da matriz são observadas apenas no início da mineralização do osso embrionário ou imaturo, não sendo encontradas no osso maduro. A possibilidade de as vesículas da matriz serem cortes transversais de prolongamentos celulares foi descartada por estudos com cortes seriados.

As vesículas da matriz se originam das células e tornam-se estruturas independentes na matriz.

As vesículas da matriz se originam nas próprias células produtoras da matriz orgânica, isto é, odontoblastos, osteoblastos e condroblastos. A célula, a princípio, desenvolve na sua superfície espécies de bulbos, que, logo após, destacam-se, tornando-se vesículas independentes na matriz. Estudos de criofratura na dentina e no osso embrionário confirmam este modo de origem das vesículas da matriz (Figura 2.5).

A composição das vesículas da matriz inclui uma série de moléculas, muitas das quais têm relação com o processo de mineralização. As vesículas contêm glicoproteínas, e sua membrana, que apresenta também fosfolipídios ácidos, é associada a proteoglicanos/glicosaminoglicanos (Figura 2.6). Outra característica relativa à composição das vesículas da matriz é a existência de fosfatase alcalina, enzima de natureza glicoproteica que libera íons fosfato de moléculas orgânicas ligadas ao fosfato.

A membrana da vesícula transporta para a matriz importantes potencialidades celulares.

Embora a função das vesículas da matriz na biomineralização tenha sido sugerida desde os primeiros relatos de sua existência nos tecidos conjuntivos que se mineralizam, o mecanismo pelo qual as vesículas da matriz induzem o processo de mineralização ainda não é bem compreendido. É possível que os grupos acídicos dos fosfolipídios presentes na sua membrana e/ou os glicosaminoglicanos associados à membrana formem complexos com os íons cálcio, ocasionando, dessa maneira, uma concentração maior de cálcio ao redor das vesículas. Além disso, a membrana das vesículas da matriz tem a proteína transmembrana anexina V,

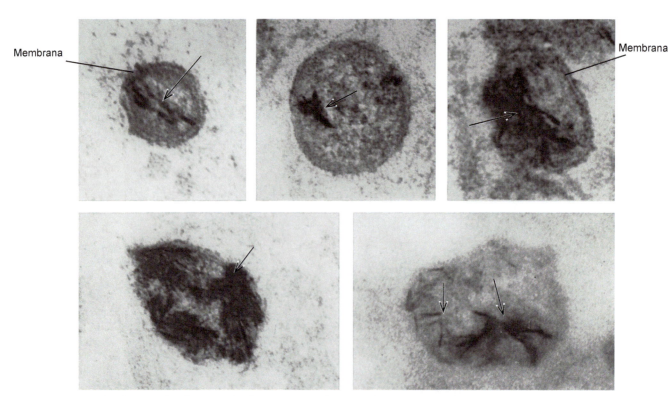

FIGURA 2.3 Exemplos de vesículas da matriz da dentina contendo quantidades variáveis de mineral (*setas*); na vesícula inferior do lado direito, observam-se nitidamente os cristais com a sua elétron-opacidade intrínseca, pois o material não foi contrastado (MET). (Reproduzida de Katchburian, 1973.)

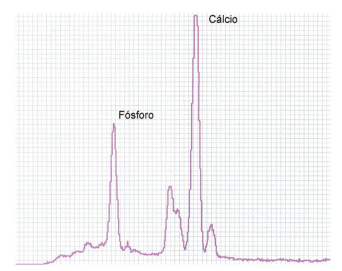

FIGURA 2.4 Microanálise de raios X de uma vesícula da matriz com mineral, demonstrando a presença de fósforo e cálcio.

a qual funciona como canal de cálcio. A concentração de íons fosfato pode ser aumentada em razão da atividade da fosfatase alcalina que ocorre na membrana. Entretanto, a fosfatase alcalina está presente em outros sítios do organismo que não mineralizam. Assim, a chave do mecanismo parece residir na membrana da vesícula, que, por sua vez, é derivada da membrana plasmática da célula. Desse modo, a membrana da vesícula carrega para a matriz importantes potencialidades celulares, tais como a atividade da fosfatase alcalina e macromoléculas capazes de se ligarem ao cálcio. É possível que as mitocôndrias também contribuam para o armazenamento de cálcio e/ou fosfato (Figura 2.7). Por ser a vesícula da matriz recoberta por membrana, constitui um microcompartimento que torna possível a criação de um microambiente protetor para a precipitação e a preservação do mineral nascente. Dessa maneira, íons cálcio e/ou fosfato se acumulam nas vesículas da matriz, alcançando níveis que levam à precipitação de fosfato de cálcio, talvez com uma fase

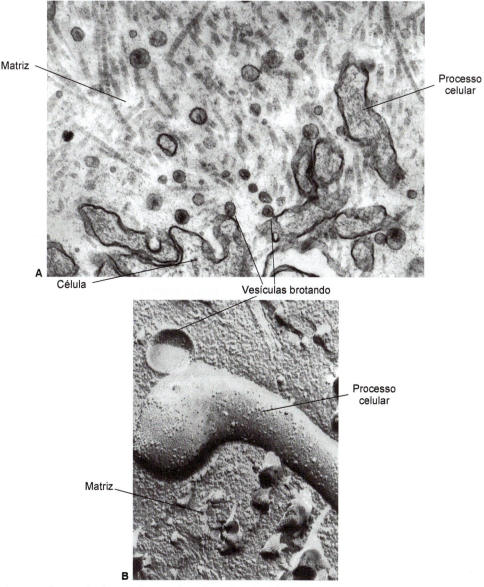

FIGURA 2.5 Vesículas da matriz brotando da membrana plasmática de osteoblastos (**A**) e de odontoblastos (**B**) (**A**, MET; **B**, MET-criofratura). (Reproduzida de Katchburian, Severs, 1982.)

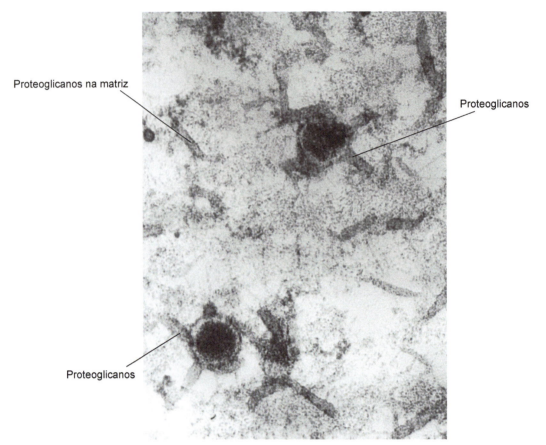

FIGURA 2.6 Proteoglicanos associados à membrana de vesículas da matriz da dentina, evidenciados pelo método citoquímico do azul de cuprolínico (MET).

inicial amorfa, seguida pela rápida formação de hidroxiapatita sob a forma de pequenas placas muito finas. O acúmulo desses cristais nas vesículas precede sua progressão para a matriz circundante. Após a formação desses cristais iniciais, que atuam como verdadeiras sementes, o papel das vesículas encerra-se. Cumpre realçar que as vesículas da matriz não são encontradas em outros tecidos de natureza conjuntiva que normalmente não se calcificam, sendo, porém, encontradas em sítios de calcificação patológica.

Compartimentalização da matriz e diferenciação final das células

Embora o mecanismo de mineralização das vesículas da matriz seja razoavelmente compreendido, uma vez que as vesículas constituem um microcompartimento, os processos que ocorrem e controlam a passagem da mineralização das vesículas para o restante da matriz continuam mal elucidados.

As vesículas da matriz constituem microcompartimentos.

Por formarem microcompartimentos, as vesículas da matriz constituem locais privilegiados, nos quais as concentrações iônicas de cálcio e fosfato podem ser alteradas sem a necessidade de modificações nas concentrações iônicas do líquido extracelular.

Micrografias eletrônicas obtidas de espécimes preparados por meio de vários tipos de processamento mostram que os cristais se espalham gradualmente além dos limites das vesículas da matriz, como se estivessem crescendo e/ou se multiplicando para fora (Figura 2.8). Os cristais parecem aumentar progressivamente em número, em torno do microambiente das vesículas da matriz, associando-se aos componentes fibrilar e interfibrilar da matriz (Figura 2.9). Assim sendo, a deposição de mineral que ocorre nas matrizes do osso e da dentina parece prosseguir independentemente das vesículas da matriz e em um meio contendo íons cálcio e fosfato em concentrações provavelmente não diferentes daquelas do restante do líquido extracelular. Entretanto, continua difícil explicar como a mineralização passaria das vesículas para o restante da matriz. Assim, a busca de uma molécula "calcificante" continua.

Nas fases avançadas da mineralização, a matriz do osso e da dentina torna-se compartimentalizada.

Estudos do processo de mineralização do osso e da dentina indicam que, em fases avançadas da mineralização, a matriz desses tecidos parece não estar em livre comunicação com o líquido extracelular em geral, mas, sim, compartimentalizada. A matriz compartimentalizada, desse modo, possibilitaria a deposição exclusiva de moléculas que permaneceriam na matriz ou então modificações locais das concentrações iônicas.

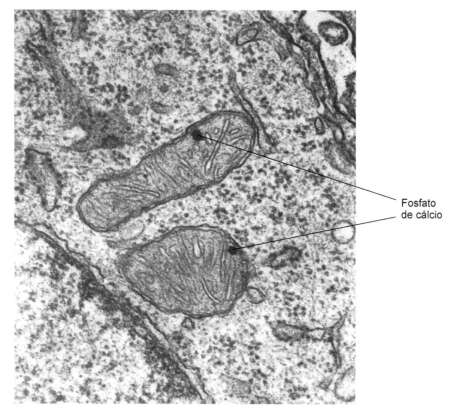

FIGURA 2.7 Depósitos de fosfato de cálcio no interior de mitocôndrias de osteoblastos (MET). (Reproduzida de Manston, Katchburian, 1984.)

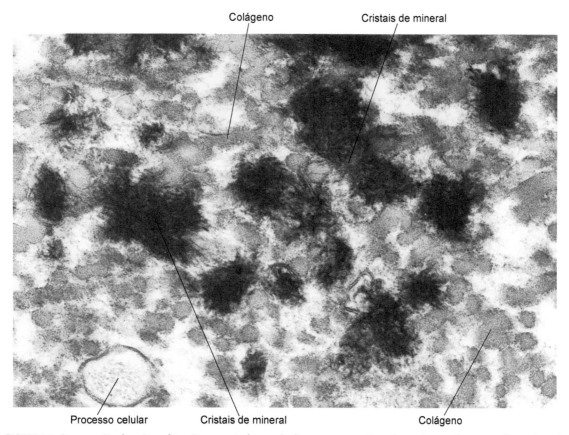

FIGURA 2.8 Progressão da mineralização a partir das vesículas para as regiões circundantes da matriz óssea (MET).

Além de junções comunicantes e aderentes, osteoblastos e odontoblastos formam junções do tipo oclusivo focal.

As evidências para o conceito da compartimentalização derivam de estudos ultraestruturais e da consequente descoberta de estruturas juncionais entre osteoblastos e odontoblastos. A estrutura mais relevante que aparece entre essas células é a junção do tipo oclusivo (*tight*), que começa a se desenvolver por ocasião do aparecimento das vesículas da matriz e se estabelece quando todas as vesículas da matriz estão completamente mineralizadas. Essas junções oclusivas, entretanto, são do tipo focal e não formam um cinturão completo em volta das células (Figura 2.10). Ainda assim, os estudos mostram que traçadores extracelulares não conseguem penetrar na matriz da dentina e do osso nos estágios avançados de mineralização, ou seja, quando a fase vesicular da mineralização já terminou. Desse modo, parece haver mecanismos que isolam as matrizes desses tecidos do restante do líquido extracelular do organismo (Figura 2.11).

A formação de junções oclusivas é acompanhada por polarização e diferenciação celular.

Outras modificações ocorrem nos osteoblastos e odontoblastos enquanto eles se diferenciam para se tornarem finalmente células polarizadas. Uma delas é observada nitidamente na membrana plasmática dos odontoblastos que inicialmente contêm menor quantidade de colesterol,

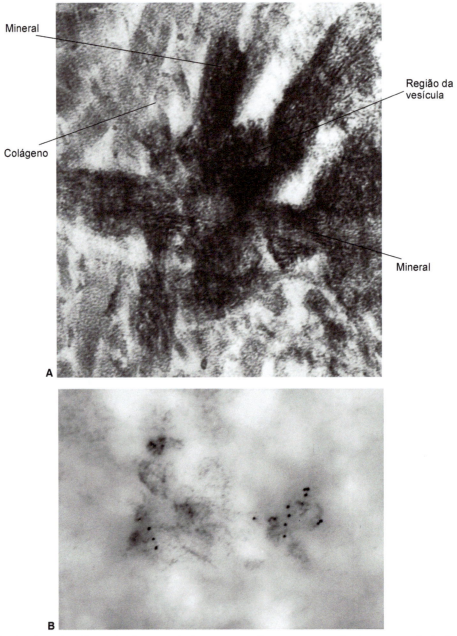

FIGURA 2.9 A. Progressão da mineralização na dentina a partir de um centro denso correspondente a uma vesícula da matriz mineralizada, para as fibrilas colágenas adjacentes. **B.** A proteína não colágena DMP 1 (proteína da matriz dentinária 1) rodeia a região em mineralização, evidenciada pelo método de imunomarcação com partículas esféricas de ouro coloidal (MET).

tornando-a mais fluida e, portanto, propensa ao brotamento das vesículas da matriz. Nos estágios avançados, o colesterol aumenta na porção da membrana voltada para a matriz, o que torna mais rígida essa porção da membrana.

A mineralização por meio das vesículas da matriz constitui a fase vesicular.

Para resumir, nas fases iniciais da formação dos seus tecidos, osteoblastos e odontoblastos estariam programados para o brotamento de vesículas da matriz. Com a progressão da diferenciação e da polarização, essas células perdem a capacidade de liberar vesículas, formam junções oclusivas e, daí em diante, envolvem-se na formação de moléculas associadas à mineralização da matriz compartimentalizada.

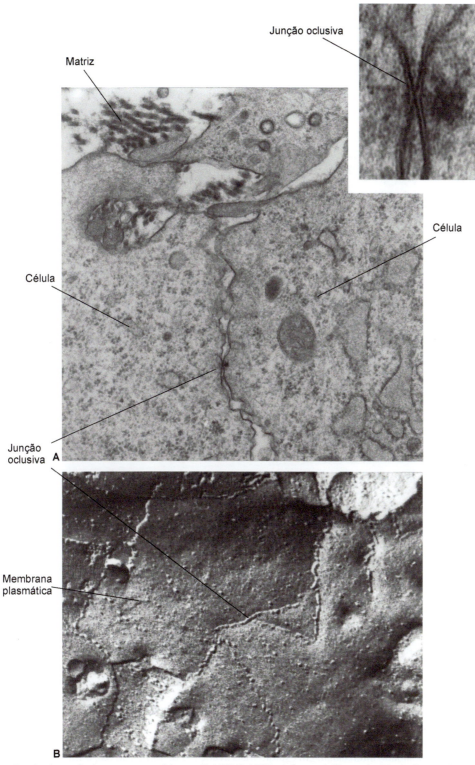

FIGURA 2.10 A e B. Junções do tipo oclusivo entre osteoblastos (**A**, MET; **B**, MET-criofratura). (Reproduzida de Soares, Arana-Chavez, Reid, 1992.)

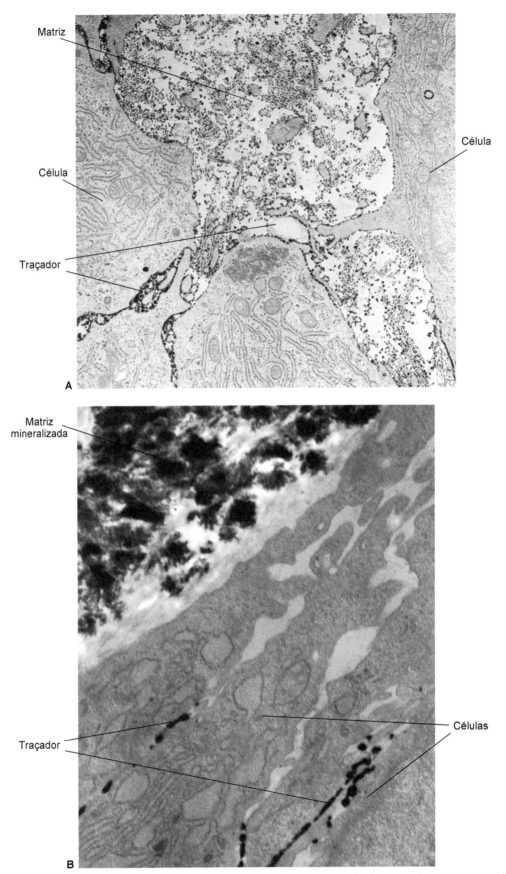

FIGURA 2.11 A e B. Osso em formação tratado com o traçador nitrato de lantânio. O traçador (em preto) entre os osteoblastos e na matriz jovem (**A**) demonstra a permeabilidade intercelular. Em estágio mais avançado de formação (**B**), o traçador não consegue penetrar no interior da matriz, demonstrando sua compartimentalização (MET). (Reproduzida de Soares, Arana-Chavez, Reid, 1992.)

Progresso da mineralização

Quando todas as vesículas da matriz estão calcificadas, o processo de mineralização progride para as fibrilas colágenas e para as regiões interfibrilares.

A mineralização da matriz orgânica, principalmente do colágeno, constitui a fase fibrilar.

Nas fibrilas colágenas, os "espaços" entre as moléculas de tropocolágeno são os locais onde são depositados os primeiros cristais de mineral. Quando as fibrilas colágenas são montadas, e até a mineralização se completar nas vesículas, elas ainda estão livres da fase mineral. Logo após, ocorre a nucleação de cristais de fosfato de cálcio nas fibrilas que estão "perfundidas" por uma solução supersaturada de íons cálcio e fosfato do fluido extracelular. Essa deposição da fase mineral dentro das fibrilas acontece, então, preferencialmente nos espaços entre as moléculas de tropocolágeno, locais energeticamente mais efetivos. Uma vez que esses cristais iniciais são depositados, a formação das partículas minerais adicionais progride por nucleação secundária, como resultado do contato da solução de cálcio e fosfato com as partículas já formadas da fase sólida. Como o mecanismo de nucleação heterogênea requer uma relação molecular realmente íntima entre as propriedades do nucleador e os cristais que são nucleados, há nos espaços uma íntima relação entre as extremidades das moléculas de tropocolágeno e os cristais que, inicialmente, são depositados. Além disso, esses espaços representam um requisito geométrico tridimensional e têm uma distribuição ideal de cargas elétricas para que os cristais de fosfato de cálcio possam ser nucleados. Por outro lado, os espaços fornecem o volume necessário para os cristais serem depositados sem provocar a ruptura da estrutura fibrilar.

A mineralização dos espaços intermoleculares das fibrilas colágenas pode ser mediada por outras moléculas.

Outras moléculas específicas da matriz interagem com o colágeno, formando complexos que facilitam a nucleação heterogênea dos cristais de mineral. Imagens de microscopia eletrônica mostram pequenos cristais de mineral associados às fibrilas colágenas, regularmente dispostos e coincidindo com a periodicidade do colágeno (Figura 2.12).

Os depósitos iniciais de mineral começam como agregados ou unidades isoladas que aumentam por crescimento e/ou multiplicação dos cristais, até que finalmente impregnam completamente as fibrilas colágenas e preenchem todas as regiões interfibrilares. Desse modo, na osteogênese e na dentinogênese, após a calcificação das vesículas da matriz, observam-se grandes regiões elétron-opacas correspondentes à matriz mineralizada. Essas regiões têm um centro mineralizado muito denso, com aparência semelhante à das vesículas da matriz repletas de cristais. Ao redor desse centro denso, observa-se a matriz calcificada, porém, com opacidade menor, que parece estar orientada ao longo do eixo das fibrilas colágenas situadas em volta. Nesta fase do processo, numerosas moléculas da matriz estão relacionadas com a progressão da mineralização. Entre elas, incluem-se

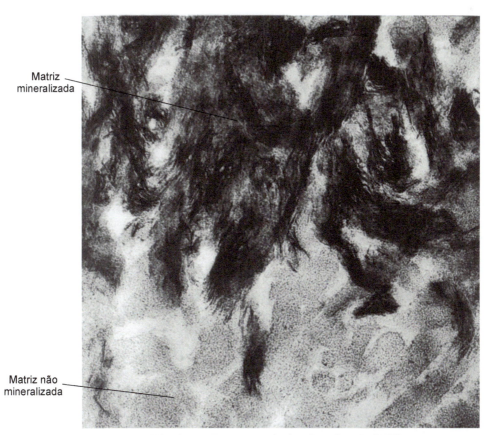

FIGURA 2.12 Fase avançada de mineralização (MET).

proteínas não colágenas do tipo fosfoproteínas, fosfoforinas e sialoproteínas (Figura 2.13).

Tudo indica que a fase fibrilar precisa ser precedida pela fase vesicular. Essa sequência se repete nos casos de reparação de fraturas ósseas e de formação de dentina reparativa.

Nos casos em que não são encontradas vesículas da matriz, como no esmalte e no cemento, as vesículas são desnecessárias, pois a mineralização depende da existência da dentina contígua já mineralizada, cujos cristais de apatita existentes servem como centros nucleadores.

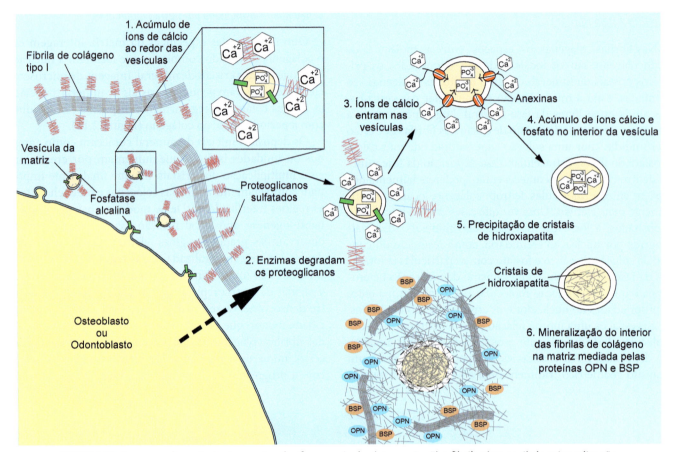

FIGURA 2.13 Esquema dos principais eventos das fases vesicular (etapas 1 a 5) e fibrilar (etapa 6) de mineralização.

Leitura adicional

Arana-chavez VE, Katchburian E. Freeze-fracture studies of the distal plasma membrane of rat odontoblasts during their differentiation and polarization. Eur J Oral Sci. 1998;106:132-6.

Bonucci E. Biologic calcification: Normal and pathological processes in the early stages. Heilderberg: Springer; 2010.

Boskey A. Biomineralization: an overview. Connect Tissue Res. 2003; 44(Suppl 1): 5-9.

Glimcher MJ. The nature of the mineral phase in bone: biological and clinical implications. In: Metabolic bone disease and clinically related disorders. 3rd ed. Avioli LV, Krane SM, eds. San Diego: Academic Press, San Diego; 1998, p. 23.

Golub EE, Boesze-Battaglia K. The role of alkaline phosphatase in mineralization. Current Opinion in Orthopaedics. 2007;18:444.

Höling HJ, Barckhaus RH, Krefting ER, Althoff J, Quint P. Collagen mineralization: aspects of the structural relationship between collagen and the apatitic crystalites. In: Ultrastructure of skeletal tissues. Bonucci E, Motta PM. eds. Boston: Kluwer Academic, Boston;1990. p. 41.

João SM, Arana-Chavez VE. Tight junctions in differentiating ameloblasts and odontoblasts differentially express ZO-1, occluding, and claudin-1 in early odontogenesis of rat molars. Anat Rec A Discov Mol Cell Evol Biol. 2004277(2):338-43.

Katchburian E. Membrane-bound bodies as initiators of mineralization of dentine. J Anat. 1973;116:285-302.

Katchburian E. Initiation of mineral deposition in dentine. Calcif Tissue Res. 1977;22(Suppl):179-84.

Katchburian E, Franklin DL. Filipina-sterol binding and freeze-fracture of early stages of dentinogenesis. In: Cell mediated calcification and matrix-vesicles. Ali SY. Amsterdam: Elsevier; 1986. p. 27.

Katchburian E, Severs NJ. Membranes of matrix-vesicles in early developing dentine. A freeze-fracture study. Cell Biol Int Rep. 1982;6(10):941-50.

Kirsch T. Determinants of pathologic mineralization. Crit Rev Eukaryot Gene Expr. 2008;18(1):1-9.

Landis WJ, Silver FH. Mineral deposition in the extracellular matrices of vertebrate tissues: identification of possible apatite nucleation sites on type I collagen. Cells Tissues Organs. 2009;189(1-4):20-4.

Linde A, Lundgren T. Calcium transport in dentinogenesis. J Biol Buccale 1990;18(2):155-60.

Mann S. Molecular recognition in biomineralization. Nature, 1988;332:119.

Manston J, Katchburian E. Demonstration of mitochondrial mineral deposits in osteoblasts after anhydrous fixation and processing. E. J. Microsc. 1984;134:177.

Massa LF, Ramachandran A, George A, Arana-Chavez VE. Developmental appearance of dentin matrix protein 1 during the early dentinogenesis in rat molars as identified by high-resolution immunocytochemistry. Histochem Cell Biol. 2005;124(3-4):197-205.

Millan JL. The role of phosphatases in the initiation of skeletal mineralization. Calcif Tissue Int. 2013;93(4):299-306.

Moradian-Oldak J.; George A. Biomineralization of enamel and dentin mediated by matrix proteins. J Dent Res. 2021;100(10):1020-1029.

Nahar NN, Missana LR, Garimella R, Tague SE, Anderson HC. Matrix vesicles are carriers of bone morphogenetic proteins (BMPs), vascular endothelial growth factor (VEGF), and noncollagenous matrix proteins. J Bone Miner Metab. 2008;26(5):514-9.

Soares AMV, Arana-Chavez VE, Reid AR, Katchburian E. Lanthanum tracer and freeze-fracture studies suggest that compartmentalization of early bone matrix may be related to initial mineralization. J Anat. 1992;181:345-56.

Veis A, Dorvee JR. Biomineralization mechanisms: A new paradigm for crystal nucleation in organic matrices. Calcif Tissue Int. 2013;93(4):307-15.

CAPÍTULO 3

Tecido Ósseo

Ossificação ou osteogênese

Embora aparentemente inertes, os ossos sofrem modificações e transformações durante a vida toda.

O tecido ósseo é um tecido mineralizado de natureza conjuntiva que se dispõe originando os ossos, estruturas rígidas e resistentes que formam o esqueleto. Ao constituir o esqueleto, o suporte mecânico do organismo, o tecido ósseo, além de servir de apoio para as contrações dos músculos esqueléticos, transformando-as em movimentos, proporciona proteção para as partes e os órgãos moles, como, por exemplo, o cérebro, alojado no crânio. Os ossos são também reservatórios de cálcio, fosfato e outros íons, sendo essenciais na manutenção dos níveis desses elementos no sangue. Apesar do aspecto aparentemente inerte, os ossos crescem, são remodelados e se mantêm ativos durante toda a vida do organismo. Quando lesionados, como em fraturas, são capazes de regeneração, fenômeno que demonstra sua permanente vitalidade. A homeostase do tecido ósseo é controlada por fatores mecânicos e humorais, gerais e, principalmente, locais. O osso é também o sítio em que se aloja o tecido hematopoético (Figura 3.1).

A formação do tecido ósseo ocorre por ossificação intramembranosa ou por ossificação endocondral.

O processo pelo qual o tecido ósseo se desenvolve é denominado "ossificação" ou "osteogênese". Os ossos podem se originar de duas maneiras: no seio de uma região condensada de natureza conjuntiva ou quando o tecido ósseo se forma substituindo gradualmente um modelo cartilaginoso preexistente. Pelas suas características, esses dois processos foram denominados, respectivamente, "ossificação intramembranosa" e "ossificação endocondral". Os locais em que a ossificação começa são chamados "centros de ossificação", havendo no embrião numerosos centros iniciais de ossificação (Figura 3.2). Os ossos são oriundos, basicamente, de três estruturas embrionárias: da crista neural se originam os ossos craniofaciais; dos esclerótomos provém o esqueleto axial (coluna vertebral) e da placa mesodérmica lateral, o esqueleto apendicular (membros). Vários genes identificados recentemente revelaram as bases moleculares que determinam a organização do esqueleto como um todo; entre eles estão os genes do grupo *Hox* e os genes que controlam o fator de crescimento dos fibroblastos (FGF) e seus receptores.

Ossificação intramembranosa

A maioria dos ossos do esqueleto craniofacial forma-se por ossificação intramembranosa.

A ossificação intramembranosa é um processo característico, porém não exclusivo, do complexo craniofacial. Por meio dele, são formados os ossos da calota craniana: o frontal, o parietal, parte do occipital e as partes escamosa e timpânica do temporal. Também têm origem por este tipo de ossificação a maxila e a mandíbula, com exceção do côndilo, e outros pequenos ossos como o nasal, o vômer, o palatino e parte do esfenoide. A ossificação intramembranosa ainda forma a clavícula e contribui para o crescimento dos ossos curtos e para o aumento em espessura dos ossos longos.

O potencial osteogênico das células mesenquimais depende de fatores genéticos e de numerosos fatores indutores, humorais e locais.

Inicialmente, em determinados locais de tecido mesenquimal, ocorre proliferação de células que se agrupam e diferenciam-se, formando regiões condensadas de natureza conjuntiva com aspecto membranoso (Figura 3.3). Diversas hipóteses foram formuladas para explicar o que ativaria o potencial osteogênico das células mesenquimais. Contudo, a maioria das evidências parece indicar que, além de fatores intrínsecos (genéticos) dessas células, os fatores locais (epigenéticos) induzem a ativação das futuras células osteogênicas. Embora isso ainda seja discutível, o crescimento do cérebro, por exemplo, poderia ter influência no início da osteogênese da calota craniana.

Seja qual for o fator que induz a ativação das células mesenquimais, elas proliferam e agrupam-se na presença de uma profusa rede capilar, constituindo as chamadas "membranas ósseas". Posteriormente, essas células se diferenciam, aparecendo mais arredondadas ao mesmo tempo que seus prolongamentos tornam-se mais espessos. Dessa maneira, as células mesenquimais se transformam em células osteogênicas ou pré-osteoblastos (Figura 3.4). Os pré-osteoblastos continuam se diferenciando, desenvolvendo no seu citoplasma todas as organelas características de uma célula secretora de proteínas, constituindo, assim, os osteoblastos. Uma vez diferenciados, os osteoblastos passam a sintetizar e secretar as moléculas da matriz orgânica

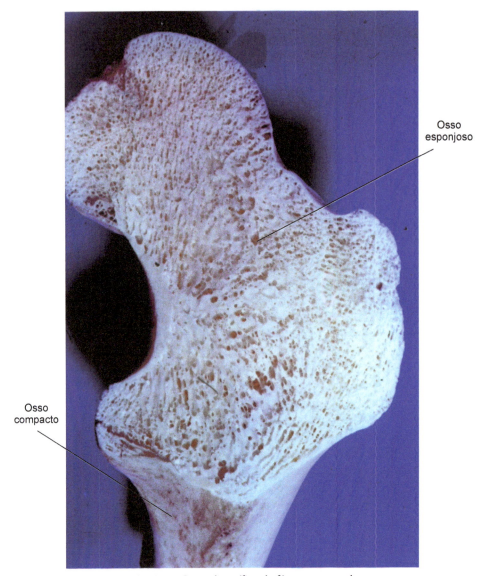

FIGURA 3.1 Corte da epífise de fêmur macerado.

do futuro osso, principalmente o colágeno, bem como a dar origem às vesículas da matriz (Figura 3.5).

Durante a secreção dos componentes da matriz orgânica e a subsequente mineralização (Capítulo 2), os osteoblastos ficam englobados na matriz calcificada e se transformam em osteócitos (Figuras 3.6 e 3.7). A confluência de vários centros de ossificação intramembranosa resulta no entrelaçamento de algumas trabéculas ou traves ósseas contendo, entre elas, amplas cavidades com numerosos vasos sanguíneos (Figura 3.8). Origina-se, assim, o osso primário, que, com o aparecimento dos osteoclastos, é gradualmente substituído pelo osso maduro ou lamelar.

Ossificação endocondral

O côndilo e a sínfise da mandíbula, bem como a base do crânio, desenvolvem-se por ossificação endocondral.

A ossificação endocondral é a principal responsável pela formação dos ossos longos das extremidades, bem como das vértebras e das costelas. No crânio e na face, a base do crânio e o côndilo da mandíbula, que são centros de crescimento craniofacial, desenvolvem-se por este tipo de ossificação. Nos locais em que serão formados ossos por ossificação endocondral, células mesenquimais proliferam, condensando-se e diferenciando-se em condroblastos. Pelo processo de condrogênese, forma-se um modelo de cartilagem hialina com o aspecto do futuro osso.

Na ossificação endocondral, a morte celular programada dos condrócitos e a calcificação da matriz cartilaginosa levam à desintegração (degeneração) da cartilagem.

O processo de ossificação endocondral propriamente dito começa quando, na superfície da região mediana do modelo cartilaginoso, células mesenquimais das adjacências do pericôndrio da cartilagem se diferenciam em osteoblastos, passando a sintetizar e secretar matriz orgânica óssea. Essa matriz, então, é mineralizada, formando uma espécie de cilindro ósseo externamente ao pericôndrio do modelo

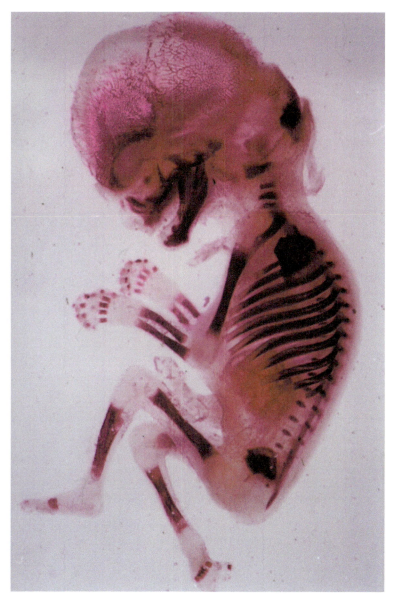

FIGURA 3.2 Feto humano de 17 semanas, no qual as regiões de ossificação estão coradas pelo vermelho de alizarina.

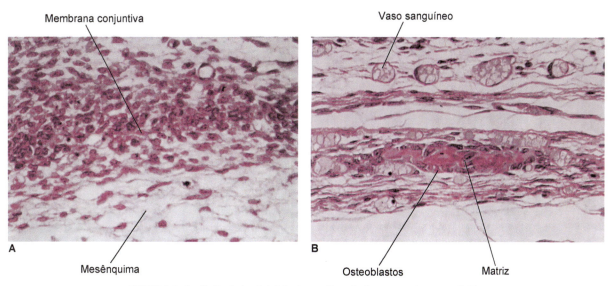

FIGURA 3.3 A e B. Estágios iniciais da ossificação intramembranosa (ML).

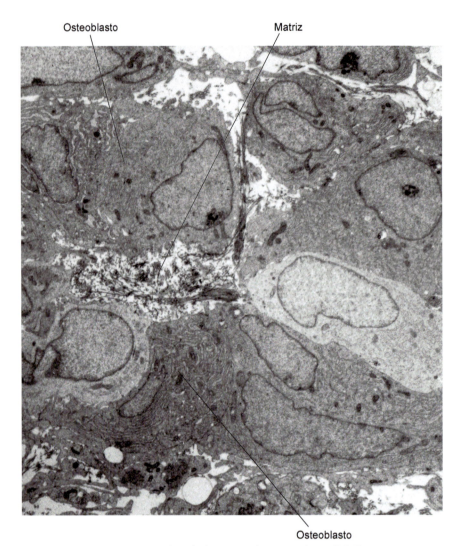

FIGURA 3.4 Início da formação da matriz óssea (MET).

cartilaginoso, razão pela qual é também denominada "ossificação pericondral" (Figura 3.9). Como a nutrição da cartilagem depende da difusão de nutrientes, esse osso periférico provavelmente pode restringir a passagem de substâncias para os condrócitos da região central da cartilagem. Talvez, como consequência disso e de fenômenos de morte celular programada, os condrócitos começam a se alterar e hipertrofiar. Durante esses processos, os condrócitos secretam colágeno do tipo X e liberam vesículas da matriz que promovem a mineralização da matriz, acompanhada da morte das células, restando apenas as cavidades entre os tabiques de matriz cartilaginosa calcificada.

Na ossificação endocondral, não há transformação de cartilagem em osso; a cartilagem é substituída por osso.

Nessa época, inicia-se o processo de remodelação no osso primário formado na periferia da região mediana do modelo cartilaginoso. Surgem osteoclastos que causam sua descontinuidade ao reabsorverem diversas regiões dessa trabécula inicial. Simultaneamente, vasos e células indiferenciadas do tecido que rodeia o modelo cartilaginoso penetram na região interna e central da cartilagem, que, neste momento, está passando pelos eventos anteriormente mencionados (Figura 3.10). As cavidades deixadas pelos condrócitos entre os tabiques de matriz de cartilagem calcificada são invadidas por capilares e células indiferenciadas vindas do mesênquima adjacente, que se diferenciam em osteoblastos e secretam matriz orgânica óssea sobre os tabiques de cartilagem calcificada (Figuras 3.11 e 3.12). Desse modo, forma-se tecido ósseo nos locais em que havia tecido cartilaginoso sem que ocorra a transformação de cartilagem em osso, como, às vezes, é erroneamente interpretado.

Entre a diáfise e a epífise dos ossos longos está localizado o disco epifisário, que garante o crescimento longitudinal.

Nos ossos longos, a ossificação endocondral é a principal responsável pelo seu crescimento em comprimento. Por causa disso, nesses ossos, após a progressão do processo de ossificação endocondral desde a região central para ambas as extremidades, são estabelecidas duas regiões, localizadas no limite entre a diáfise e as epífises, conhecidas como discos ou placas epifisários, permanecendo até o término do crescimento do indivíduo. Podem ser reconhecidas, com fins didáticos, cinco zonas que mostram, sequencialmente, como o processo se desenvolve (Figura 3.13).

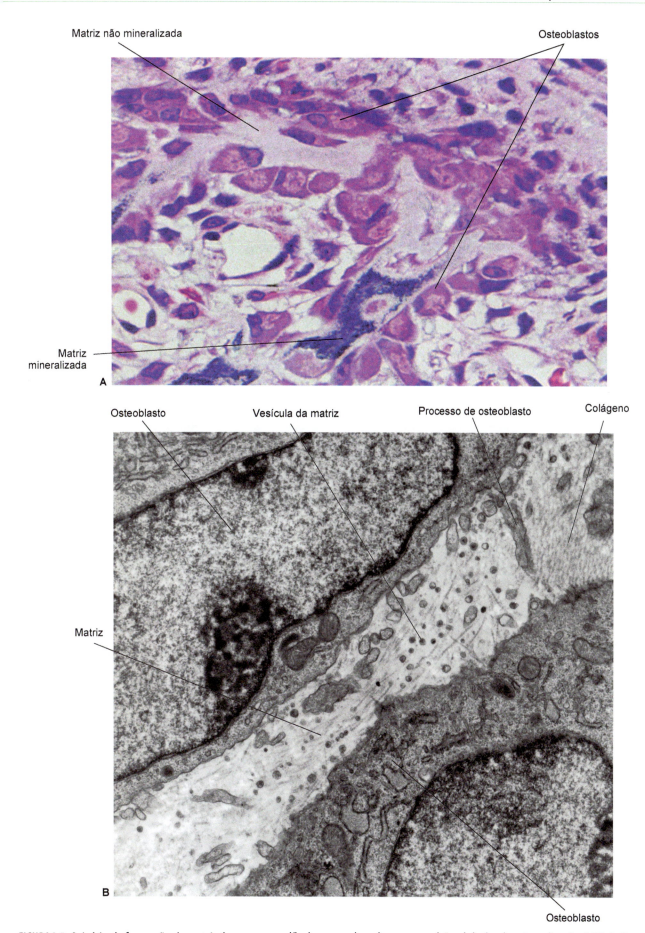

FIGURA 3.5 **A.** Início da formação da matriz óssea na mandíbula, na qual se observa o padrão globular de mineralização (ML). **B.** Constituintes da matriz óssea.

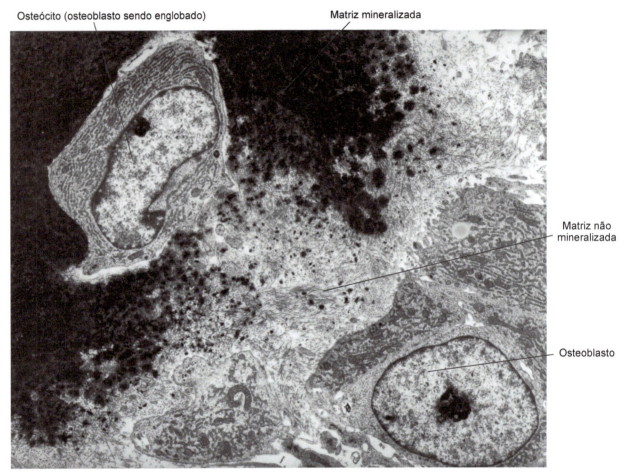

FIGURA 3.6 Processo de englobamento de um osteoblasto na matriz mineralizada, levando a sua transformação em osteócito (MET).

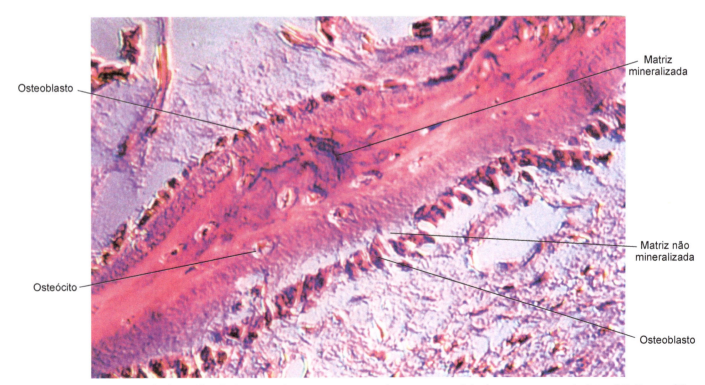

FIGURA 3.7 Estágio avançado da ossificação intramembranosa em que se observa uma trabécula com seus constituintes (ML-Nomarski).

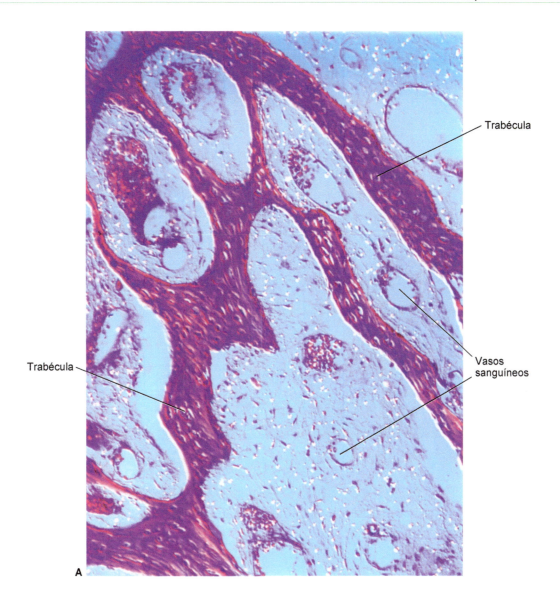

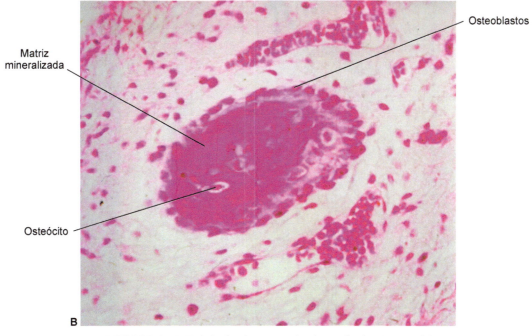

FIGURA 3.8 A e B. Trabéculas ósseas recém-formadas (ML-Nomarski).

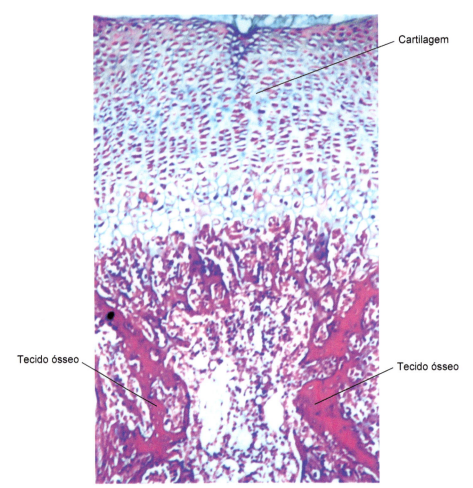

FIGURA 3.9 Estágio inicial da ossificação endocondral. Observe o colar ósseo, oriundo da ossificação pericondral, bem desenvolvido em torno da porção média do modelo cartilaginoso (ML).

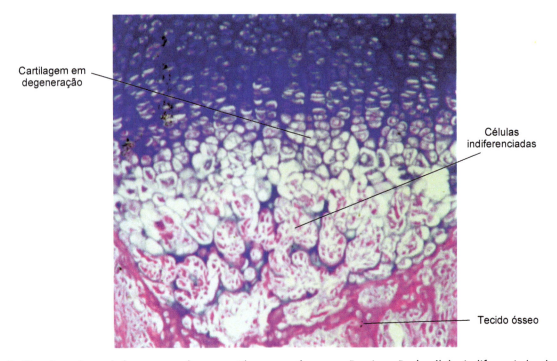

FIGURA 3.10 Ossificação endocondral em que se observa cartilagem em degeneração e invasão de células indiferenciadas da periferia do modelo cartilaginoso (ML).

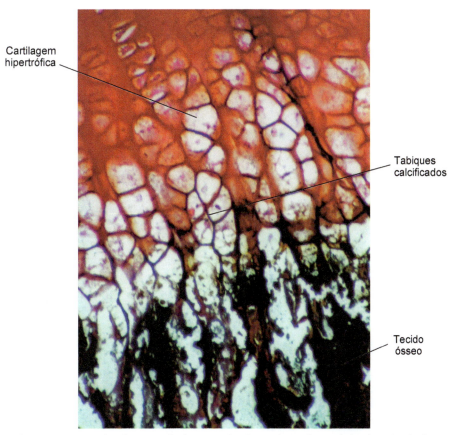

FIGURA 3.11 Tabiques cartilaginosos mineralizados e tecido ósseo recém-formado evidenciados pelo método de von Kossa (*em preto*) (ML).

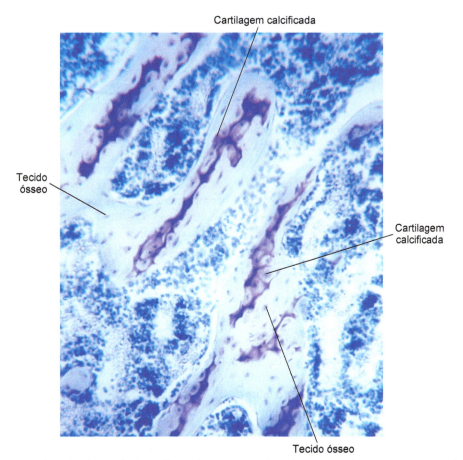

FIGURA 3.12 Trabéculas de tecido ósseo formadas em torno dos tabiques cartilaginosos mineralizados (ML).

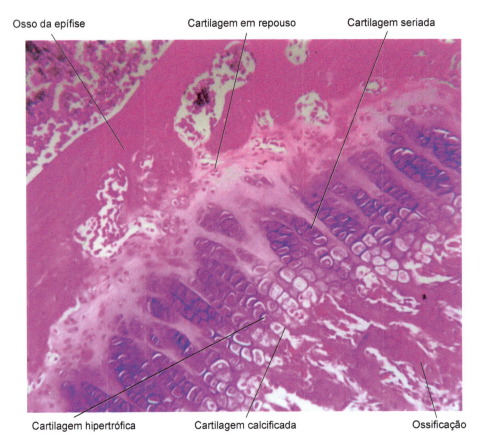

FIGURA 3.13 Disco epifisário de um osso longo, que mostra a sequência do desenvolvimento na ossificação endocondral (ML).

Começando do lado da epífise, são elas:

- *Zona de repouso:* constituída por cartilagem hialina sem alterações
- *Zona de cartilagem seriada:* constituída por condrócitos em multiplicação, os quais formam fileiras de células empilhadas, alinhadas paralelamente ao longo eixo do osso, ou seja, no sentido do crescimento
- *Zona de cartilagem hipertrófica:* constituída por condrócitos volumosos que deixam, entre eles, delgados tabiques de matriz cartilaginosa
- *Zona de cartilagem calcificada:* na qual ocorre a calcificação dos tabiques e a morte dos condrócitos, havendo, em seguida, destruição parcial dos tabiques
- *Zona de ossificação:* em que capilares e células indiferenciadas invadem as cavidades anteriormente ocupadas pelos condrócitos. As células indiferenciadas alinham-se em contato com os tabiques de matriz cartilaginosa calcificada, diferenciam-se em osteoblastos e formam matriz orgânica óssea que posteriormente calcifica. Da mesma maneira que ocorre durante a ossificação intramembranosa, osteoblastos são aprisionados e se tornam osteócitos.

Como mencionado anteriormente, o côndilo da mandíbula se desenvolve por ossificação endocondral possuindo, entretanto, características próprias (Capítulo 11).

Componentes do tecido ósseo

A combinação da matriz orgânica com o componente mineral – hidroxiapatita – constitui um conjunto supramolecular que confere ao osso suas propriedades mecânicas características.

O tecido ósseo é caracterizado pela fase mineral, constituída de fosfato de cálcio, sob a forma de cristais de hidroxiapatita associados à matriz orgânica previamente formada. Esse componente mineral representa 65% de seu peso; os 35% restantes são constituídos por 20% de matriz orgânica e 15% de água; em volume, o mineral ocupa 35%, a matriz orgânica 40% e a água 25% (Figura 3.14).

Matriz orgânica

No osso maduro, a matriz orgânica contém 85% de colágeno do tipo I; o restante é composto de moléculas não colágenas e líquido intersticial.

No tecido ósseo, a matriz extracelular que corresponde à dos outros tecidos conjuntivos, em geral, é denominada "matriz orgânica". A matriz orgânica dos tecidos mineralizados, na qual estão depositados os cristais de fosfato de cálcio, ou seja, a hidroxiapatita, desempenha importante papel molecular e estrutural como armação ou molde para a deposição do componente inorgânico. Como os outros tecidos que

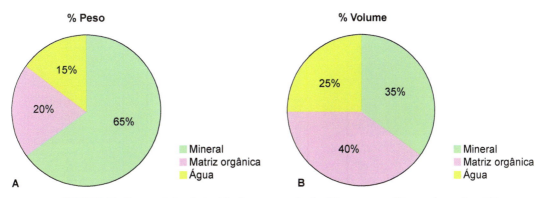

FIGURA 3.14 Composição do tecido ósseo em relação (**A**) ao peso e (**B**) ao volume (em %).

sofrem mineralização, a matriz orgânica do osso tem dois componentes: o fibrilar, representado pelas fibrilas colágenas, e a substância fundamental interfibrilar. O colágeno encontrado no osso maduro é do tipo I e representa 85% da matriz orgânica; entretanto, outros tipos de colágeno – III e V – também são achados, mas em uma proporção não maior que 5%. O colágeno do tipo I do tecido ósseo tem ligações intermoleculares características (*cross-links*) entre resíduos de lisina que geram peptídios do tipo piridolina e desoxipiridolina. Os restantes 10% da matriz orgânica óssea são constituídos pelas chamadas "moléculas não colágenas" (Figura 3.15), que são: fosfoproteínas, Gla-proteínas (osteocalcina), glicoproteínas acídicas (osteonectina), osteopontina, sialoproteína óssea, proteoglicanos/glicosaminoglicanos (principalmente decorin, biglican, osteoaderin e lumican), proteínas séricas e alguns lipídios. Outro importante constituinte da matriz do tecido ósseo é o grupo das proteínas morfogenéticas ósseas (BMP), relacionadas com a superfamília dos fatores de crescimento (TGF-β), que são encontradas durante o desenvolvimento de vários órgãos, inclusive do esqueleto. O mecanismo de mineralização da matriz orgânica foi descrito no Capítulo 2.

Os osteoblastos, tanto no embrião quanto no adulto, são responsáveis pela elaboração e secreção de todas as moléculas da matriz orgânica.

A responsabilidade pela síntese e secreção da matriz orgânica óssea foi atribuída aos osteoblastos, pela primeira vez, na metade do século 19, com base em sua localização adjacente à matriz. Quase cem anos depois, no início da década de 1950, chamou atenção a basofilia citoplasmática dos osteoblastos, que foi relacionada com a síntese proteica. Entretanto, só com a introdução dos métodos radioautográficos, que tonaram possível verificar a rápida incorporação de aminoácidos precursores do colágeno marcados com H^3 na área correspondente ao retículo endoplasmático rugoso e sua posterior secreção para a matriz, o papel dos osteoblastos na formação dessa matriz foi confirmado e definitivamente estabelecido. Posteriormente, métodos de imunomarcação demonstraram que os osteoblastos são responsáveis pela produção de todas as moléculas da matriz óssea (Figura 3.16).

Células

Formação, destruição, remodelação e homeostase óssea são mediadas por três tipos celulares: osteoblastos, osteócitos e osteoclastos.

No tecido ósseo, três tipos celulares podem ser reconhecidos nas diferentes fases do desenvolvimento do osso: as células formadoras da matriz orgânica óssea são os osteoblastos; quando a matriz se mineraliza, osteoblastos ficam presos nessa matriz, tornando-se osteócitos; por outro lado, nas áreas de remodelação, outras células, os osteoclastos, atuam reabsorvendo o osso mineralizado. Além disso, no osso maduro ou lamelar permanece sempre uma camada de osteoblastos em repouso nas superfícies externas e internas, que são denominados, por isso, "células de revestimento ósseo". A seguir, serão descritas algumas das principais características dessas células ósseas.

Osteoblastos

Os osteoblastos têm estrutura característica de células produtoras de moléculas da matriz.

As células responsáveis pela síntese e secreção da matriz orgânica do osso, cujo componente mais abundante é o colágeno do tipo I, são os osteoblastos. Por essa razão, essas células apresentam as características ultraestruturais típicas da sua função, isto é, síntese e secreção de macromoléculas da matriz

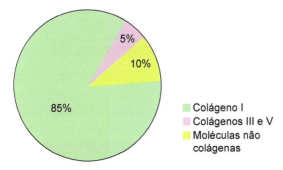

FIGURA 3.15 Composição da matriz orgânica óssea (em %).

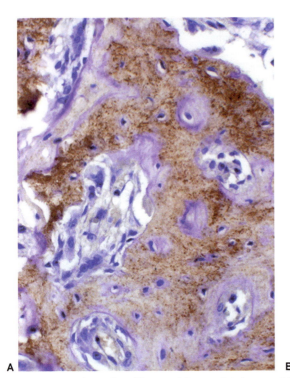 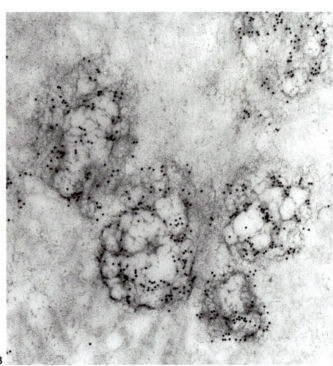

FIGURA 3.16 As proteínas não colágenas sialoproteína óssea, evidenciada por imuno-histoquímica (marrom) (**A**), e osteopontina, evidenciada pelo método de imunocitoquímica com partículas esféricas de ouro coloidal (**B**). Essas duas proteínas apresentam a mesma localização, nas regiões da matriz óssea em que existe menor densidade de fibrilas colágenas, sendo, portanto, abundantes no osso primário (MET).

(Figura 3.17). Além disso, são responsáveis pela formação das vesículas da matriz e estão associadas a uma enzima característica, a fosfatase alcalina, classicamente envolvida na gênese do tecido ósseo e, principalmente, na sua mineralização.

No início da síntese da matriz orgânica, grupos de osteoblastos em diferenciação se organizam em torno de matriz recém-produzida, para onde lançam seus produtos de secreção. Portanto, eles são células polarizadas (Figura 3.4). Após algum tempo em intensa atividade sintética, essas células adotam uma forma poligonal alongada e situam-se lado a lado, em um arranjo que lembra um epitélio simples (Figura 3.7). O núcleo tem em geral uma localização lateral. O citoplasma, observado ao microscópio de luz, apresenta intensa basofilia, devido ao retículo endoplasmático rugoso bem desenvolvido e disposto, frequentemente, de forma paralela. Apresenta complexo de Golgi proeminente e desenvolvido, associado a grande quantidade de vesículas de secreção e lisossomos. A zona subjacente à membrana plasmática dos osteoblastos ativos é rica em filamentos de actina. Nessa região, também são observados grânulos de secreção, indicativos da alta atividade secretora dessas células, além das organelas características das células em geral (Figura 3.17). Os osteoblastos apresentam, ainda, numerosos prolongamentos citoplasmáticos, que também contêm filamentos de actina. Esses prolongamentos projetam-se para a matriz, interdigitam-se e prendem-se aos prolongamentos dos osteoblastos adjacentes pelas junções comunicantes (*gap*). Esse tipo juncional, com junções aderentes, conecta os corpos celulares dos osteoblastos maduros. Entretanto, estudos ultraestruturais mostram que, nos primeiros estágios da formação do osso, junções intercelulares oclusivas (*tight*) do tipo focal começam a ser formadas entre os osteoblastos recém-diferenciados, compartimentalizando parcialmente a matriz óssea jovem e influenciando possivelmente a morfogênese do tecido ósseo primário, antes dos eventos de remodelação (ver Figura 2.10). Pelas junções do tipo comunicante, os osteoblastos se comunicam e atuam em conjunto (Figura 3.18).

Os osteoblastos, quando não estão formando matriz, são denominados "células de revestimento ósseo".

Os osteoblastos pouco ativos tornam-se um pouco achatados, e sua basofilia citoplasmática diminui. Quando o osso adulto não apresenta áreas de formação ativa, os osteoblastos achatam-se ainda mais, formando uma camada contínua de células que revestem a matriz calcificada, logo abaixo do periósteo e do endósteo. Nessa fase de "repouso", os osteoblastos são denominados "células de revestimento ósseo" (Figura 3.19), podendo voltar à síntese e à secreção de matriz se surgirem as necessidades para nova formação de osso. Por essa razão, eles são às vezes chamados "células osteogênicas" ou "osteoprogenitoras", mas essa denominação não é apropriada.

Os osteoblastos funcionam como receptores e transmissores de sinais para remodelação.

Os osteoblastos, além da produção dos componentes da matriz, funcionam como transmissores de sinais para remodelação. São células que têm receptores para hormônios como da paratireoide, estrógenos, glicocorticoides, 1,25 (OH)$_2$ D3 (vitamina D), insulina e hormônios da tireoide. Vários fatores locais como prostaglandinas, citocinas e interleucinas

Capítulo 3 • Tecido Ósseo 35

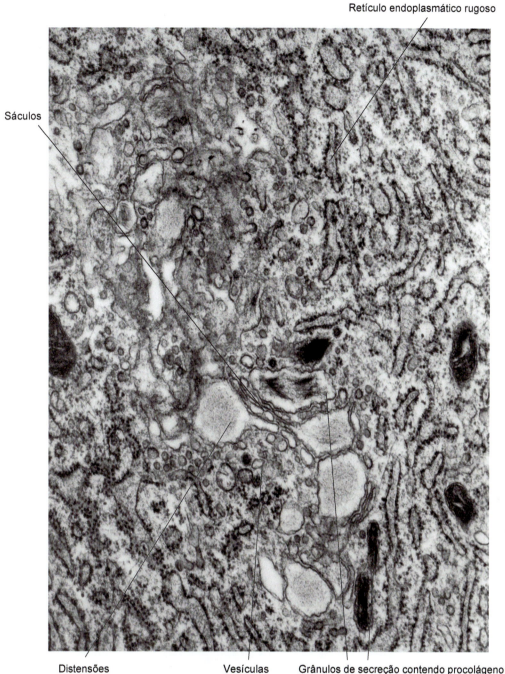

FIGURA 3.17 Região do complexo de Golgi de um osteoblasto ativo (MET).

também agem em relação a proliferação, diferenciação e atividade dos osteoblastos. Assim, secretam numerosos fatores reguladores, tais como interleucinas (IL-6) e fatores de crescimento, como TGF-b e IGF-1 (Figura 3.20).

Osteócitos

Os osteócitos têm prolongamentos conectados por junções comunicantes e mantêm sua nutrição pelos canalículos.

Osteócitos são as células mais numerosas do tecido ósseo e estão contidas nas lacunas existentes no interior da matriz óssea mineralizada. Entretanto, eles não ficam isolados, uma vez que, dessa maneira, não sobreviveriam. Uma profusa rede de canalículos contendo prolongamentos dos osteócitos interconecta as lacunas, possibilitando a difusão de nutrientes e de outras substâncias (Figura 3.21). Além disso, no interior dos canalículos, cada prolongamento dos osteócitos estabelece junções comunicantes (*gap*) com os prolongamentos das células adjacentes, estabelecendo uma verdadeira rede interconectada de todas as células ósseas (Figuras 3.22 e 3.23).

CORRELAÇÕES CLÍNICAS

A formação de osso ectópico, ou seja, em sítios nos quais, normalmente, não é produzido osso, pela administração de proteínas morfogenéticas ósseas (BMP), demonstra que existem células capazes de formar tecido ósseo em várias regiões do organismo.

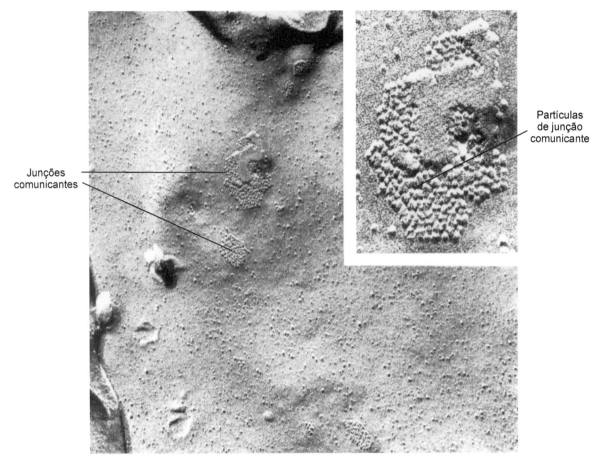

FIGURA 3.18 Junções do tipo comunicante entre osteoblastos (MET-Criofratura). (Reproduzida de Arana-Chavez, Soares, Katchburian, 1995.)

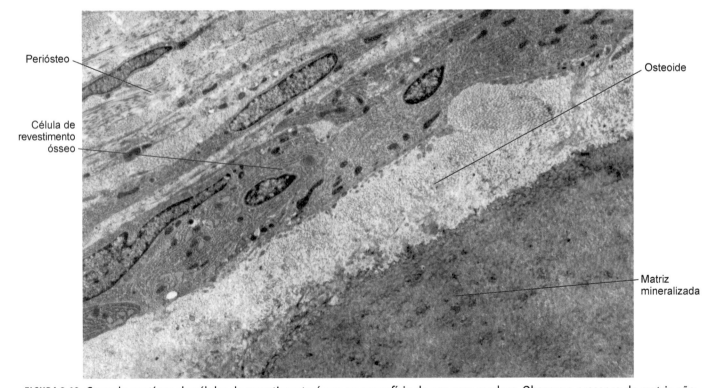

FIGURA 3.19 Camada contínua de células de revestimento ósseo na superfície de um osso maduro. Observe a presença de matriz não mineralizada (osteoide) (MET).

Capítulo 3 • Tecido Ósseo 37

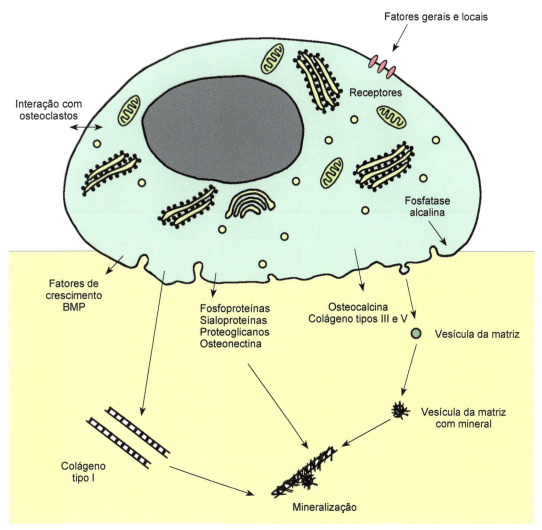

FIGURA 3.20 Atividades e produtos do osteoblasto.

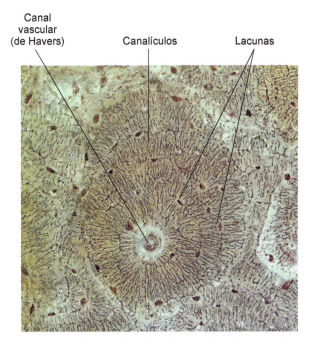

FIGURA 3.21 Canal vascular e lamelas concêntricas em sua volta em um osso compacto preparado por desgaste com numerosas lacunas e canalículos (ML).

Os osteócitos são células elipsoides que exibem no seu citoplasma poucas cisternas de retículo endoplasmático rugoso e sáculos de complexo de Golgi (Figura 3.24). Embora essas características ultraestruturais aparentemente reflitam uma pobre atividade metabólica, a vitalidade dos osteócitos é indispensável para a manutenção da homeostase óssea. Os osteócitos são também considerados células capazes de produzir sinais para remodelação em resposta a fatores mecânicos.

Deve ser ressaltado que tanto os osteoblastos quanto os osteócitos nunca ficam em contato direto com a matriz mineralizada. Uma camada de matriz orgânica não calcificada, denominada "osteoide" ou "pré-osso", sempre separa os corpos celulares e os prolongamentos da matriz calcificada (Figuras 3.19 e 3.23), bem como um líquido, cuja composição é semelhante à do plasma sanguíneo, denominado "fluido ósseo". As cargas biomecânicas que incidem nos ossos, que se traduzem em pressões e trações, movimentam o tráfego do fluido ósseo pelas lacunas e canalículos (denominado, por isso, "sistema lacuno-canalicular"). A movimentação do fluido ósseo estimula a expressão de uma proteína, a esclerostina, nos osteócitos, a qual funciona como antagonista

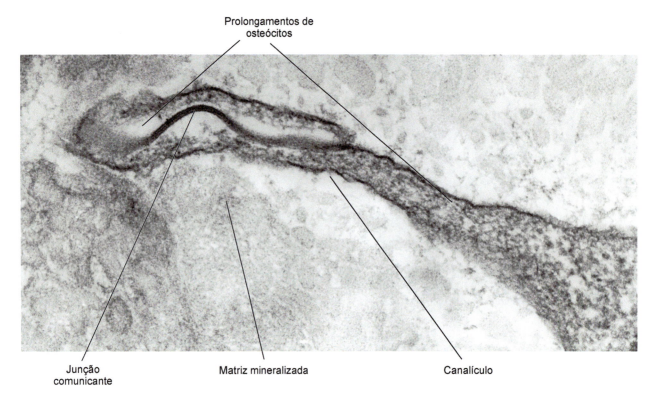

FIGURA 3.22 Prolongamentos de dois osteócitos que estabelecem uma junção comunicante no interior de um canalículo ósseo (MET).

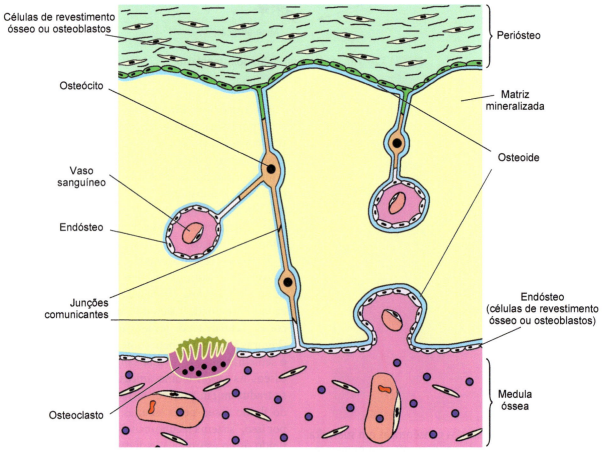

FIGURA 3.23 Constituintes básicos de uma unidade óssea completa.

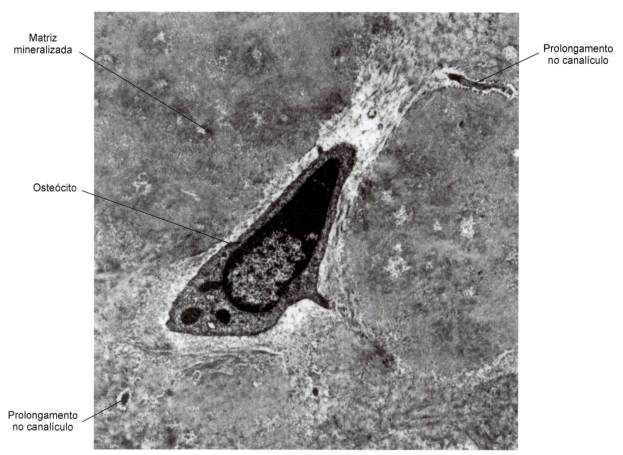

FIGURA 3.24 Osteócito no interior de uma lacuna óssea (MET).

do receptor 5 para lipoproteína (LRP5), um estimulante da manutenção da massa óssea. Por outro lado, a diminuição na movimentação do fluido ósseo pode provocar alterações nos osteócitos da região, os quais liberam o RANKL (ligante do receptor RANK dos osteoclastos, ver mais adiante) ou podem sofrer apoptose.

Osteoclastos

Os osteoclastos originam-se pela fusão de células mononucleares oriundas da medula óssea; porém, são observados somente nas superfícies ósseas.

Osteoclastos são células gigantes multinucleadas observadas nas superfícies ósseas, principalmente no endósteo, responsáveis pela reabsorção do tecido ósseo. A origem dos osteoclastos é diferente daquela das outras células ósseas. Eles surgem a partir da fusão de células da linhagem monócito-fagocítica dos tecidos hematopoéticos; entretanto, em algumas circunstâncias, osteoclastos mononucleares podem ser encontrados.

Quando observados ao microscópio de luz, os osteoclastos ativos aparecem como células com citoplasma acidófilo e/ou espumoso (Figura 3.25). Entretanto, ao serem examinados ao microscópio eletrônico, mostram ter três regiões bastante diferenciadas no seu citoplasma: uma região basal, na qual estão localizados os núcleos, cujo número pode variar entre 6 e 50, uma região ativa, adjacente à superfície de reabsorção óssea, e uma região intermediária ou vesicular, localizada entre as duas.

Os osteoclastos são células gigantes multinucleadas responsáveis pela degradação do tecido ósseo em condições fisiológicas e patológicas.

A região basal tem abundantes mitocôndrias e escassas cisternas de retículo endoplasmático rugoso. Todavia, nas zonas adjacentes aos núcleos, pode ser observada grande quantidade de sáculos do complexo de Golgi. Na região ativa, em contato com a matriz óssea, duas partes podem ser diferenciadas: a parte central, denominada "borda em escova" ou "pregueada", e a que está em torno dela, a zona clara. A borda em escova é considerada a região mais ativa do osteoclasto na sua função reabsortiva e consiste em numerosos e profundos prolongamentos e reentrâncias da membrana plasmática, os quais se assemelham a vilosidades. A membrana da borda em escova é considerada de natureza lisossomal. A superfície que está sendo reabsorvida, que apresenta aspecto de cripta, recebe a denominação "lacuna de Howship". A zona clara também está em contato com a matriz óssea e circunda, como uma faixa, a borda em escova. Na membrana plasmática da zona clara encontram-se integrinas αvβ3, que se ligam à sequência RGD de proteínas da matriz óssea, como a osteopontina e a sialoproteína óssea. O citoplasma da zona clara não contém

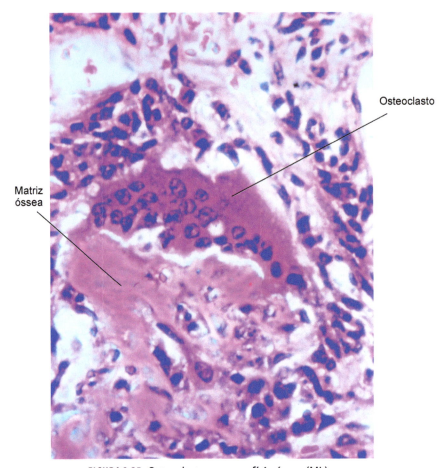

FIGURA 3.25 Osteoclasto na superfície óssea (ML).

organelas; apenas filamentos de actina são encontrados nessas regiões. Embora sua função ainda não esteja conclusivamente estabelecida, admite-se que seja responsável pela adesão do osteoclasto à matriz óssea, ocasionando o isolamento da lacuna de Howship em relação ao restante do espaço extracelular (Figura 3.26). Um osteoclasto pode apresentar várias regiões correspondentes a bordas em escova e a zona clara, caso esteja aposto ao osso em mais de um ponto. A região localizada entre as regiões basal e ativa é denominada "vesicular", uma vez que se caracteriza por numerosas vesículas envolvidas por membrana; algumas delas, por serem maiores, são chamadas "vacúolos". As vesículas podem representar vacúolos "verdadeiros", constituindo, portanto, estruturas independentes, ou podem ser apenas cortes transversais da luz das invaginações da borda em escova, mantendo, nesse caso, continuidade com o espaço extracelular. Todavia, elas podem representar lisossomos primários ou fagossomos que contêm material fagocitado durante o processo de reabsorção. Contudo, estudos ultraestruturais recentes, inclusive os que empregam traçadores extracelulares, sugerem que as estruturas vesiculares observadas na região intermediária podem corresponder a todas as possibilidades anteriormente mencionadas.

Após a acidificação da matriz, a borda em escova – organela lisossomal externa do osteoclasto – intermedeia a liberação de enzimas, bem como a internalização de moléculas.

A sequência dos eventos da reabsorção óssea mediada pelos osteoclastos envolve interações com os osteoblastos. A princípio, os osteoclastos são ativados quando entram em contato com a superfície óssea, talvez por intermédio de receptores de membrana (integrinas), incluindo receptores para vitronectina. Em seguida, desenvolve-se a zona clara que fixa transitoriamente o osteoclasto na região a ser reabsorvida. Inicia-se, assim, a desmineralização da matriz pela produção de prótons (H$^+$) pelo osteoclasto, ficando a região acidificada (pH entre 4 e 5). Numerosas enzimas de natureza lisossomal são secretadas, incluindo proteases, principalmente cistina-proteinase do tipo catepsina-K. Um dos marcadores característicos dos osteoclastos é a enzima lisossomal fosfatase ácida resistente ao tartarato (TRAP). Os osteoclastos também parecem produzir uma colagenase neutra que, entretanto, é também produzida pelos osteoblastos. Fatores sistêmicos que influenciam a atividade dos osteoclastos incluem hormônios como os da paratireoide, os estrógenos e os da tireoide, incluindo a calcitonina, que inibe sua atividade. Fatores locais, como a interleucina 1 (IL-1), e outros, como as prostaglandinas, também agem sobre os osteoclastos. Embora a função principal do osteoclasto seja a degradação da matriz óssea, estudos recentes sugerem que ele estaria também envolvido na fagocitose e na destruição de células ósseas, principalmente osteócitos (Figura 3.27). Interações célula-célula e célula-matriz são

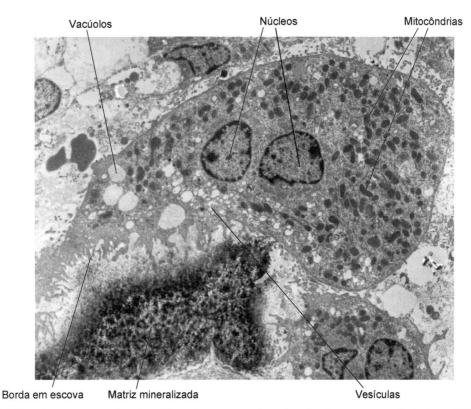

FIGURA 3.26 Componentes citoplasmáticos de um osteoclasto localizado em uma espícula óssea (MET).

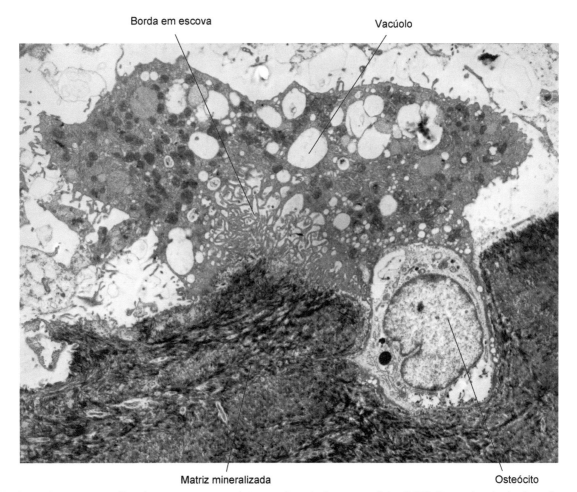

FIGURA 3.27 Osteoclasto na superfície óssea em processo de internalização de um osteócito (MET). (Reproduzida de Elmardi, Katchburian, 1990.)

também fatores importantes no desenvolvimento e na função do tecido ósseo. Além disso, fatores elétricos, gravitacionais e, sobretudo, biomecânicos também influenciam a atividade do tecido ósseo (Figura 3.28 A). A regulação local da reabsorção óssea está baseada no sistema de regulação RANK/RANKL/OPG: foi identificado um receptor tanto na membrana plasmática dos precursores dos osteoclastos como nos osteoclastos ativos, o qual foi denominado "RANK". Nesse receptor RANK se liga um fator intermediário denominado, por isso, "RANKL" (ligante do RANK), liberado pelos osteoblastos, células indiferenciadas e por células do sistema imune, que ativa a formação de osteoclastos. Outra molécula, a osteoprotegerina (OPG), produzida pelos osteoblastos adjacentes e por células indiferenciadas, liga-se ao RANKL, bloqueando, dessa maneira, a ativação das células precursoras de osteoclastos (Figura 3.28 B).

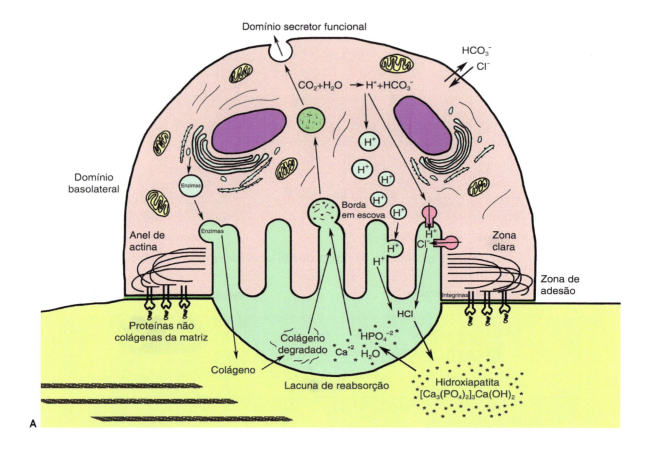

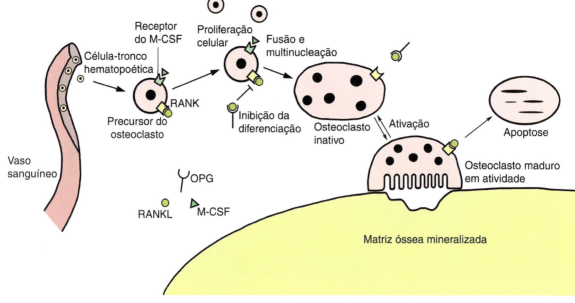

FIGURA 3.28 **A.** Esquema do osteoclasto e do mecanismo de reabsorção óssea. **B.** Fatores que participam da regulação da atividade osteoclástica. (Adaptada de Arana-Chavez, Bradaschia-Correa, 2009.)

Cumpre ressaltar que os demais tecidos mineralizados, isto é, dentina, cemento, cartilagem calcificada e até o esmalte, são passíveis de reabsorção, por meio de células do tipo osteoclasto, morfológica e funcionalmente indistinguíveis destas, que às vezes são denominadas "dentinoclastos", "cementoclastos", "condroclastos" etc. Por essa razão, estas células são, no seu conjunto, mais adequadamente denominadas "células clásticas".

> **CORRELAÇÕES CLÍNICAS**
>
> Medicamentos como os bisfosfonatos, administrados para o tratamento de doenças ósseas como a osteoporose, interferem na atividade das células clásticas.

Periósteo e endósteo

O periósteo, na sua região interna, além da uma camada de células de revestimento potencialmente osteogênica, tem células indiferenciadas.

A matriz óssea mineralizada é coberta por duas "membranas" não calcificadas de natureza conjuntiva, que, possibilitam uma gradual relação entre um tecido mineralizado e o restante do organismo. O periósteo, que cobre a superfície óssea externa, é constituído por uma região externa fibrosa espessa, a qual contém fibras colágenas, fibroblastos e escassas fibras elásticas, e por uma região interna formada por células de revestimento ósseo (Figura 3.29), que formam, no periósteo em repouso, uma camada contínua de células achatadas de núcleo fusiforme (Figura 3.19). Além disso, na região interna existem células indiferenciadas. Já no periósteo ativo, envolvido em fenômenos de reparação e remodelação, a camada de células indiferenciadas é bem mais evidente, pois é formada por várias fileiras dessas células em proliferação; as mais internas estão em processo de ativação ou constituem osteoblastos ativos.

O endósteo é constituído apenas por uma camada de osteoblastos ou de células de revestimento.

O endósteo, uma camada contínua e geralmente única de osteoblastos/células de revestimento ósseo com as mesmas características das do periósteo, reveste as superfícies internas do osso, isto é, as cavidades de osso esponjoso, os canais de Havers e de Volkmann do osso compacto, bem como as cavidades medulares. Entretanto, o endósteo apresenta, em geral, mais atividade que o periósteo, e, na maioria das vezes, as células que revestem o osso exercem funções de formação óssea, estando, portanto, como osteoblastos ativos. Todavia, às vezes, a continuidade dessa camada é interrompida por osteoclastos envolvidos na função reabsortiva (Figuras 3.30 e 3.31).

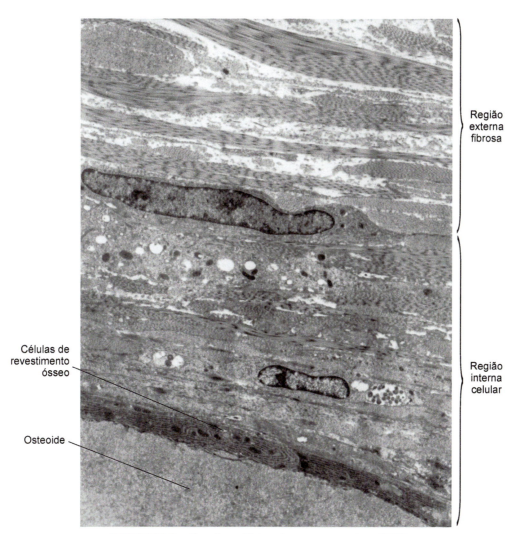

FIGURA 3.29 Regiões do periósteo de um osso maduro (MET).

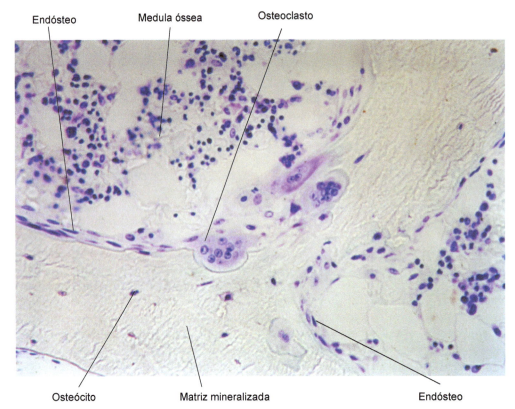

FIGURA 3.30 Trabécula óssea revestida por endósteo (ML-Nomarski).

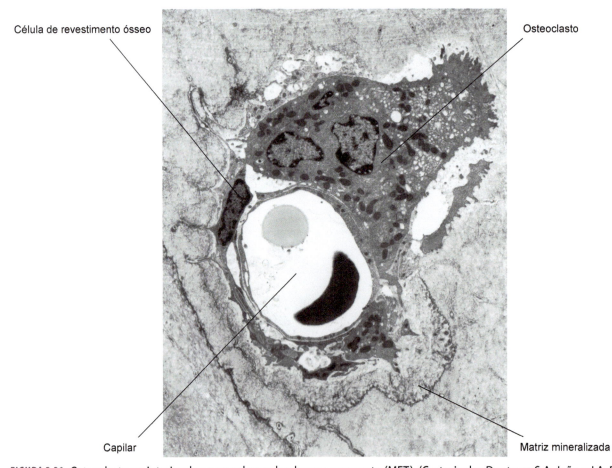

FIGURA 3.31 Osteoclasto no interior de um canal vascular do osso compacto (MET). (Cortesia dos Doutores S.A. João e J.A. Bauer.)

A integridade do periósteo e do endósteo e, sobretudo, a continuidade da camada de células de revestimento ósseo asseguram não apenas a separação entre o osso, um tecido duro, e as estruturas moles adjacentes, mas também possibilitam a manutenção de um ambiente ósseo diferente em composição iônica (cálcio, potássio, magnésio etc.) quando comparado ao restante do líquido extracelular e ao plasma sanguíneo. Essas diferenças, que foram demonstradas desde os anos 1950, no osso maduro, estabelecem-se muito cedo na formação do tecido ósseo, segundo tem sido mostrado em estudos recentes.

Osso primário e osso secundário ou lamelar

Seja qual for o processo de ossificação pelo qual um osso é formado, o tecido resultante é sempre do mesmo tipo. Em consequência, os chamados "ossos membranosos" ou "cartilaginosos" significam apenas uma referência à maneira como eles são formados, não apresentando, portanto, diferenças na sua estrutura ou composição. Todavia, existem ossos, como o temporal e o occipital, nos quais uma parte é formada por ossificação intramembranosa e outra por ossificação endocondral.

O osso primário, formado rapidamente, é pouco organizado e irregular.

O primeiro tecido ósseo formado é do tipo primário ou imaturo. Tem, proporcionalmente, maior número de osteócitos que o osso secundário, dispostos irregularmente e alojados em lacunas arredondadas (Figura 3.7). Ao ser observada em cortes descalcificados, sua matriz apresenta fibras colágenas sem organização muito definida, as quais podem apresentar, às vezes, maior diâmetro que as observadas nos tecidos conjuntivos comuns e podem até formar feixes. Por essa razão, neste caso, o osso primário assim caracterizado é denominado "fasciculado". Por outro lado, o osso primário, que não apresenta fibras espessas nem dispostas de maneira definida, é denominado "osso entrelaçado", refletindo assim as diversas direções que seguem suas fibras. Como resultado da maior velocidade de formação, as fibras colágenas da matriz orgânica do osso primário são dispostas menos densamente do que no osso secundário, deixando numerosos e relativamente amplos espaços interfibrilares, os quais são ocupados por proteínas não colágenas, principalmente osteopontina e sialoproteína óssea.

O osso secundário ou lamelar tem estrutura bem organizada e ordenada.

Frente à necessidade de crescimento do osso, seguem os eventos de remodelação, graças aos quais o osso primário mantém sua forma enquanto aumenta de tamanho e se torna, gradualmente, osso secundário. O osso secundário ou maduro é caracterizado por ter menos osteócitos que seu predecessor. Esses osteócitos, desta vez, aparecem dispostos mais regularmente e alojados em lacunas achatadas. Na sua matriz, as fibras colágenas organizam-se adotando uma disposição concêntrica, pois, durante a formação do osso secundário, as novas camadas são adicionadas de maneira muito ordenada (Figura 3.21). Desse modo, as fibras colágenas são depositadas, na maioria das vezes, em uma orientação diferente daquela da camada anterior, formando com ela, muitas vezes, ângulo reto. Isso faz com que as camadas contíguas possam parecer diferentes, assemelhando-se a lamelas, razão pela qual o osso secundário é chamado também "osso lamelar". Por outro lado, ao serem formadas umas camadas sobre as outras, os osteoblastos ficam presos, aparecendo os osteócitos, em geral, entre as camadas. Além disso, a arquitetura geral de um osso é construída respeitando as cargas biomecânicas que atuam no esqueleto.

Remodelação óssea

Os fenômenos simultâneos ou sequenciais de formação e destruição do osso constituem o processo de remodelação que ocorre durante a vida toda.

O osso, em diversos momentos, precisa modificar sua forma ou sua estrutura, seja para um osso primário se tornar osso maduro, para um osso crescer mantendo sua forma, para um osso esponjoso se tornar compacto, ou para se adaptar a novas situações fisiológicas ou patológicas. Em todos esses casos, fenômenos simultâneos ou sequenciais de formação e de reabsorção óssea constituem o processo de remodelação.

Assim, acompanhando o desenvolvimento e o crescimento de um osso, é possível verificar que os eventos de remodelação aparecem logo após o estabelecimento do osso primário. Como já relatado, a estrutura do osso primário difere substancialmente da do osso secundário. Portanto, sua passagem para o estágio maduro envolve a gradual reabsorção de praticamente todo o osso formado inicialmente. Entretanto, a formação simultânea de uma nova matriz orgânica e sua subsequente mineralização possibilitam a manutenção do osso como um todo. Todavia, uma vez constituído o osso maduro, ele precisa aumentar seu tamanho, enquanto o organismo cresce, até tornar-se adulto. Durante esse período, regiões de reabsorção e de formação ou aposição óssea podem ser observadas em um mesmo osso. Não seria possível o crescimento normal de um osso apenas pela aposição de novas camadas de tecido em alguma de suas superfícies sem que houvesse reabsorção em outras regiões. Isso é mais facilmente compreendido quando se considera o crescimento de um osso como a mandíbula (Figura 3.32).

O osso maduro também modifica sua forma ou estrutura em diversas situações. Dessa maneira, a remodelação óssea ocorre durante toda a vida: algumas áreas são reabsorvidas, enquanto outras são neoformadas. Esses dois eventos, reabsorção e neoformação, ocorrem alternadamente em virtude da necessidade do osso de adaptar-se à função na qual é submetido (Figura 3.33). Assim, os estímulos locais, principalmente biomecânicos, são os maiores responsáveis pela remodelação dos ossos que constituem nosso esqueleto. A presença de linhas cimentantes observadas nos cortes histológicos mostram o quanto uma área de um osso foi remodelada.

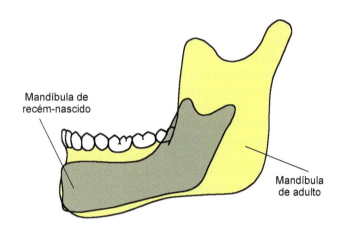

FIGURA 3.32 Diferença de forma e tamanho entre a mandíbula de um recém-nascido e a de um adulto. Essas modificações são o resultado da atividade contínua de remodelação (formação e reabsorção), sob a influência de vários fatores.

As linhas cimentantes são ricas em duas proteínas não colágenas, a osteopontina e a sialoproteína óssea, em razão de suas propriedades adesivas e sua capacidade de se associar aos outros componentes da matriz orgânica e ao mineral (Figura 3.34).

CORRELAÇÕES CLÍNICAS

A perda óssea característica da osteoporose que ocorre em mulheres após a menopausa é principalmente relacionada com a queda do nível de estrógenos.

Osso esponjoso e osso compacto

O osso compacto é formado por unidades estruturais concêntricas denominadas "sistemas de Havers", enquanto o osso esponjoso é formado por lamelas paralelas.

Em um osso maduro, geralmente dois tipos de tecido ósseo podem ser diferenciados: o osso esponjoso e o compacto. Entretanto, em ambos a estrutura é basicamente

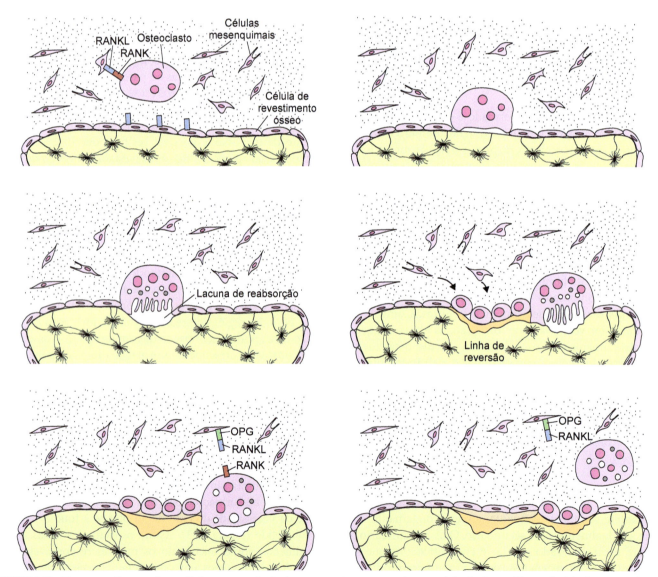

FIGURA 3.33 Diagramas ilustrando as células e a sequência de eventos do processo de remodelação óssea. (Reproduzida de Arana-Chavez, Bradaschia, 2012.)

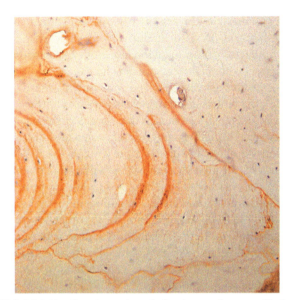

FIGURA 3.34 Região do trabeculado ósseo da mandíbula de adulto mostrando várias linhas cimentantes contendo a proteína osteopontina evidenciada em marrom, por imuno-histoquímica. (Cortesia dos Doutores R. Y. Andia-Merlin e E. M. Giovani.)

a mesma, sendo constituídos por sistemas lamelares e havendo diferenças apenas na quantidade e na disposição das lamelas e na existência ou não de espaços entre os referidos sistemas. Assim, o osso esponjoso é formado por lamelas, na sua maioria paralelas entre si, com escassos sistemas de lamelas concêntricas. Contudo, as lamelas formam delgadas trabéculas que deixam, entre elas, amplos espaços preenchidos por tecido conjuntivo frouxo, vasos sanguíneos e tecido hematopoético, constituindo, portanto, parte da medula óssea (Figura 3.35). Por sua vez, o osso compacto é formado por numerosos sistemas de lamelas concêntricas, sendo denominados "sistemas de Havers" ou "ósteons", os quais se apresentam densamente agrupados entre si, constituídos, cada um deles, por várias lamelas (Figura 3.21). As regiões de osso compacto, geralmente, constituem quase a totalidade da espessura das diáfises dos ossos longos. Nos ossos chatos, duas camadas de osso compacto delimitam uma região central de osso esponjoso, cujas trabéculas abrigam entre si a medula óssea (Figura 3.36).

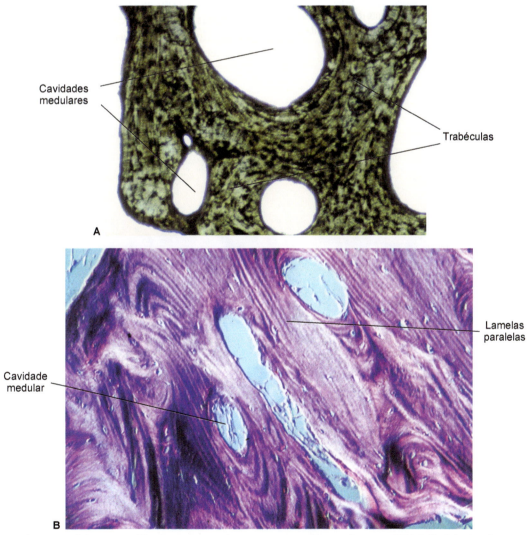

FIGURA 3.35 A. Aparência geral de uma região de osso esponjoso em preparação por desgaste (ML). B. Trabéculas de osso esponjoso que mostram lamelas paralelas nas trabéculas de um osso esponjoso descalcificado (ML-Nomarski).

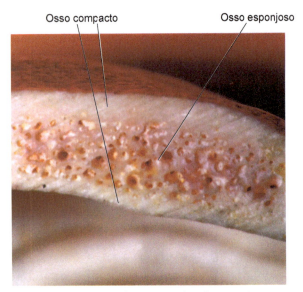

FIGURA 3.36 Corte de um osso da calota craniana.

> **CORRELAÇÕES CLÍNICAS**
>
> Nos movimentos dentários resultantes de tratamentos ortodônticos que envolvem a aplicação de forças sobre algumas das superfícies dos dentes, no lado em que a pressão é exercida, ocorre principalmente reabsorção óssea da parede alveolar, enquanto, no lado oposto, em que ocorre tração das fibras do ligamento periodontal, novo osso é formado.

Os sistemas de Havers ou ósteons constituem a unidade estrutural do osso maduro e são característicos no osso compacto. Como mencionado, eles são formados por várias lamelas concêntricas que deixam canais na sua região central. As fibrilas colágenas que constituem a matriz orgânica de uma lamela estão dispostas paralelas entre si. Já na lamela adjacente, a orientação das fibrilas colágenas é perpendicular às da lamela anterior. Os osteócitos geralmente localizam-se entre as lamelas, apresentando-se achatados, seguindo seu longo eixo, com uma orientação também concêntrica em relação às lamelas e aos canais centrais. Esses canais, denominados "Havers", alojam geralmente um vaso sanguíneo e apresentam uma camada contínua de células de revestimento ósseo em contato com a superfície mineralizada da lamela mais interna (Figura 3.37). Todavia, os canais de Havers apresentam comunicação entre si por meio de canais transversais denominados "Volkmann" (Figura 3.38).

Inervação e vascularização do tecido ósseo

A inervação do tecido ósseo ocorre principalmente pelo periósteo. Não existem terminações nervosas diretamente relacionadas com as células do tecido ósseo. Porém, algumas fibras nervosas podem ser raramente encontradas no interior dos canais de Havers do osso compacto próximas ao periósteo (Figura 3.39).

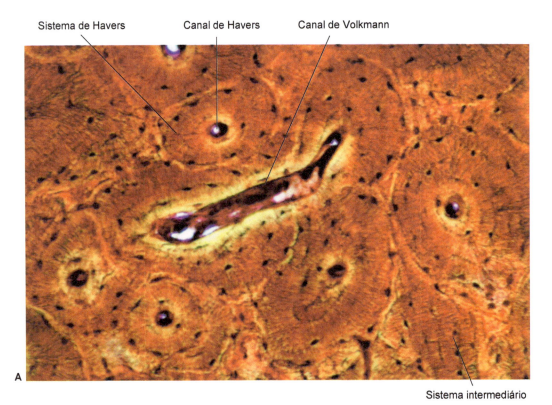

FIGURA 3.37 A. Sistemas de Havers e canais vasculares em um osso compacto preparado por desgaste (ML). (*continua*)

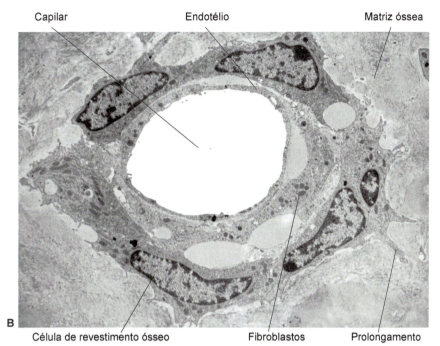

FIGURA 3.37 (*Continuação*) **B.** Componentes de um canal de Havers (MET).

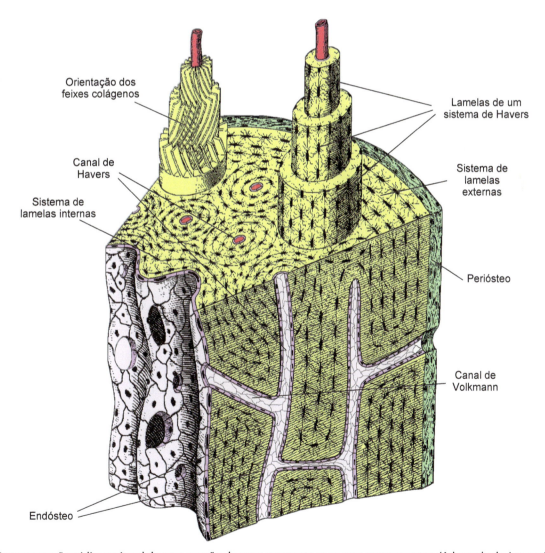

FIGURA 3.38 Representação tridimensional de uma porção de osso compacto com seus componentes. (Adaptada de Junqueira, Carneiro, 1999.)

Os ossos são profusamente vascularizados, penetrando os vasos dentro do osso compacto pelos canais de Volkmann e de Havers. No osso esponjoso, as cavidades medulares são também bastante vascularizadas.

> **CORRELAÇÕES CLÍNICAS**
>
> Recentes pesquisas com células-tronco, em combinação com técnicas de engenharia de tecidos, têm demonstrado potencial e perspectivas para aplicação em tratamentos que buscam a neoformação do tecido ósseo e dos tecidos dentários.

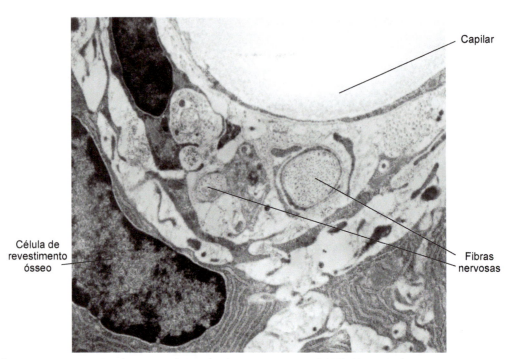

FIGURA 3.39 Fibra nervosa no interior de um canal vascular de osso compacto (MET). (Cortesia dos Doutores S.A. João e J.A. Bauer.)

Leitura adicional

Arana-Chavez VE, Bradaschia-Correa V. Biologia Celular e Tecidual para Odontologia. Rio de Janeiro: Elsevier, 2012.

Arana-Chavez VE, Bradaschia-Correa V. Clastic cells: mineralized tissue resorption in health and disease. Int J Biochem Cell Biol. 2009;41(3):446-50.

Arana-Chavez VE, Nanci A. High-resolution immunocytochemistry of noncollagenous matrix proteins in rat mandibles processed with microwave irradiation. J Histochem Cytochem. 2001;49(9):1099-109.

Arana-Chavez VE, Soares AMV, Katchburian E. Junctions between early developing osteoblasts of rat calvaria revealed by freeze-fracture and ultrathin section electron microscopy. Arch Histol Cytol. 1995;58(3):285-92.

Baron R, Neff L, Louvar D, Courtoy PJ. Cell-mediated acidification and bone resorption: evidence for a low pH in resorbing lacunae and localization of a 100-kD lysosomal membrane protein at the osteoclast ruffled border. J Cell Biol. 1985;101(6):2210-22.

Bianco P, Robey PG. Skeletal stem cells. Development. 2016;142(6):1023-7.

Bianco P, Robey PG. Stem cells in tissue engineering. Nature. 2001;414(6859): 118-21.

Bonewald LF. The amazing osteocyte. J Bone Miner Res. 2011;26(2):229-38.

Cohen M. The new bone biology: Pathologic, molecular, and clinical correlates. Am J Med Genet A. 2006;140(23):2646-706.

Datta HK, Ng WF, Walker JA, Tuck SP, Varanasi SS. The cell biology of bone metabolism. J Clin Pathol. 2008;61(5):577-87.

Elmardi AS, Katchburian MV, Katchburian E. Electron microscopy of developing calvaria reveals images that suggest that osteoclasts engulf and destroy osteocytes during bone resorption. Calcif tissue Int. 1990;46:239-45.

Faria LP, Sueyoshi G. Oliveira TC, Holliday LS, Arana-Chavez VE. Effects of Alendronate and Dexamethasone on Osteoclast Gene Expression and Bone Resorption in Mouse Marrow Cultures. J Histochem Cytochem. 2022 Feb;70(2):169-179.

Holick MF, Adams JS. Vitamin D metabolism and biological function. In: Avioli LV, Krane SM. Metabolic bone disease and clinically related disorders., eds. 3rd ed. San Diego:Academic Press; 1998. p. 123.

Junqueira LC, Carneiro J. Histologia Básica. 9. ed. Rio de Janeiro: Guanabara Koogan,1999.

Landis WJ, Hodgens KJ, Arena J, Song MJ, McEwen BF. Structural relations between collagen and mineral in bone as determined by high voltage electron microscopic tomography. Microsc Res Tech. 1996;33(2):192-202.

Martin TJ, Findlay DM, Moseley JM, Sexton PM. Calcitonin. In: Avioli LV, Krane SM, eds. Metabolic bone disease and clinically related disorders. 3rd ed. San Diego: Academic Press; 1998. p. 95.

Nanci A. Content and distribution of noncollagenous matrix proteins in bone and cementum: relationship to speed of formation and collagen packing density. J Struct Biol. 1999;126(3):256-69.

Prideaux M, Findlay DM, Atkins GJ. Osteocytes: The master cells in bone remodelling. Curr Opin Pharmacol. 2016;28:24-30.

Raisz LG, Rodan GA. Embryology and cellular biology of bone. In: Avioli LV, Krane SM, eds. Metabolic bone disease and clinically related disorders. 3rd ed. San Diego: Academic Press; 1998. p. 1.

Robling AG, Bonewald LF. The osteocyte: New insights. Annu Rev Physiol. 2020;82:485-506.

Sasaki T. Differentiation and function of osteoclasts and odontoclasts in mineralized tissue resorption. Microsc Res Tech. 2003;61(6):483-95.

Sims NA, Vrahnas C. Regulation of cortical and trabecular bone mass by communication between osteoblasts, osteocytes and osteoclasts. Arch Biochem Biophys. 2014;561:22-8.

Young MY. Skeletal biology: Where matrix meets mineral. Matrix Biol. 2016;52-54:1-6.

CAPÍTULO 4
Mucosa Oral

A mucosa é a estrutura que reveste superfícies úmidas.

A estrutura que reveste a cavidade oral, uma cavidade úmida constantemente banhada pela saliva, é a mucosa (Figura 4.1), como ocorre em outras regiões que apresentam essa característica (vias respiratórias e tubo digestivo, dentre outras). Na boca fechada, podem ser considerados dois "espaços" virtuais, ambos delimitados pelos arcos dentários. Desse modo, o vestíbulo representa o "espaço" anterior e menor, localizado externamente aos arcos; é revestido pelas mucosas dos lábios e das bochechas de um lado e pela mucosa alveolar e da gengiva do outro. O "espaço" maior, que representa a cavidade oral propriamente dita, é revestido anterior e lateralmente pela gengiva; na sua parte superior, pela mucosa palatina, e, na sua parte inferior, pelas mucosas lingual e do assoalho da boca; e, na região posterior, a mucosa reveste o istmo das fauces e as tonsilas (Figura 4.2). A mucosa oral continua-se com a pele dos lábios e com a mucosa da faringe para o restante do tubo digestivo. A mucosa reveste as diversas regiões da cavidade oral, com exceção das coroas dos dentes, e é constituída por dois elementos: um epitélio e uma lâmina própria do tecido conjuntivo. Entre ambos, como em todas as outras regiões do organismo em que esses dois tecidos se justapõem, existe uma lâmina basal (Figuras 4.3 e 4.4).

A mucosa oral é constituída por um epitélio e uma lâmina própria de tecido conjuntivo.

A superfície da cavidade oral tem os mesmos elementos que a pele que reveste externamente o corpo, sendo, porém, desprovida de anexos. Por revestir uma cavidade úmida, é denominada "mucosa oral". Desse modo, comparando as duas estruturas, o epitélio oral e a lâmina própria são equivalentes à epiderme e à derme da pele, respectivamente (Figura 4.3). Em algumas regiões da boca, há uma submucosa, logo abaixo da lâmina própria, em que predominam glândulas e tecido adiposo, equivalente, neste caso, à hipoderme da pele.

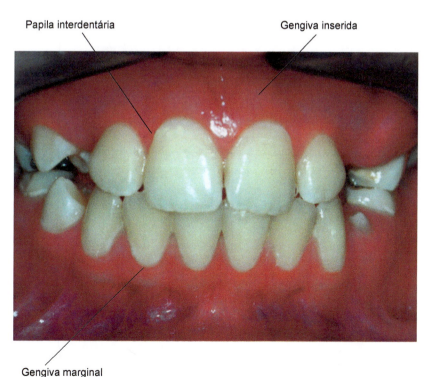

FIGURA 4.1 Aspecto clínico da região anterior da mucosa oral. (Cortesia do Dr. A.L. Casa.)

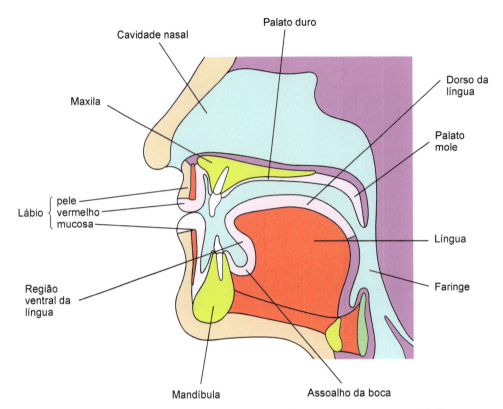

FIGURA 4.2 Estruturas da cavidade oral e regiões adjacentes em corte sagital da face.

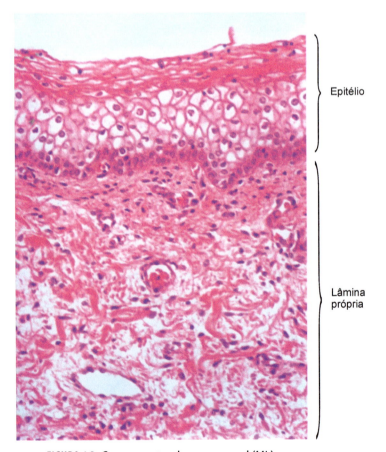

FIGURA 4.3 Componentes da mucosa oral (ML).

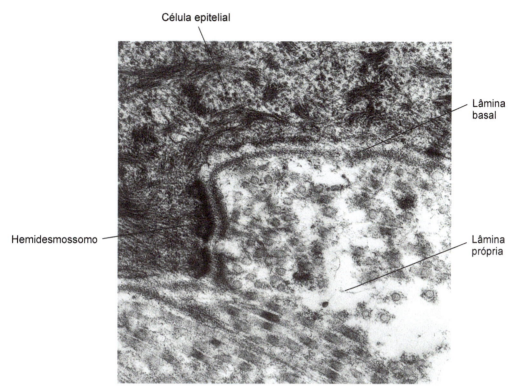

FIGURA 4.4 Interface entre o epitélio e a lâmina própria da mucosa oral (MET).

Desenvolvimento

O epitélio da mucosa oral é derivado do ectoderma; a lâmina própria origina-se do ectomesênquima.

Por volta da terceira semana de vida intrauterina, pouco antes da ruptura da membrana bucofaríngea, a cavidade oral primitiva é revestida por um epitélio delgado e um ectomesênquima subjacente. O epitélio, que, nessa época tem características similares em todas as regiões da boca primitiva, é constituído por dois estratos: um mais profundo, basal, com células cúbicas altas, e outro superficial, com células cúbicas baixas ou um pouco achatadas (Figura 4.5). Após a quarta semana, uma vez estabelecida a comunicação da cavidade oral com o tubo digestivo (intestino) anterior, enquanto o epitélio permanece sem modificações evidentes, o ectomesênquima passa a apresentar maior número de células indiferenciadas em razão da migração de mais células provenientes das cristas neurais. Nos dias seguintes, a única mudança que se observa é a formação da banda epitelial primária nas regiões correspondentes aos futuros arcos dentários, com suas duas derivadas: a lâmina vestibular e a lâmina dentária. Com a formação do sulco vestibular (ver Figura 6.3), ao redor da sétima semana, o epitélio oral fica dividido entre aquele que reveste a região da cavidade oral situada por fora do sulco, isto é, as futuras bochechas e os lábios, e aquele que reveste os arcos dentários, o palato, a porção ventral da língua e o assoalho da boca. O epitélio que reveste o dorso da língua, coincidindo com a época de estabelecimento do sulco vestibular, começa a diferenciar-se (Figura 4.6), aparecendo, inicialmente, as papilas foliadas e valadas na região posterior, por volta da nona semana, as fungiformes e, em torno da 11ª semana, as filiformes, que predominam na região anterior do dorso lingual. Nesta época, as cristas palatinas acabam sua fusão, estabelecendo, ao originarem o palato, o formato definitivo da cavidade oral. À diferenciação do epitélio do dorso lingual, segue o espessamento do restante do epitélio oral primitivo, apresentando, com isso, várias camadas. Em algumas regiões, nas quais o epitélio será queratinizado, projetam-se curtas papilas conjuntivas a partir da lâmina própria, enquanto, em outras, destinadas a não serem queratinizadas, isso não ocorre.

Após a 14ª semana, o epitélio oral torna-se bastante estratificado, o que significa que o processo de proliferação está definitivamente estabelecido (Figura 4.7). Durante as semanas seguintes, começa também o processo de maturação, aparecendo alguns grânulos de querato-hialina nas áreas em que o epitélio será queratinizado. Após a 20ª semana, essas áreas tornam-se paraqueratinizadas. Em geral, da 20ª semana em diante, o epitélio oral das diversas regiões da boca mostra características muito semelhantes ao definitivo, apresentando, inclusive, células de Langerhans e melanócitos. Aos 6 meses de vida pós-natal, quando os dentes começam a erupcionar, a mucosa perde sua continuidade, formando-se o epitélio juncional na interface entre o esmalte dos dentes e o restante da mucosa (ver Figura 9.45). Após ter alcançado esta idade, o epitélio torna-se ortoqueratinizado nas áreas correspondentes.

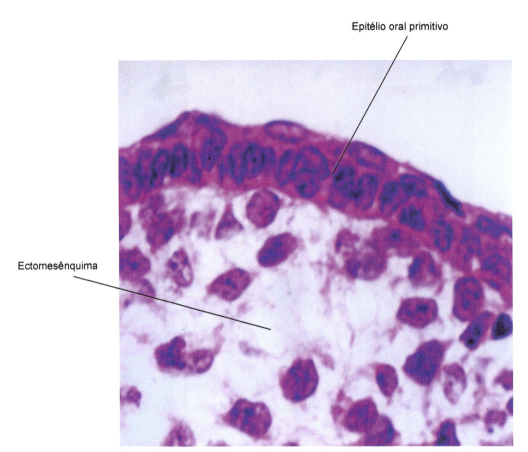

FIGURA 4.5 Fases iniciais do desenvolvimento da mucosa oral (ML).

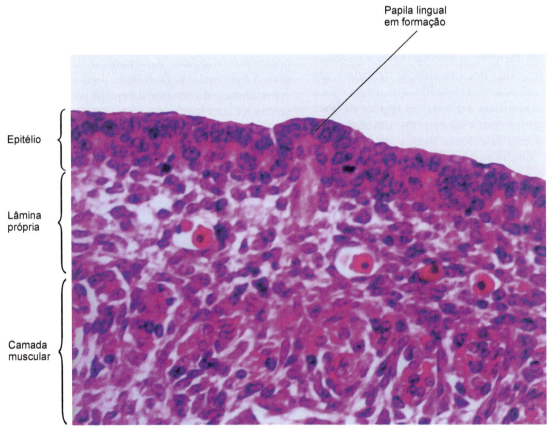

FIGURA 4.6 Fases iniciais do desenvolvimento do dorso da língua (ML).

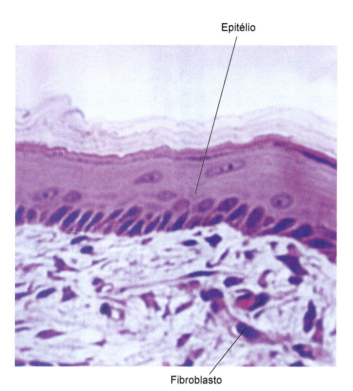

FIGURA 4.7 Mucosa oral recém-diferenciada com várias camadas no epitélio e lâmina própria com fibroblastos jovens e poucas fibras na matriz (ML).

Estrutura

Epitélio oral

Queratinócitos, proliferação e maturação

O epitélio oral é do tipo estratificado pavimentoso e suas células são denominadas "queratinócitos".

O epitélio da mucosa da boca é do tipo estratificado pavimentoso. Por causa da sua função de forramento, o epitélio oral prolifera constantemente, porém, com velocidades variáveis segundo sua localização, sendo originadas novas células na sua parte mais profunda e descamadas outras na sua superfície. Em razão da disposição em camadas, no epitélio oral são identificados diversos estratos. Entretanto, enquanto algumas regiões da cavidade oral apresentam epitélio queratinizado, outras são revestidas por epitélio não queratinizado, ambos, porém, do tipo estratificado pavimentoso. As células originadas pela constante divisão das chamadas "células-fonte" do estrato basal deslocam-se pelos vários estratos epiteliais até serem descamadas na superfície. Durante o deslocamento, as células sofrem modificações: acumulam filamentos intermediários de, aproximadamente, 8 nm de diâmetro, chamados "tonofilamentos", e, no caso dos epitélios queratinizados, o citoplasma acaba repleto de filamentos de queratina. Por esse motivo, tanto as células do epitélio oral quanto as da epiderme da pele denominam-se "queratinócitos", terminologia esta usada, inclusive, para as células do epitélio oral não queratinizado.

Como nos demais epitélios, proliferação e maturação contínuas são características fundamentais do epitélio oral.

A contínua divisão das células mais profundas e o fato de as células superficiais (queratinizadas ou não) serem diferentes das basais caracterizam dois aspectos fundamentais do epitélio oral: proliferação e maturação. A seguir, ao ser detalhada a estrutura do epitélio da boca, essas duas propriedades dos queratinócitos serão descritas.

> **CORRELAÇÕES CLÍNICAS**
>
> A rápida proliferação e a constante renovação da mucosa oral possibilitam o restabelecimento rápido da sua integridade, após lesões ou intervenções cirúrgicas.

As células do estrato basal se dividem constantemente, constituindo assim a porção germinativa.

Como foi mencionado, na região mais profunda do epitélio oral, adjacente à lâmina própria, encontra-se o estrato basal. Esse estrato, que é, na verdade, formado por uma a três camadas de células, constitui o estrato progenitor do epitélio, pois suas células se dividem constantemente, razão pela qual é denominado também "estrato progenitor" ou "germinativo" (Figura 4.8). Após cada divisão, alguns queratinócitos basais permanecem como células-fonte, sendo que as outras células-filhas se deslocam para a superfície. As células desse estrato, além das organelas citoplasmáticas comuns a outros tipos celulares, apresentam alguns tonofilamentos, que se arranjam formando tonofibrilas. Numerosas junções intercelulares são observadas entre os queratinócitos basais, especialmente do tipo desmossomo, existindo também hemidesmossomos entre as células mais profundas e a lâmina basal (Figuras 4.4 e 4.9). Quando o estrato basal é constituído por mais de uma camada de células, a mais profunda delas é chamada "estrato basal" propriamente dito, enquanto as outras constituem o estrato suprabasal.

O aspecto do estrato espinhoso se deve aos desmossomos encontrados entre numerosos processos digitiformes em torno de todas as células.

O estrato que segue o basal em direção à superfície é constituído por queratinócitos arredondados ou poliédricos (Figura 4.10). A principal característica deste estrato é que, comparado com o basal, apresenta maior quantidade de desmossomos que se estabelecem entre as células. Todavia, essas células, apesar de poliédricas, apresentam, em toda a sua volta, curtos processos digitiformes, os quais se interdigitam com os processos de queratinócitos adjacentes, estabelecendo-se numerosos desmossomos entre esses processos (Figuras 4.11 e 4.12). Como há uma pequena retração das células durante a preparação histológica, essas junções intercelulares mantêm-se acopladas às correspondentes regiões da membrana, formando aparentemente "pontes", causando a impressão de serem pequenas "espinhas" saindo de cada queratinócito (Figura 4.10). Por causa dessa aparência, este segundo estrato, constituído por três a oito camadas de queratinócitos, é denominado "espinhoso". Nas células desse estrato, existem mais tonofilamentos do que nos queratinócitos basais, constituindo feixes de tonofibrilas mais grossas, muitas delas associadas aos desmossomos (Figura 4.13). Aparecem nessas células, ainda, pequenos grânulos arredondados revestidos por membrana, com conteúdo de aspecto lamelar, especialmente nas células mais superficiais deste estrato.

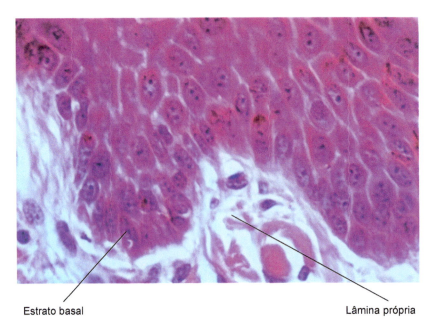

FIGURA 4.8 Região do estrato basal ou progenitor do epitélio oral (ML).

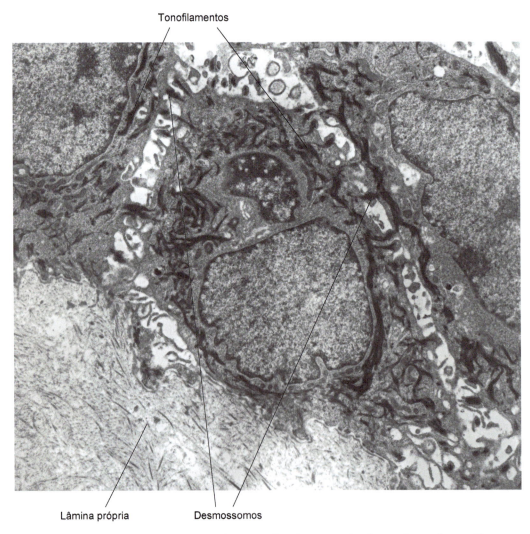

FIGURA 4.9 Desmossomos entre os queratinócitos do estrato basal que contém densos feixes de tonofilamentos (MET).

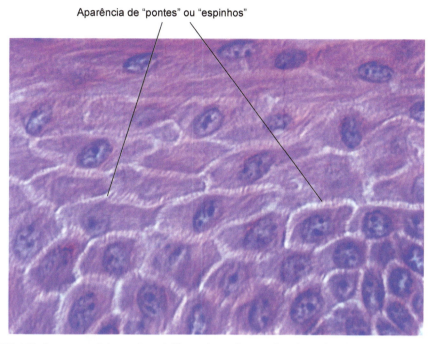

FIGURA 4.10 Estrato espinhoso do epitélio oral com "pontes" ou "espinhos" entre as células (ML).

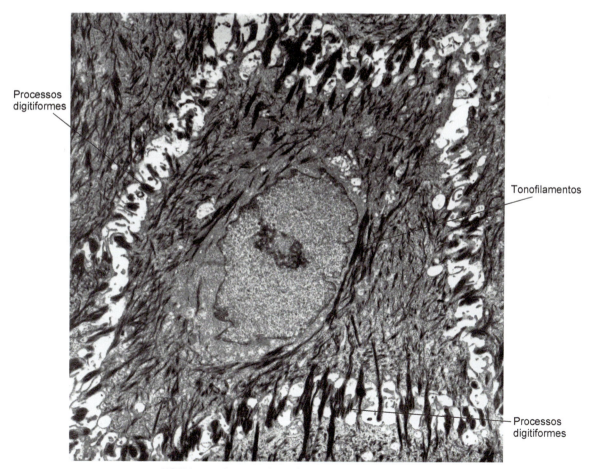

FIGURA 4.11 Queratinócito do estrato espinhoso (MET).

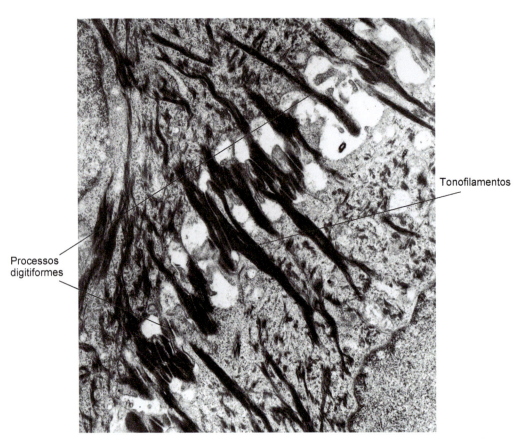

FIGURA 4.12 A proximidade entre os processos digitiformes em que se encontram os desmossomos e os grossos feixes de tonofilamentos provoca a falsa impressão de pontes entre as células do estrato espinhoso (MET).

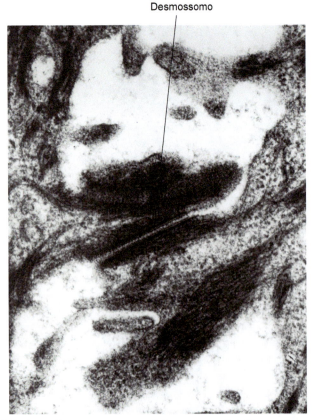

FIGURA 4.13 Desmossomo entre dois processos digitiformes de queratinócitos do estrato espinhoso (MET).

As células do estrato granular acumulam grânulos de querato-hialina que contêm a proteína filagrina.

Acima do estrato espinhoso, os queratinócitos são maiores, embora isso não seja evidente nos cortes histológicos pelo fato de serem achatados, com seu longo eixo paralelo à superfície do epitélio. Eles apresentam no citoplasma, além da maior quantidade de tonofibrilas e dos grânulos observados nos queratinócitos do estrato espinhoso, outros grânulos que se coram fortemente com corantes básicos, como a hematoxilina, e costumam estar associados a tonofilamentos (Figura 4.14). Estes, denominados "grânulos de querato-hialina", que contêm a proteína filagrina, constituem a razão pela qual esse terceiro estrato, formado em geral por três a seis células de espessura, é chamado "granular". Todavia, nessa camada, os grânulos de aspecto lamelar revestidos por membrana, já presentes nas células mais externas do estrato espinhoso, descarregam seu conteúdo para o espaço intercelular do lado mais superficial dos queratinócitos (Figura 4.15). O conteúdo desses grânulos consiste em lipídios, glicoproteínas e algumas enzimas lisossomais. Dessa maneira, esses elementos, ao serem liberados na zona de transição entre os estratos granular e córneo, passam a preencher os espaços intercelulares do estrato mais superficial, formando uma espécie de barreira que, devido ao seu conteúdo lipídico, outorga certa impermeabilidade ao epitélio.

Capítulo 4 · Mucosa Oral 59

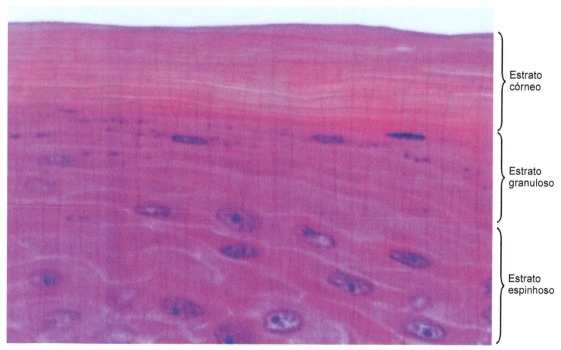

FIGURA 4.14 Região de um epitélio queratinizado da mucosa oral na qual se observa o estrato granular entre os estratos espinhoso e córneo (ML).

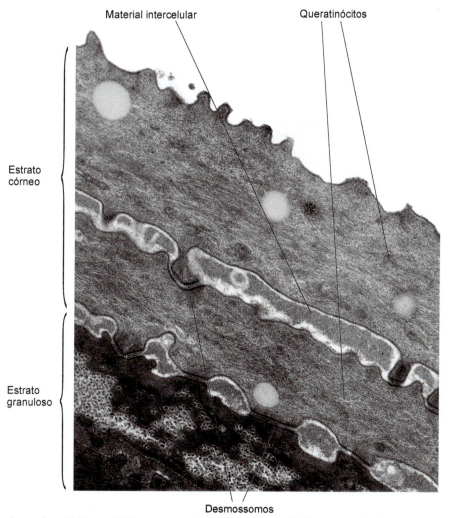

FIGURA 4.15 Estrato córneo do epitélio oral. Observe queratinócitos repletos de filamentos de citoqueratina. Material intercelular e desmossomos também são encontrados (MET).

O estrato córneo é constituído por células totalmente desidratadas e repletas de filamentos de citoqueratinas.

Os queratinócitos localizados acima do estrato granular seguem a mesma orientação, porém são mais achatados, sendo que no seu citoplasma não são mais observados os grânulos nem outras estruturas intracelulares como núcleo e organelas em geral. São, portanto, células ditas totalmente queratinizadas que, por se apresentarem repletas de filamentos de citoqueratina agregados com filagrina, são muito acidófilas, constituindo o estrato córneo do epitélio (Figura 4.14). Embora este processo represente o fenômeno de maturação dos queratinócitos, considera-se que possa também ocorrer morte celular programada nas células epiteliais.

O epitélio oral queratinizado pode ser orto ou paraqueratinizado.

Até aqui, foi descrito o epitélio oral completamente queratinizado, sendo, portanto, semelhante à epiderme da pele. Entretanto, como foi mencionado anteriormente, existem regiões da mucosa nas quais o epitélio não queratiniza, e outras, ainda, nas quais há queratinização incompleta. Por causa disso, o epitélio oral pode ser queratinizado ou não queratinizado. Quando é completamente queratinizado, chama-se ortoqueratinizado (Figura 4.14), e quando a queratinização não é completa, trata-se de um epitélio paraqueratinizado. No caso do paraqueratinizado, os queratinócitos mais superficiais, isto é, os do estrato córneo, apesar de aparecerem acidófilos pelo acúmulo de queratina, apresentam núcleo picnótico muito achatado (Figura 4.16). Por outro lado, neste tipo de epitélio, embora os grânulos do estrato granular estejam presentes, eles existem em menor número que nos epitélios ortoqueratinizados, sendo, por isso, difícil o reconhecimento deste estrato nos cortes histológicos.

No epitélio oral não queratinizado, as células da camada superficial são nucleadas e têm organelas.

O epitélio oral não queratinizado, embora apresente o mesmo padrão de estratificação descrito anteriormente, tem algumas diferenças: os queratinócitos do seu estrato basal, embora contenham as mesmas organelas e tonofilamentos, são de tamanho um pouco menor, enquanto os do estrato espinhoso apresentam menos desmossomos, sendo, portanto, menos evidentes as "pontes" intercelulares (Figura 4.17). Entretanto, é na região acima do estrato espinhoso que se observam as maiores diferenças: pelo fato de este tipo de epitélio não queratinizar, não existe estrato granular; consequentemente, também não há estrato córneo. Neste tipo de epitélio, acima do estrato espinhoso, as células tornam-se gradualmente achatadas à medida que se aproximam da superfície. Contudo, é possível distinguir dois estratos nessa região, intermédio e superficial, embora essa distinção não seja nítida. O intermédio está localizado logo acima do estrato espinhoso, com células um pouco achatadas, que apresentam algumas organelas e só alguns grânulos revestidos por membrana, com conteúdo lamelar,

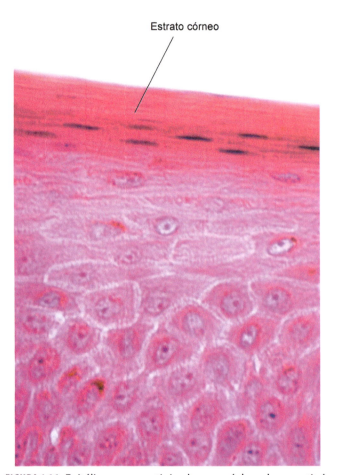

FIGURA 4.16 Epitélio paraqueratinizado com núcleos de queratinócitos achatados no estrato córneo (ML).

à semelhança dos queratinócitos dos estratos espinhoso e granular dos epitélios queratinizados. Nos epitélios não queratinizados, esses grânulos são também liberados, conferindo certa impermeabilidade ao epitélio. As células do estrato intermédio contêm também alguns tonofilamentos, enquanto o estrato mais externo, denominado "superficial", é constituído por células mais achatadas com alguns tonofilamentos e glicogênio, sendo, portanto, claras e nucleadas, diferentes das do estrato córneo dos epitélios ortoqueratinizados (Figura 4.18 e Tabela 4.1).

Os filamentos dos queratinócitos são constituídos por um grupo de moléculas proteicas denominadas "citoqueratinas". Atualmente, existem cerca de 20 tipos de citoqueratinas, de peso molecular variável, havendo uma distribuição específica nos vários estratos do epitélio oral. As citoqueratinas 5, 14 e 15 são comuns ao epitélio oral em geral, havendo, porém, diferenças entre epitélios queratinizados e não queratinizados.

Não queratinócitos

Apesar de os queratinócitos descritos constituírem a maioria das células do epitélio oral, outros tipos celulares também fazem parte desse epitélio, embora nem sempre essas células possam ser facilmente identificadas. São necessárias, em geral, técnicas de imunomarcação ou colorações específicas

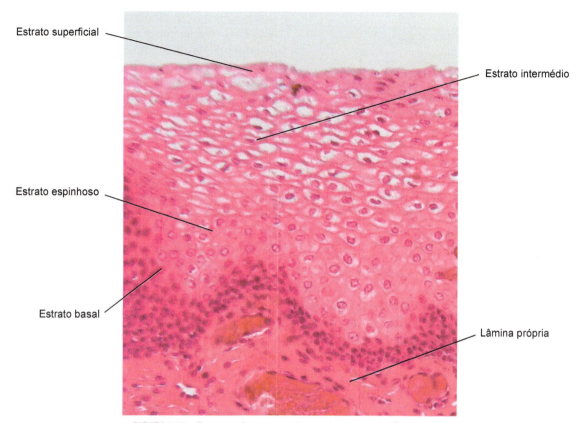

FIGURA 4.17 Estratos de um epitélio oral não queratinizado (ML).

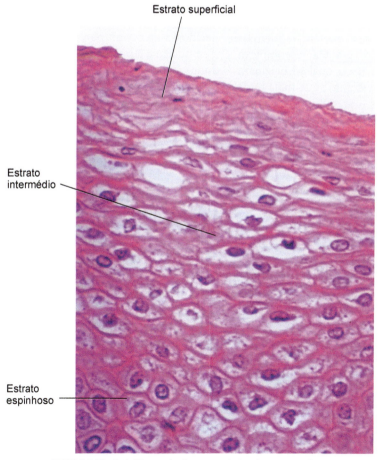

FIGURA 4.18 Epitélio oral não queratinizado e seus vários estratos (ML).

TABELA 4.1 Estratos do epitélio oral.

Queratinizado	Não queratinizado
Estrato basal	Estrato basal
Estrato espinhoso	Estrato espinhoso
Estrato granular	Estrato intermédio
Estrato córneo	Estrato superficial

para o reconhecimento de cada um dos tipos celulares. Essas outras células, chamadas em conjunto de "não queratinócitos", são os melanócitos, as células de Langerhans e as células de Merckel, além de diversas células sanguíneas, como linfócitos e neutrófilos.

Melanócitos

Os melanócitos têm longos prolongamentos, localizados entre os queratinócitos

Em torno da 11ª semana de vida intrauterina, migram células da crista neural para o epitélio da mucosa oral e para a epiderme da pele. Essas células penetram no epitélio, instalando-se entre os queratinócitos do estrato basal. São células claras, e seu corpo, em geral, é apoiado na lâmina basal; a partir dele saem longos prolongamentos dendríticos que passam entre os queratinócitos, dirigindo-se para o estrato espinhoso, sem, no entanto, estabelecer junções do tipo desmossomo (Figura 4.19).

A melanina produzida pelos melanócitos é transferida para os queratinócitos.

No corpo celular dos melanócitos, existem numerosas cisternas de retículo endoplasmático granular e complexo de Golgi bem desenvolvido, a partir do qual se originam grânulos denominados "pré-melanossomas", que mais tarde se transformam em melanossomas – grânulos que contêm o pigmento melanina – responsável pela cor escura da pele e algumas regiões do epitélio oral. Esses grânulos podem permanecer nos melanócitos e seus prolongamentos ou, como é mais frequente, ser transferidos para os queratinócitos adjacentes (Figura 4.20). A síntese e a velocidade de secreção dos grânulos de melanina, bem como sua transferência para os queratinócitos dependem de cada indivíduo. Em geral, o grau de pigmentação da região correspondente da mucosa oral está diretamente relacionado com a cor da pele da pessoa. Vários estudos determinaram que o número de melanócitos é mais ou menos igual em todos os indivíduos, sendo que sua atividade estabelece a cor, mais clara ou mais escura, da pele e de regiões da mucosa oral. Embora o papel desempenhado na pele pela pigmentação melânica seja de proteção frente aos raios ultravioleta, sua função na mucosa oral não é conhecida. Todavia, quando na boca de um indivíduo são observadas áreas pigmentadas por melanina, elas ocorrem principalmente na gengiva inserida (Figura 4.21). Em contrapartida, algumas regiões da mucosa jugal, palato duro e mucosa lingual podem também ser pigmentadas.

Células de Langerhans

As células de Langerhans apresentam antígenos e são abundantes nos epitélios mais permeáveis.

As células de Langerhans têm aspecto dendrítico, como os melanócitos, e aparecem no epitélio oral na mesma época da vida embrionária em que eles surgem, sendo, também, desprovidas de tonofilamentos e desmossomos. Entretanto, as células de Langerhans originam-se na medula óssea e localizam-se no estrato espinhoso do epitélio oral. São células apresentadoras de antígenos, como os macrófagos dos tecidos conjuntivos, porém, não têm capacidade fagocitária. Seu núcleo é lobulado e seu citoplasma claro apresenta grânulos característicos em forma de bastão. Elas são encontradas em todas as regiões do epitélio oral, com a única exceção do epitélio juncional. São mais numerosas nos epitélios mais permeáveis, como os que revestem o assoalho da boca e a porção ventral da língua (Figura 4.22).

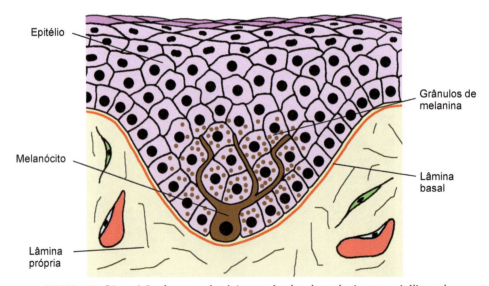

FIGURA 4.19 Disposição de um melanócito e grânulos de melanina no epitélio oral.

Capítulo 4 · Mucosa Oral 63

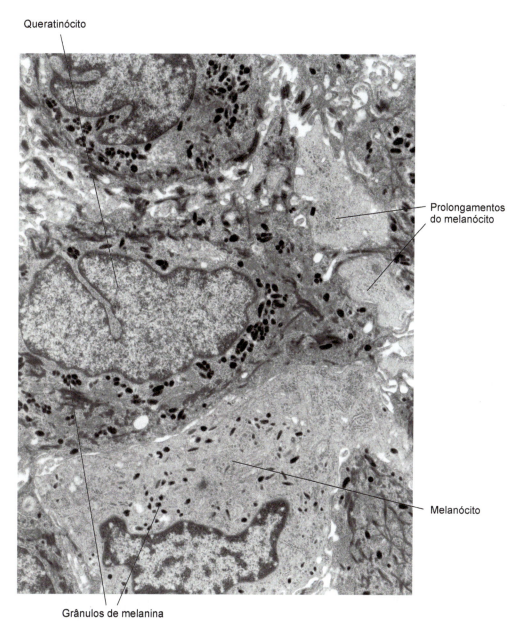

FIGURA 4.20 Epitélio oral em que se observam grânulos de melanina no citoplasma de um melanócito e queratinócitos adjacentes (MET). (Cortesia dos Doutores C.C. Alves e S. Kon.)

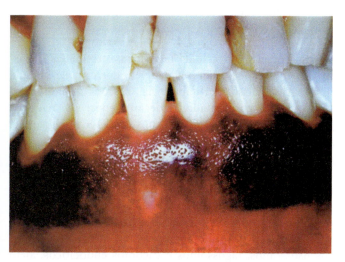

FIGURA 4.21 Aspecto clínico da mucosa oral em que se observam regiões pigmentadas da gengiva. (Cortesia da Dra. A. V. Imbronito.)

Células de Merckel

As células de Merckel, provavelmente, desempenham função receptora nervosa.

Diferentemente dos melanócitos e das células de Langerhans, que têm aspecto dendrítico, as células de Merckel não têm prolongamentos longos. Por apresentarem alguns tonofilamentos no seu citoplasma e estabelecerem contatos com os queratinócitos adjacentes por meio de desmossomos – um tipo de junção intercelular típica dos epitélios –, acredita-se que sua origem seja mesmo epitelial. As células de Merckel localizam-se no estrato basal do epitélio oral e estão, frequentemente, adjacentes a terminações nervosas amielínicas. No seu citoplasma, especialmente na região adjacente a esses componentes nervosos, elas apresentam numerosas vesículas pequenas, provavelmente contendo neurotransmissor, o que leva a crer que desempenhem função de receptores mecânicos na mucosa oral.

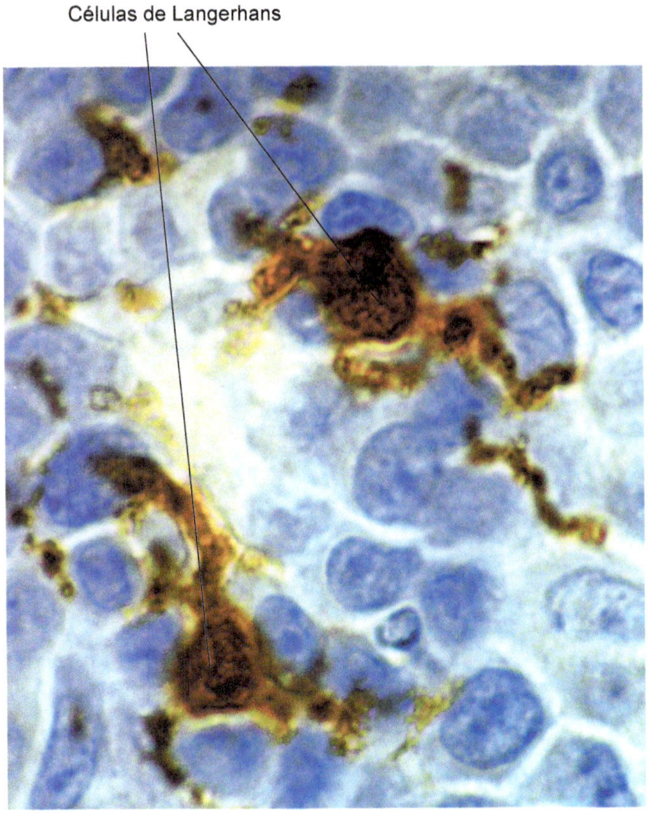

FIGURA 4.22 Células de Langerhans no estrato espinhoso do epitélio oral evidenciadas por imunomarcação (ML). (Cortesia da Dra. V. C. Araújo.)

Células sanguíneas

Células do sangue estão frequentemente encontradas entre os queratinócitos.

Além dos tipos celulares já citados, rotineiramente são detectadas algumas células inflamatórias, em pequena quantidade, especialmente linfócitos, infiltrados entre os queratinócitos do epitélio oral, mesmo quando são examinadas regiões de mucosa sem sinais clínicos de inflamação. Por essa razão, são consideradas também como não queratinócitos do epitélio oral. Além dos linfócitos, podem ser encontrados também, no epitélio, alguns neutrófilos e mastócitos.

Lâmina própria

A lâmina própria tem duas camadas: papilar e reticular.

Como em toda mucosa do organismo, denomina-se "lâmina própria" ou "cório" o tecido conjuntivo subjacente ao epitélio. Como já foi mencionado, a lâmina própria da mucosa oral é equivalente à da derme da pele. Portanto, podem ser nela também reconhecidas duas porções ou camadas: (a) a mais superficial, imediatamente subjacente ao epitélio, constituída por tecido conjuntivo frouxo, apresentando as papilas características que se interdigitam com as saliências da superfície basal do epitélio, denominada, por isso, "papilar"; e (b) a mais profunda, cujo tecido conjuntivo é denso, com fibras colágenas geralmente paralelas à superfície do epitélio

e dispostas em forma de rede, razão pela qual é denominada "reticular" (Figura 4.23). Por ser um tecido conjuntivo, a lâmina própria da mucosa oral é similar à de outras regiões do organismo em que esse tecido é encontrado, apresentando, portanto, dois componentes: células e matriz extracelular.

Células

As células mais numerosas e características da lâmina própria são os fibroblastos. Entretanto, macrófagos e mastócitos, além de algumas células sanguíneas e do sistema imunológico, também estão presentes, bem como células indiferenciadas.

Fibroblastos

Os fibroblastos produzem a matriz extracelular da lâmina própria.

Os fibroblastos são células fusiformes, alongadas, com finos prolongamentos citoplasmáticos. Seu núcleo tem, geralmente, contorno elíptico, de dois a quatro nucléolos e cromatina escassa e esparsa. Sua ultraestrutura reflete sua atividade: são células sintetizadoras de proteínas para exportação, tendo, portanto, numerosas cisternas de retículo endoplasmático rugoso, complexo de Golgi muito desenvolvido e vesículas de secreção. Com essa aparelhagem, os fibroblastos sintetizam e secretam os precursores do colágeno, elastina, proteoglicanos e glicoproteínas, todos eles constituintes da matriz extracelular da lâmina própria. Além disso, os fibroblastos têm citoesqueleto proeminente e outras organelas comuns à maioria de células, como mitocôndrias, lisossomos, gotículas de lipídios etc. (Figura 4.24).

Quando os fibroblastos terminam a síntese da maior parte do material extracelular, tornam-se relativamente inativos, sendo denominados "fibrócitos", que são, portanto, fibroblastos em repouso. Os fibrócitos são menores e mais alongados, e seu núcleo também é mais alongado e denso por conter cromatina condensada. Contudo, os fibrócitos podem voltar à sua fase ativa de fibroblastos.

Macrófagos

Os macrófagos são células fagocíticas originadas a partir dos monócitos, que, por sua vez, derivam da medula óssea. Além disso, participam nas reações imunológicas como células apresentadoras de antígenos. Os macrófagos são de difícil identificação nos cortes histológicos de rotina; entretanto, podem ser detectados empregando-se reações citoquímicas para revelar suas enzimas lisossomais ou imunocitoquímicas para identificar seus receptores de membrana. A ultraestrutura dessas células revela sua membrana pregueada, apresentando, portanto, numerosas dobras e projeções citoplasmáticas. Seu núcleo geralmente tem a forma de um rim; seu citoplasma apresenta numerosos lisossomos, fagossomos e vacúolos endocíticos, além de outras organelas como as de síntese, mitocôndrias, citoesqueleto etc.

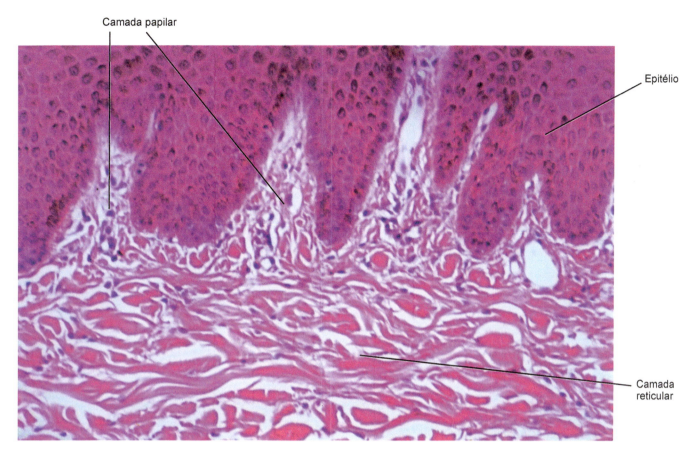

FIGURA 4.23 Camadas papilar e reticular da lâmina própria da mucosa oral (ML).

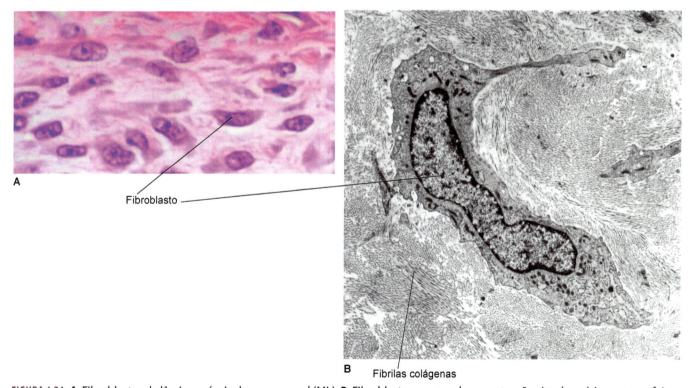

FIGURA 4.24 A. Fibroblastos da lâmina própria da mucosa oral (ML). **B.** Fibroblasto com uma longa extensão citoplasmática entre os feixes colágenos (MET).

Mastócitos

Estas células também são encontradas na lâmina própria da mucosa oral. São células globosas que apresentam característicos grânulos envolvidos por membrana nos quais são armazenadas a heparina e a histamina, dois potentes mediadores das reações inflamatórias. Além disso, sua membrana plasmática tem receptores para IgE, anticorpo produzido pelos plasmócitos.

Células sanguíneas

Como nas outras regiões do sistema digestivo, a lâmina própria da cavidade oral apresenta células sanguíneas em maior ou menor número, dependendo da região e da presença ou ausência de alguma patologia. São comuns os neutrófilos e os eosinófilos. Outras células do sistema imunológico, como linfócitos e plasmócitos, são também encontradas.

Matriz extracelular

A matriz extracelular da lâmina própria da mucosa oral é, basicamente, semelhante à de outras regiões do sistema digestivo e dos tecidos conjuntivos em geral, apresentando, porém, variações no seu conteúdo fibrilar ou interfibrilar de acordo com a região.

> **CORRELAÇÕES CLÍNICAS**
>
> A injeção e a difusão de anestésico local na mucosa oral são mais fáceis ou mais difíceis, dependendo da densidade da lâmina própria em diferentes regiões da boca.

Variações regionais da mucosa oral

Embora com uma estrutura geral comum, a mucosa oral apresenta algumas características particulares nas diversas regiões da boca, dependendo da localização, grau de mobilidade e de sua função específica. Todavia, a presença ou não de submucosa é característica apenas de algumas dessas regiões. Assim, três tipos de mucosa oral podem ser reconhecidos: mucosa de revestimento, mucosa mastigatória e mucosa especializada.

Mucosas de revestimento

As mucosas de revestimento contêm epitélio não queratinizado.

A mucosa de revestimento é encontrada nas regiões da boca nas quais é necessária certa elasticidade dos tecidos. As mucosas labial, jugal (que recobre as bochechas), alveolar, bem como as que revestem o palato mole, o assoalho da boca e a porção ventral da língua pertencem a este grupo. Em todas elas, o epitélio é do tipo não queratinizado.

Mucosas labial e jugal

As mucosas que revestem os lábios e as bochechas são contínuas entre si e constituem a parede externa do vestíbulo, o "espaço" anterior da boca. Ambas acabam, tanto do lado da maxila como da mandíbula, na mucosa alveolar que reveste o fundo do sulco vestibular. As mucosas labial e jugal são muito similares, razão pela qual serão aqui conjuntamente descritas.

As mucosas labial e jugal apresentam epitélio espesso com muitas camadas de células.

Externamente, estas mucosas apresentam uma superfície lisa e suave, rosa-pálido. Seu epitélio é considerado um dos mais espessos da mucosa oral, pois tem cerca de 600 μm de espessura. A velocidade de renovação nestes epitélios é de, aproximadamente, 10 a 12 dias. Entretanto, uma célula se desloca desde o estrato basal até o superficial em um período de 5 a 6 dias, ali permanecendo até que a descamação ocorra. Os espaços entre os queratinócitos são muito estreitos. Nos estratos superficiais destes epitélios, os tonofilamentos ocupam 50 a 60% do volume celular. As únicas diferenças entre os epitélios destas duas mucosas é que, enquanto nos lábios, logo acima do estrato espinhoso, os queratinócitos continuam arredondados, achatando-se somente no estrato superficial (Figura 4.25), nas bochechas, os queratinócitos se achatam gradualmente, apresentando as características gerais dos epitélios não queratinizados (Figura 4.26). Além disso, embora o glicogênio seja evidente nas células superficiais do epitélio labial, é bem mais abundante no epitélio das bochechas. A interface epitélio/lâmina própria apresenta numerosas e profundas interdigitações, sendo que ocorrem, aproximadamente, 75 papilas conjuntivas a cada mm² e alcançam, em média, 350 μm de altura, quase dois terços da espessura epitelial. A lâmina própria apresenta,

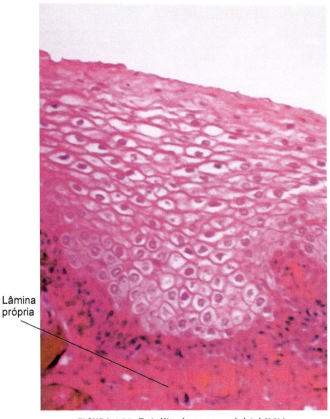

FIGURA 4.25 Epitélio da mucosa labial (ML).

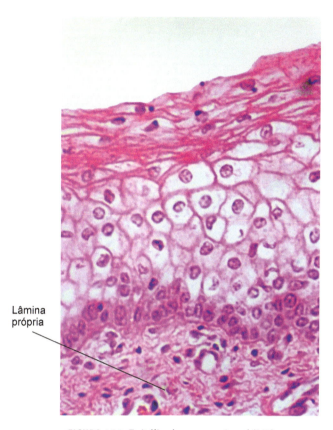

FIGURA 4.26 Epitélio da mucosa jugal (ML).

além de fibroblastos, macrófagos e mastócitos, um número significativo de linfócitos "T". A matriz extracelular é rica em fibras elásticas, que são necessárias em razão da elasticidade dessas estruturas. Tanto nos lábios como nas bochechas, existe submucosa entre a camada reticular da lâmina própria e o músculo: no caso dos lábios, o orbicular, e, nas bochechas, o bucinador. Nessa submucosa, existem numerosas glândulas salivares menores do tipo mucoso, além de tecido adiposo (Figura 4.27). Na submucosa das bochechas há, também, conspícuas glândulas sebáceas, que em maior ou menor grau são encontradas em 80 a 90% dos indivíduos adultos. Em grande quantidade, essas glândulas formam acúmulos que clinicamente são observados como grânulos amarelados, denominados "grânulos de Fordyce". A submucosa é atravessada por feixes de fibras colágenas que ligam a lâmina própria com o músculo respectivo. Desse modo, embora a mucosa seja muito elástica, ela não tem mobilidade própria, apenas acompanhando os movimentos musculares.

O vermelho dos lábios corresponde à transição gradual entre pele e mucosa.

Cumpre notar que o lábio, além da mucosa descrita, é constituído, em sua parte externa, de uma pele fina. Assim, todos os elementos da pele são nele encontrados. O vermelho dos lábios é a transição gradual entre pele e mucosa. Nesta região a camada córnea diminui desde a borda da pele até a mucosa em que não mais existe. As papilas conjuntivas são muito altas nessa região de transição (Figura 4.28).

CORRELAÇÕES CLÍNICAS

A reduzida espessura do epitélio, em razão das altas papilas conjuntivas que contêm numerosos vasos sanguíneos e da gradual diminuição da camada de queratina, é responsável pela intensa cor vermelha dessa região dos lábios, na transição pele-mucosa oral.

Mucosa alveolar

Numerosas fibras elásticas conferem grande mobilidade à mucosa alveolar.

Esta parte da mucosa oral reveste o fundo do sulco vestibular e representa a transição entre as mucosas labial e jugal com a mucosa gengival. Apresenta grande mobilidade, podendo ser elevada vários milímetros acima da sua posição de repouso.

Sua superfície é lisa e brilhante, e sua cor, rosa avermelhada (Figura 4.1). O epitélio tem uma espessura de 270 μm e quase não apresenta estrato espinhoso. As células do estrato intermédio apresentam grande quantidade de glicogênio,

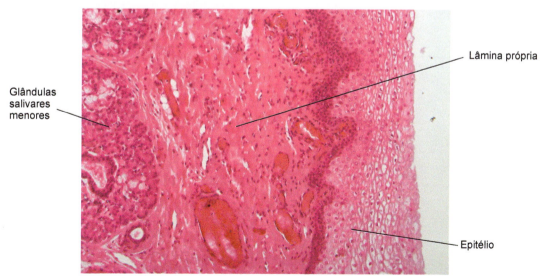

FIGURA 4.27 Mucosa do lábio em que se observam glândulas salivares menores na região da submucosa (ML).

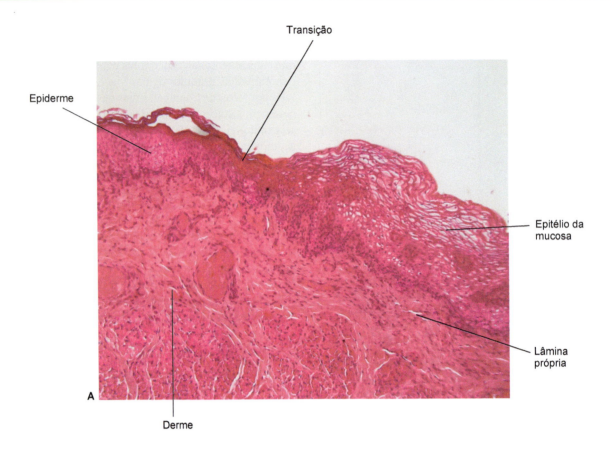

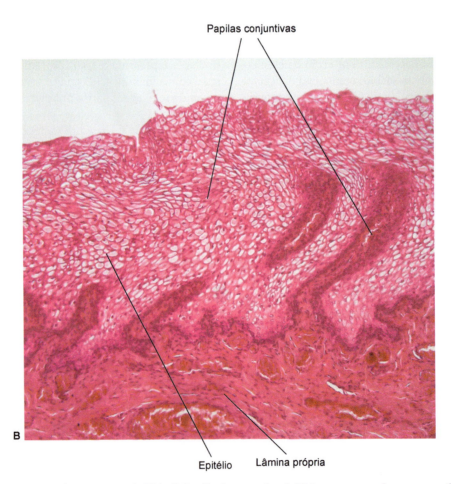

FIGURA 4.28 **A.** Transição entre a pele e a mucosa do lábio. **B.** Região do vermelho do lábio, em que se observam papilas conjuntivas altas (ML).

quantidade essa que aumenta mais ainda no estrato superficial. Os tonofilamentos, por sua vez, ocupam aproximadamente 60% do citoplasma das células superficiais. A lâmina própria tem em torno de 45 papilas conjuntivas por mm², as quais têm cerca de 160 μm de altura. A camada papilar é constituída por tecido conjuntivo bem frouxo com fibras elásticas. Na camada reticular, a quantidade de fibras elásticas alcança igual proporção à das colágenas. Na submucosa, as fibras elásticas e colágenas continuam presentes, rodeando porções secretoras de glândulas salivares menores do tipo mucoso. Na região mais profunda, finas fibras colágenas são ancoradas ao periósteo da maxila e da mandíbula. As fibras elásticas, tanto na lâmina própria quanto na submucosa, determinam a grande elasticidade desta porção da cavidade oral.

Mucosa do palato mole

O palato mole tem uma submucosa com glândulas mucosas, nódulos linfáticos e fibras musculares.

A mucosa que reveste o palato mole continua anteriormente com a mucosa do palato duro, enquanto sua borda posterior, após revestir o véu do paladar e a úvula, continua-se com o epitélio respiratório das vias respiratórias, fazendo parte da orofaringe.

Externamente, a mucosa do palato mole apresenta sua superfície lisa, ligeiramente brilhante, de cor rosa intensa. O epitélio tem uma espessura de aproximadamente 280 μm e caracteriza-se por escasso estrato espinhoso. Além disso, alguns botões gustativos fazem parte deste epitélio, principalmente na região anterior, próxima à mucosa do palato duro. A lâmina própria subjacente, a partir da qual curtas papilas se projetam para o epitélio, é altamente vascularizada e moderadamente infiltrada por células do sistema imunológico. A submucosa tem, na região anterior, numerosas glândulas salivares mucosas, enquanto a região posterior é menos espessa, apresentando alguns nódulos linfáticos. Fibras musculares estriadas são frequentemente encontradas nesta região (Figura 4.29).

Mucosa do assoalho da boca

O epitélio que recobre o assoalho da boca é muito fino, com poucas camadas celulares.

De maneira análoga à da mucosa alveolar, esta porção da mucosa oral recobre o fundo do sulco lingual, formando a transição da gengiva inserida com a mucosa da porção ventral da língua. Externamente, ela apresenta muitas dobras suaves. Sua superfície é lisa e brilhante, de cor rosa intensa. Seu epitélio é muito fino e, sobretudo, muito permeável. Além de não alcançar mais do que 180 μm de espessura, suas células deixam amplos espaços entre elas. Também como a mucosa alveolar, quase não apresenta estrato espinhoso. Suas células superficiais contêm 70% de tonofilamentos no citoplasma, porém, quase não apresentam glicogênio. Apresentam-se, neste epitélio, muitas células de Langerhans, em média 450 a cada mm², e linfócitos "T".

A lâmina própria tem poucas e baixas papilas conjuntivas: em média, 15 por mm², com uma altura máxima de 30 μm. Tanto a camada papilar quanto a reticular têm poucas fibras colágenas, sendo as fibras elásticas seu maior componente. No que diz respeito às suas células, além dos fibroblastos que sintetizam e secretam as fibras elásticas e colágenas, muitos macrófagos e linfócitos "T" são também observados. A submucosa está relacionada com a porção secretora da glândula salivar sublingual. Na região mais profunda, relaciona-se com a fáscia do músculo milo-hióideo. A lâmina própria e a submucosa do assoalho da boca são muito vascularizadas pelos ramos das artérias lingual, facial e submentoniana, bem como da veia sublingual. Clinicamente, observam-se as aberturas dos ductos das glândulas salivares submandibulares e sublinguais, formando, neste caso, as carúnculas, localizadas em ambos os lados da base do freio lingual.

> **CORRELAÇÕES CLÍNICAS**
>
> Graças à sua limitada espessura e aos amplos espaços entre as células do epitélio, a mucosa do assoalho da boca é suficientemente permeável para que certos medicamentos ali posicionados possam ingressar rapidamente no organismo.

Mucosa da porção ventral da língua

A mucosa que reveste a porção ventral da língua é muito semelhante à mucosa do assoalho da boca, com a qual ela se continua. Seu epitélio também é muito fino e permeável, tendo numerosas células de Langerhans na sua parte média, porém, apresenta estrato espinhoso pouco desenvolvido. A lâmina própria, entretanto, é constituída por um tecido conjuntivo com poucas fibras elásticas e continua, na sua região mais profunda, com a musculatura lingual, sem apresentar submucosa (Figura 4.30).

> **CORRELAÇÕES CLÍNICAS**
>
> Pacientes com lesões cancerosas que recebem quimio e/ou radioterapia podem desenvolver alterações na mucosa oral caracterizadas por inflamação generalizada, que resultam em áreas de atrofia e ulcerações, quadro clínico denominado "mucosite".

Mucosas mastigatórias

As mucosas mastigatórias têm epitélio queratinizado.

A mucosa mastigatória é encontrada nas regiões da boca expostas diretamente ao atrito dos alimentos durante a mastigação. Caracteriza-se por um epitélio queratinizado e compreende a mucosa gengival e a mucosa que recobre o palato duro.

Mucosa gengival

A gengiva não apenas constitui parte da mucosa oral, mas também participa do periodonto marginal ou de proteção. Por esse motivo, serão discutidos apenas aspectos relacionados com a gengiva inserida. As características da gengiva livre, do sulco gengival e do epitélio juncional, bem como da papila gengival interdental, serão abordadas no Capítulo 9.

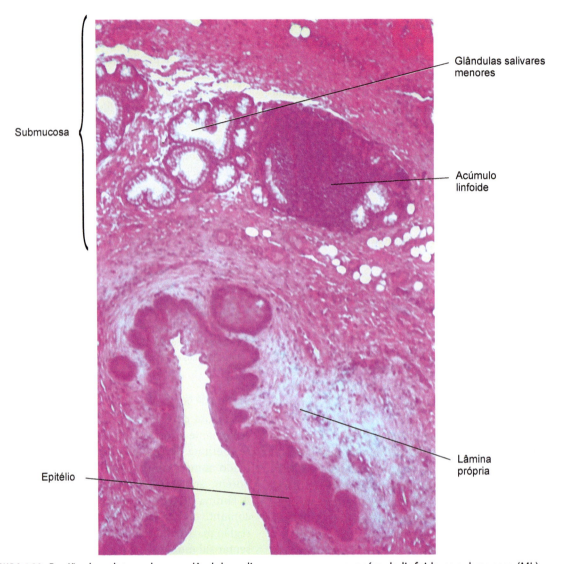

FIGURA 4.29 Região do palato mole com glândulas salivares menores e um acúmulo linfoide na submucosa (ML).

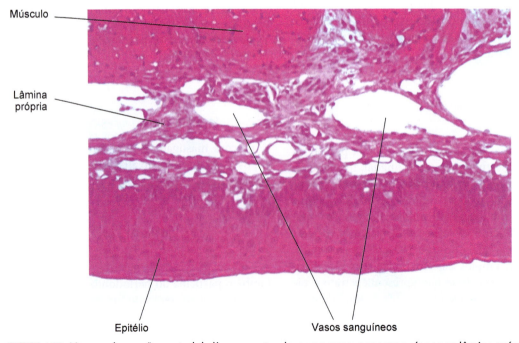

FIGURA 4.30 Mucosa da porção ventral da língua contendo numerosos vasos sanguíneos na lâmina própria (ML).

A gengiva inserida recobre o processo alveolar em todos os seus lados, isto é, vestibular e palatino, na maxila, e vestibular e lingual, na mandíbula. Sua superfície apresenta depressões rasas alternadas entre elevações, resultando em um pontilhado característico, cujo padrão é conhecido como "em casca de laranja" e sua cor é rosa (Figura 4.31).

O epitélio da gengiva inserida é, predominantemente, do tipo paraqueratinizado.

O epitélio gengival tem de 200 a 300 μm de espessura e, dependendo da região, pode ser paraqueratinizado (em 70% dos casos) ou ortoqueratinizado (nos 30% restantes). Tem, portanto, os quatro estratos descritos para os epitélios queratinizados, todos eles bem definidos. O estrato espinhoso é particularmente característico, pois representa mais ou menos a metade da espessura total do epitélio; entre seus queratinócitos há estreitos espaços intercelulares. O epitélio gengival apresenta grande quantidade de desmossomos entre suas células, que aumentam em número do estrato basal para o córneo (Figura 4.15). Neste último estrato, os queratinócitos não apresentam glicogênio, exceto nos casos de inflamação em que desde os queratinócitos do estrato espinhoso até os mais superficiais apresentam esse acúmulo citoplasmático. Nos indivíduos de cor escura, observam-se, frequentemente, áreas de pigmentação por melanina no epitélio (Figura 4.21), em razão dos ativos melanócitos e dos queratinócitos repletos de grânulos de queratina encontrados no estrato basal (Figura 4.20). Outros não queratinócitos, como células de Merckel e de Langerhans, também são encontrados, embora estas últimas não sejam tão numerosas quanto no assoalho da boca. A lâmina própria tem, aproximadamente, 100 papilas conjuntivas por mm², com 200 μm de altura, em média. Essas papilas estão geralmente alinhadas em fileiras que correm paralelas à borda da gengiva marginal. O tecido conjuntivo que constitui a camada papilar da lâmina própria é frouxo e tem numerosos fibroblastos, mastócitos, linfócitos "T" e macrófagos. Na camada reticular, há numerosos feixes de fibras colágenas, não existindo fibras elásticas. Os feixes mais profundos ancoram-se ao periósteo da maxila ou mandíbula, não havendo, portanto, submucosa.

Mucosa do palato duro

O epitélio do palato duro é predominantemente do tipo ortoqueratinizado.

É a parte da mucosa oral que recobre a porção anterior do palato, isto é, aquela suportada pelos processos palatinos da maxila e pelas porções horizontais dos ossos palatinos. Sua superfície apresenta várias elevações transversais, denominadas "rugas palatinas". A cor é rosa-pálido, e o epitélio é queratinizado, muito similar ao epitélio da gengiva inserida. Contudo, é mais frequentemente ortoqueratinizado, e suas células mais superficiais nunca apresentam glicogênio. A espessura média do epitélio do palato duro é de 320 μm. A lâmina tem papilas conjuntivas com as mesmas características de densidade e altura presentes na gengiva. Também, como aquela, não tem fibras elásticas.

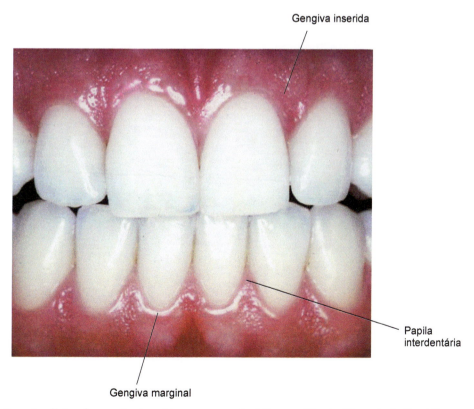

FIGURA 4.31 Aspecto clínico da gengiva inserida com o característico pontilhado. (Cortesia da Dra. I. Tumenas.)

No centro do palato duro e na região anterior, não existe submucosa. Nas regiões laterais posteriores, entretanto, ela é encontrada a partir dos pré-molares. A região anterior da submucosa é rica em tecido adiposo, enquanto a posterior tem glândulas salivares mucosas. Ainda nesta região são observados feixes colágenos proeminentes. Esses feixes inserem-se no periósteo do osso subjacente. A submucosa contém, também, vasos e nervos, os quais se dirigem para a lâmina própria, na qual formam extensos plexos vasculonervosos (Figura 4.32).

Mucosa especializada

A mucosa do dorso da língua é uma estrutura sensorial.

A mucosa que recobre o dorso da língua está também exposta ao atrito alimentar, tendo, portanto, um epitélio queratinizado. Entretanto, como tem as papilas, é considerada mucosa especializada.

A língua é um órgão muscular de grande mobilidade que pode ser dividida em duas partes: o corpo e a base. O corpo da língua, que deriva do primeiro arco branquial, compreende os dois terços anteriores e fica na cavidade oral. A base, derivada do terceiro e do quarto arco, está relacionada com o istmo das fauces, as tonsilas palatinas e a orofaringe. O limite considerado para essas duas porções da língua é o "V" lingual ou sulco terminal. A mucosa da base da língua está quase completamente ocupada por tecido linfático, que constitui as tonsilas linguais, e por glândulas mucosas. A mucosa que recobre o dorso da língua é a oral especializada.

Como já mencionado, essa mucosa é totalmente ocupada por papilas. Há 8 a 10 papilas denominadas "valadas", circunvaladas ou caliciformes no "V" lingual. O restante do dorso lingual é ocupado, em sua maioria, por papilas filiformes, existindo também papilas fungiformes. Nas regiões laterais e posteriores da língua, próximo às extremidades do "V" lingual, encontra-se outro tipo de papilas: as foliadas (Figura 4.33). A seguir, serão brevemente descritas as características estruturais das papilas linguais.

Papilas filiformes

São as mais numerosas e ocupam quase a totalidade do dorso lingual, resultando no aspecto macroscópico de veludo. São estruturas de forma cônica e inclinadas; seu vértice aponta para a orofaringe (Figura 4.34).

As papilas filiformes têm epitélio ortoqueratinizado.

O epitélio que recobre as papilas filiformes é ortoqueratinizado e tem numerosos melanócitos (ao redor de um melanócito para cada cinco queratinócitos) e células de Langerhans. A espessura do epitélio varia nas papilas filiformes segundo sua localização na língua. No vértice, alcança 800 μm; na parte média, 600 μm, e, na região próxima ao "V" lingual, não chega a mais do que 250 μm. O epitélio é acompanhado por um cone de tecido conjuntivo.

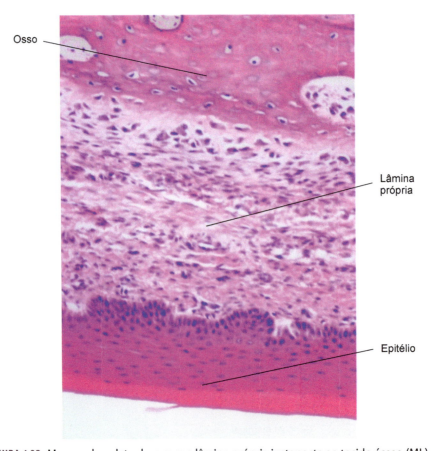

FIGURA 4.32 Mucosa do palato duro com a lâmina própria justaposta ao tecido ósseo (ML).

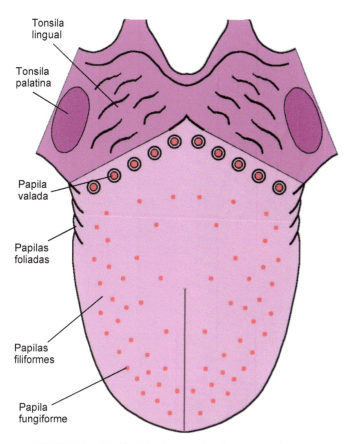

FIGURA 4.33 Distribuição das papilas do dorso da língua.

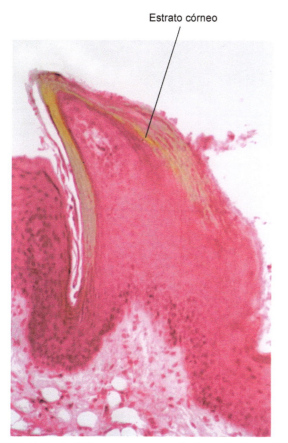

FIGURA 4.34 Papila filiforme da mucosa do dorso da língua (ML).

> **CORRELAÇÕES CLÍNICAS**
> Com o avançar da idade, o número de papilas filiformes decresce, não mais se observando o típico aspecto aveludado do dorso lingual, que se torna mais brilhante.

As papilas filiformes têm uma fina sensibilidade tátil. Devido à ausência de botões gustativos nestas papilas, costuma-se atribuir a elas apenas papel mecânico durante a mastigação. Entretanto, as papilas filiformes apresentam fibras nervosas mielínicas que chegam até o núcleo de tecido conjuntivo, emitindo terminações livres amielínicas, corpúsculos lamelares ou do tipo Meissner e, ainda, terminações nervosas intraepiteliais, as quais atingem o estrato basal do epitélio destas papilas. Desse modo, as papilas filiformes apresentam uma delicada sensibilidade tátil.

> **CORRELAÇÕES CLÍNICAS**
> A sensibilidade tátil das papilas filiformes é demonstrada quando uma pequena partícula fica aderida na superfície de um dente ou mesmo quando alguma região da mucosa ou de um dente sofre uma pequena modificação na sua superfície. A língua, assim, é capaz de detectar essa alteração. Acredita-se que a percepção tátil da língua pelas papilas filiformes amplifica em quase o dobro a sensação da irregularidade.

Papilas fungiformes

São menos numerosas do que as filiformes; encontram-se esparsas entre elas, ocorrendo, aproximadamente, 90 papilas fungiformes por cm^2 na região do vértice e cerca de 40 por cm^2 na parte central do dorso lingual, enquanto uma densidade intermediária é encontrada nas bordas laterais. São visíveis macroscopicamente como pequenas estruturas arredondadas de cor vermelha, distinguíveis entre a superfície rosa e aveludada de papilas filiformes.

As papilas fungiformes contêm alguns botões gustativos em meio ao seu epitélio paraqueratinizado.

As papilas fungiformes são assim denominadas pela sua forma de cogumelo. Na sua superfície superior (o "topo" do cogumelo), que é recoberta por epitélio paraqueratinizado, observam-se alguns botões gustativos (Figura 4.35). Por outro lado, no centro da papila, o tecido conjuntivo intensamente vascularizado, subjacente ao epitélio, é a causa da intensa cor vermelha observada clinicamente. Além disso, as papilas fungiformes apresentam ramos terminais do nervo da corda do tímpano, os quais inervam os botões gustativos.

Papilas valadas

As papilas valadas constituem o "V" lingual.

Denominadas também "caliciformes" ou "circunvaladas", as papilas valadas não se sobressaem acima do plano superficial da mucosa, apresentando sua parte superior no mesmo nível da superfície da língua; sua base, portanto, permanece em um plano inferior. Sua característica principal é que são rodeadas por um sulco circular ou *vallum*, daí sua denominação. Ocorrem em número de 8 a 10 e localizam-se na porção posterior do dorso da língua, no "V" lingual. São bem maiores do que as outras papilas, sendo o diâmetro de 2 a 3 mm, enquanto a altura alcança 1 mm (Figura 4.36).

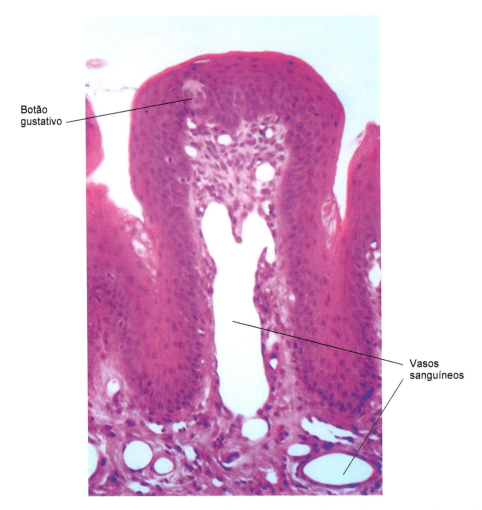

FIGURA 4.35 Papila fungiforme da mucosa do dorso da língua com um botão gustativo na sua região apical (ML).

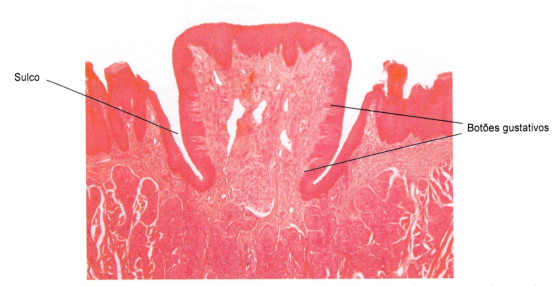

FIGURA 4.36 Papila valada da mucosa do dorso da língua na região do "V" lingual. Observe o sulco, que circunda a papila, e os botões gustativos nas paredes laterais (ML).

Nas papilas valadas, há numerosos botões gustativos nas paredes do sulco.

Como no caso das papilas fungiformes, as papilas valadas apresentam uma porção central de tecido conjuntivo frouxo altamente vascularizado e inervado, revestido por epitélio. Nestas papilas, porém, o epitélio do lado superior (o "topo" da papila) é ortoqueratinizado e não tem botões gustativos. Os botões localizam-se nas superfícies laterais do epitélio, próximas ao fundo do sulco circular, no qual ocorrem na proporção de aproximadamente 100 botões por papila valada. No fundo do sulco, abrem-se ductos excretores de glândulas salivares menores, denominadas "von Ebner". Essas glândulas são muito particulares por serem as únicas salivares menores serosas; apresentam, portanto, uma secreção muito fluida, que, ao ser secretada no fundo do sulco, arrasta as partículas ou restos alimentares que estariam obstruindo os botões gustativos encontrados nas paredes desse sulco (Figura 4.37).

Papilas foliadas

As papilas foliadas estão localizadas nas 10 a 15 dobras da mucosa a cada lado da borda lateral da língua, na sua região mais posterior. Sulcos ou fissuras paralelas separam essas dobras, sendo no epitélio não queratinizado das paredes desses sulcos o local em que ficam os botões gustativos.

Botões gustativos

Como foi mencionado anteriormente, os botões ou corpúsculos gustativos estão presentes no epitélio que reveste a superfície superior das papilas fungiformes e as superfícies laterais das papilas valadas e foliadas. Além disso, há alguns botões gustativos na porção anterior do palato mole.

> **CORRELAÇÕES CLÍNICAS**
>
> Algumas alterações temporárias no paladar como disgeusia (alimentos e bebidas percebem-se com sabor alterado), hipogeusia (capacidade diminuída para perceber os sabores) ou até ageusia (perda completa do paladar) aparecem em virtude da administração de alguns medicamentos e quimioterápicos, processos gripais muito fortes e, mais recentemente, em decorrência da covid-19. Por outro lado, as alterações permanentes têm, geralmente, causa neurológica.

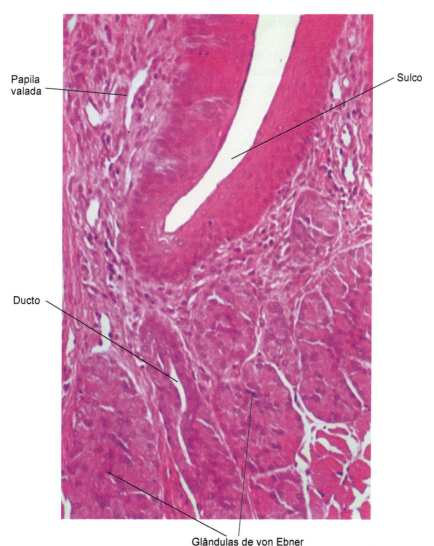

FIGURA 4.37 Glândulas salivares menores de von Ebner localizadas na base de uma papila valada (ML).

Os botões gustativos ocupam toda a espessura do epitélio e são constituídos por três tipos celulares.

Sua origem é epitelial, começando a aparecer entre a 9ª e 10ª semana de vida intrauterina, quase coincidindo com a formação das papilas. Entretanto, só após a 15ª semana podem ser identificados nos cortes histológicos. Os botões gustativos apresentam o aspecto de uma cebola, ocupando toda a espessura do epitélio (Figura 4.38). Estendem-se, portanto, desde a lâmina basal até a superfície epitelial, comunicando-se com a cavidade oral por um poro. Cada botão gustativo, dependendo do seu tamanho, pode ser constituído por 30 a 150 células. Os menores apresentam-se nas papilas fungiformes, enquanto os botões maiores são encontrados nas papilas valadas e foliadas. As células dos botões gustativos são de três tipos:

- Células escuras ou do tipo I, as mais finas, que se localizam na periferia do botão; apresentam núcleo com abundante heterocromatina e citoplasma com desenvolvida aparelhagem de síntese, secretando uma substância que preenche a abertura do poro e que facilita a captação dos estímulos gustativos. Além disso, estas células desempenham papel de suporte
- Células claras ou do tipo II, de função desconhecida, aparentemente também de suporte
- Células intermediárias ou do tipo III, que são as células neuroepiteliais do botão gustativo. Seu citoplasma tem, do lado do poro, um delgado prolongamento.

Do lado da lâmina basal, na qual estabelecem contato do tipo sináptico com a terminação nervosa, observam-se pequenas vesículas que contêm o neurotransmissor (Figura 4.39).

Os botões gustativos apresentam alto índice de renovação. Sua porção proliferativa localiza-se na periferia do botão, no qual se encontram as células que se dividem. Dessa maneira, as células oriundas da divisão migram para a região central do botão. Costuma-se aceitar que os botões gustativos respondem aos diversos tipos de sabores segundo sua distribuição na língua, apesar de que pesquisas recentes mostram que a seletividade dos sabores não começaria nos receptores presentes nos botões gustativos, mas seria traduzida por neurônios sensitivos presentes no gânglio geniculado.

CORRELAÇÕES CLÍNICAS

É geralmente aceito que os botões gustativos das papilas fungiformes da ponta da língua respondem aos sabores doces. Os sabores salgados são identificados principalmente nas bordas laterais da língua, mas também na ponta.

Suprimentos vascular e nervoso

O suprimento sanguíneo da mucosa oral é extremamente rico e é derivado da artéria carótida externa pelos ramos principais maxilar, lingual e facial. Artérias da submucosa seguem trajeto paralelo à superfície e originam numerosos ramos que se dirigem a todas as regiões da mucosa e terminam em uma profusa rede capilar subjacente ao epitélio, penetrando na camada papilar da lâmina própria.

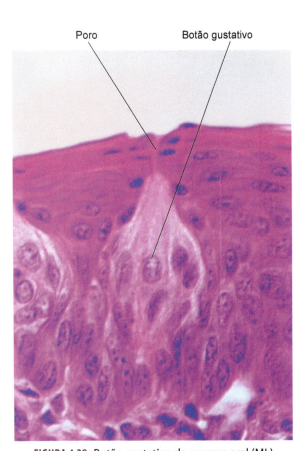

FIGURA 4.38 Botão gustativo da mucosa oral (ML).

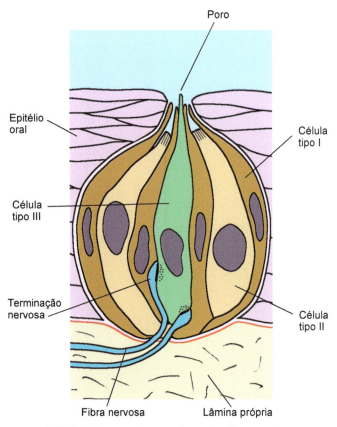

FIGURA 4.39 Componentes de um botão gustativo.

O fluxo sanguíneo da mucosa oral é bem mais pronunciado do que na pele, havendo, porém, variações de acordo com a região, como, por exemplo, na gengiva, em que é bastante intenso. O retorno venoso segue o trajeto inverso e termina na jugular interna.

Terminações linfáticas cegas se reúnem na camada reticular da lâmina própria para formar linfáticos coletores que seguem o trajeto venoso.

A mucosa oral é profusamente inervada, sendo primordialmente sensorial e contendo também elementos do sistema autônomo. Os principais nervos originam-se dos ramos maxilar e mandibular do trigêmeo, fibras do facial, glossofaríngeo e vago. As fibras nervosas maiores e seus ramos seguem seu trajeto na submucosa e penetram na lâmina própria, em que formam uma rede subepitelial, sendo que a maior parte das suas fibras é mielínica. As terminações nervosas podem ser não corpusculares e corpusculares. As não corpusculares são terminações livres com arranjo variado, sendo que podem penetrar o epitélio. As corpusculares incluem as terminações de Krause e Meissner. A terminação nervosa intraepitelial que mantém relação com a célula de Merkel constitui um complexo especial. A densidade das terminações nervosas é maior na parte anterior da boca, sendo que as sensações mais importantes são as de calor, frio, tato, dor e paladar. Com relação a esta última, os botões gustativos já descritos constituem um tipo especial de receptor e são inervados pelos nervos facial, glossofaríngeo e vago.

Funções da mucosa oral

A mucosa oral tem várias funções, além de proteger e recobrir os tecidos mais profundos da cavidade oral. A função de recobrimento e proteção relaciona-se com os fenômenos de apreensão e mastigação dos alimentos. A mucosa oral está adaptada a sofrer contínua abrasão oriunda do atrito que ocorre durante a mastigação. Além disso, na sua função protetora, a mucosa oral age como barreira contra invasão de microrganismos.

A função sensorial é extremamente bem desenvolvida na mucosa oral: existem receptores para temperatura, tato, dor, assim como receptores especializados na sensação gustativa. Vários reflexos característicos da boca são também iniciados por receptores encontrados na mucosa oral.

A regulação térmica pela mucosa oral é praticamente inexistente nos seres humanos, ao contrário do que ocorre em certos animais como os cães. Já a função secretora da mucosa oral está associada à produção de saliva pelas numerosas glândulas salivares existentes em praticamente todas as regiões da cavidade oral.

CORRELAÇÕES CLÍNICAS

O exame cuidadoso da mucosa oral é extremamente importante para o diagnóstico de moléstias sistêmicas e locais. Na AIDS, por exemplo, a leucoplasia pilosa é característica. Outros tipos de alterações podem indicar a ocorrência de lesões pré-cancerosas.

Leitura adicional

Baretto RPJ, Gillis-Smith S, Chandrashekar J, Yarmolinsky DA, Schnitzer MJ, Ryba NJP et al. The neural representation of taste quality at the periphery. Nature. 2015;517(7534):373-6.

Brysk MM, Arany I, Brysk H, Chen SH, Calhoun KH, Tyring SK. Gene expression of markers associated with proliferation and differentiation in human keratinocytes cultured from epidermis and from buccal mucosa. Arch Oral Biol. 1995;40(9):855-62.

Chen H, Luo T, He S, Sa G. Regulatory mechanism of oral mucosal rete peg formation. J Mol Histol. 2021;52(5):859-68.

Chen J, Ahmad R, Li W, Swain M, Li Q. Biomechanics of oral mucosa. J R Soc Interface. 2015;12(109):20150325.

Chong JA, Mohamed AMFS, Pau A. Morphological patterns of the palatal rugae: A review. J Oral Biosci. 2020;62(3):249-59.

De Sanctis V, Bossi P, Sanguineti G, Trippa F, Ferrari D, Bacigalupo A et al. Mucositis in head and neck cancer patients treated with radiotherapy and systemic therapies: Literature review and consensus statements. Crit Rev Oncol Hematol. 2016;100:147-66.

Feller L, Altini M, Khammissa RA, Chandran R, Bouckaert M, Lemmer J. Oral mucosal immunity. Oral Surg Oral Med Oral Pathol Oral Radiol. 2013;116(5):576-83.

Groeger S, Meyle J. Oral mucosal epithelial cells. Front Immunol. 2019;10:208.

Munde PB, Khandekar SP, Dive AM, Sharma A. Pathophysiology of Merkel cell. J Oral Maxillofac Pathol. 2013 Sep;17(3):408-12.

Presland RB, Dale BA, Epithelial structural proteins of the skin and oral cavity: function in health and disease. Crit Rev Oral Biol Med. 2000;11(4):383-408.

Samiei M, Ahmadian E, Eftekhari E, Eghbal MA, Rezaie F, Vinken M. Cell junctions and oral health. EXCLI J. 2019 Jun 7;18:317-30.

Squier CA, Brogden K, Human oral mucosa: development, structure, and function. Chichester: Wiley-Blackwell; 2011.

Upadhyay J, Upadhyay RB, Agrawal P, Jaitley S, Shekhar R. Langerhans cells and their role in oral mucosal diseases. N Am J Med Sci. 2013;5(9):505-14.

CAPÍTULO 5
Glândulas Salivares

Desenvolvimento

A unidade funcional das glândulas salivares denomina-se "adenômero".

As glândulas salivares constituem um grupo de glândulas exócrinas localizadas na região da boca, as quais vertem seus produtos de secreção para a cavidade oral, formando, no conjunto, a saliva. Cada glândula salivar consiste em elementos parenquimatosos revestidos e suportados por tecido conjuntivo. As estruturas do parênquima derivam do ectoderma, pois elas se formam a partir do epitélio oral primitivo. Consistem em unidades secretoras terminais e em um sistema de ductos. O tecido conjuntivo, por sua parte, forma o estroma glandular, que é composto por uma cápsula e septos conjuntivos que dividem grupos de unidades secretoras e de ductos em lobos e lóbulos. O estroma, além de fornecer o suporte para o parênquima, contém os vasos sanguíneos e linfáticos, bem como os nervos que suprem a glândula. A unidade funcional das glândulas salivares, denominada "adenômero", é constituída pelas unidades secretoras terminais que se abrem em ductos, os quais vão se reunindo com outros progressivamente mais calibrosos até desembocarem na cavidade oral (Figura 5.1).

Todas as glândulas salivares se originam de cordões do epitélio oral primitivo.

O desenvolvimento de todas as glândulas salivares é similar. A formação das glândulas inicia-se com a proliferação, em locais específicos da cavidade oral, de cordões celulares epiteliais que penetram profundamente o ectomesênquima subjacente, ramificando-se profusamente e originando cordões inicialmente sólidos. Esses cordões, gradualmente, desenvolvem um lúmen em seu interior em razão da degeneração das células centrais do cordão, transformando-se em tubos e originando, assim, o sistema de ductos e, depois, as porções secretoras terminais (Figura 5.2 A). As aquaporinas, proteínas integrais da membrana plasmática que desempenham papel de canais para água, eletrólitos e pequenos solutos, são também expressas nas células epiteliais das glândulas salivares em desenvolvimento (Figura 5.2 B). Como as células epiteliais da mucosa oral, as glândulas salivares também expressam várias citoqueratinas durante o seu desenvolvimento (Figura 5.2 C).

O processo morfogenético de formação de túbulos glandulares a partir da dobra do epitélio oral, inicialmente plano, parece estar relacionado com o citoesqueleto, particularmente dos filamentos de actina, que formam uma espécie de cinto em torno do polo apical das células cilíndricas do epitélio oral primitivo. A ação desses filamentos promove a

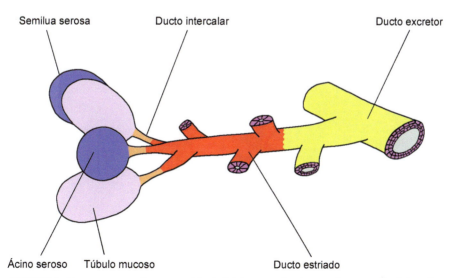

FIGURA 5.1 Componentes de uma unidade básica ou adenômero de uma glândula salivar.

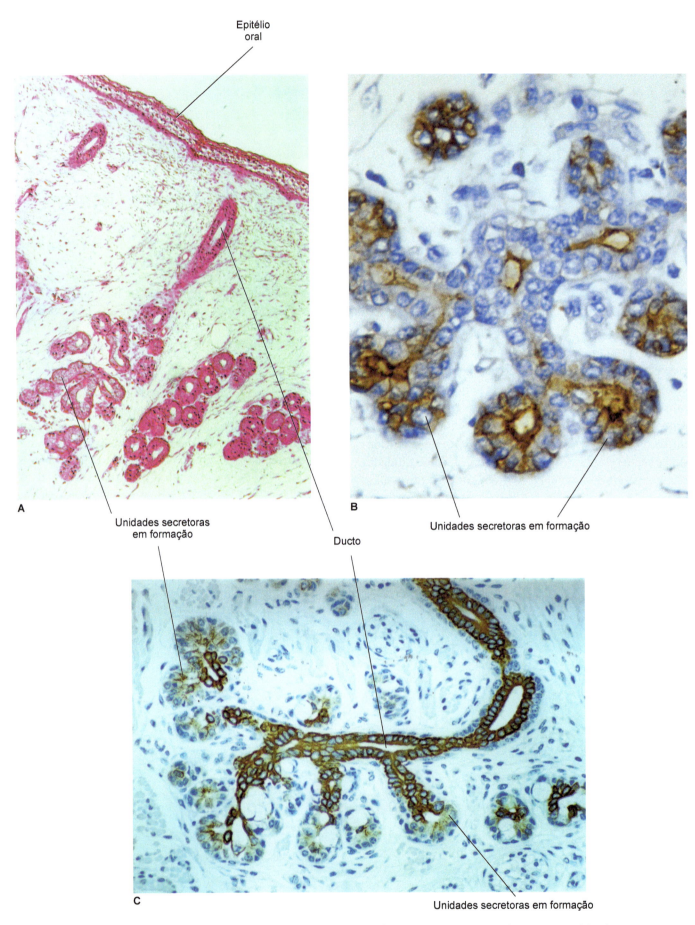

FIGURA 5.2 Glândula salivar em desenvolvimento. Unidades secretoras em formação (**A**) e expressão de aquaporina (**B**) e de citoqueratina 7 nos ductos, evidenciadas por imunomarcação (**C**) (ML). (**B**, cortesia da Dra. S.V. Lourenço; **C**, reproduzida de Martins et al., 2002.)

constrição do ápice das células, conferindo-lhes a forma de um cone truncado; ocorre, portanto, em um grupo de células, a dobra do epitélio, que desse modo se afunda no ectomesênquima subjacente (Figura 5.3). A adição em meios de cultura de substâncias como a citocalasina-B, que afetam os filamentos de actina, interrompe a invaginação epitelial nas glândulas salivares em desenvolvimento. Além disso, a deposição de colágeno tipos I, III e IV, laminina, bem como de proteoglicanos no ectomesênquima adjacente, é necessária para que a proliferação do broto epitelial continue. A glândula parótida começa sua formação entre a 4ª e a 6ª semanas de vida embrionária, a submandibular na 6ª semana e a sublingual, conjuntamente com as glândulas salivares menores, entre a 8ª e a 12ª semanas.

Estrutura

Parênquima glandular

O arranjo dos componentes das glândulas salivares é semelhante a um cacho de uvas.

O parênquima glandular salivar consiste em estruturas secretoras terminais que se abrem em uma série de ductos. Assim, as uvas representariam as unidades secretoras, e as hastes, o sistema de ductos (Figura 5.1). Desse modo, as unidades secretoras terminais de fundo cego se abrem em pequenos e curtos ductos (intercalares), que têm continuidade com ductos maiores (estriados), e esses, por sua vez, reúnem-se em ductos progressivamente de maior calibre (excretores), dos quais o último desemboca na cavidade oral (excretor terminal) (Figura 5.4). Esse arranjo, entretanto, apresenta variações de acordo com a glândula.

As unidades secretoras terminais podem formar ácinos ou túbulos.

Atualmente, prefere-se utilizar a denominação *unidades secretoras terminais* em vez de *ácinos*. O termo ácino, utilizado genericamente em outras glândulas, significa uma unidade secretora esférica e não tubular. As glândulas salivares, entretanto, têm unidades secretoras com grande diversidade de tamanho, forma e até de número de células. Desse modo, nos cortes histológicos, sua forma varia desde estruturas circulares simples até túbulos ou polígonos multilobados. Em geral, no caso das células serosas, as unidades secretoras das glândulas salivares arranjam-se em forma esférica, enquanto as células mucosas tendem a se arranjar formando túbulos. Todavia, como será relatado mais adiante, há unidades secretoras nas quais se encontram células serosas dispostas em forma de semilua, envolvendo parcialmente as células mucosas (Figura 5.1).

Células das unidades secretoras terminais

Uma unidade secretora terminal pode ser constituída por células serosas, células mucosas ou, no caso de semilua, pelos dois tipos de células ao mesmo tempo. Também há outro tipo celular (as células mioepiteliais) –, que, embora não sejam secretoras, localizam-se ao redor das unidades secretoras.

Células serosas

As células serosas das glândulas salivares não são serosas puras. Uma célula serosa pura como as encontradas no pâncreas secreta, além de íons e água, somente proteínas (enzimas), enquanto, nas glândulas salivares, a secreção contém um pequeno componente glicoproteico. Por essa razão, alguns autores denominam essas células de "seromucosas".

As células serosas têm organelas para síntese, armazenamento e secreção de proteínas.

As células serosas são facilmente identificadas como piramidais, com seus ápices voltados para o lúmen da unidade secretora. O núcleo é esférico e localizado no terço basal da célula. O citoplasma cora-se intensamente com a hematoxilina, conferindo à célula serosa uma basofilia característica (Figura 5.5).

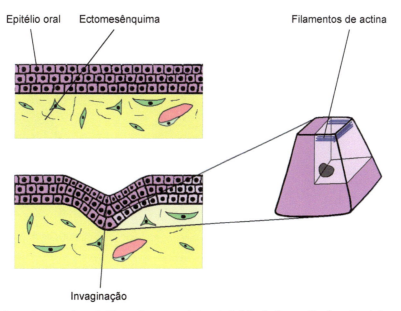

FIGURA 5.3 Invaginação do epitélio oral característica do início da formação das glândulas salivares.

82 Histologia e Embriologia Oral

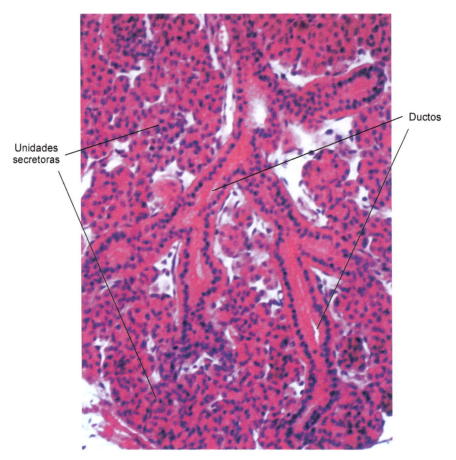

FIGURA 5.4 Padrão de ramificação dos ductos de uma glândula salivar (ML).

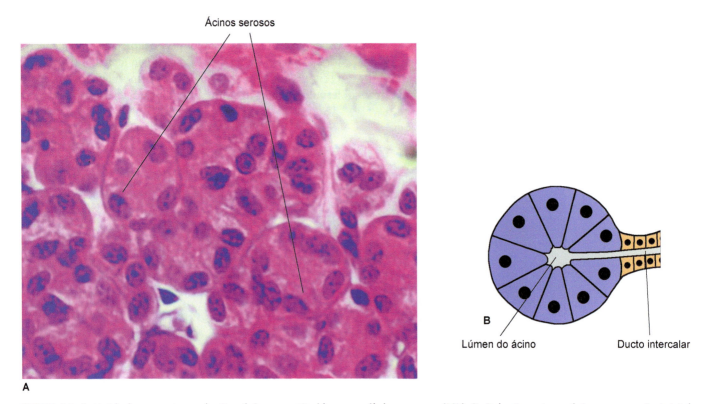

FIGURA 5.5 **A.** Unidades secretoras do tipo ácino constituídas por células serosas (ML). **B.** Relação entre o ácino e a porção inicial dos ductos.

A ultraestrutura das células serosas mostra as características de células especializadas na síntese, no armazenamento e na secreção de proteínas. Portanto, elas têm abundante retículo endoplasmático rugoso, com suas cisternas empilhadas paralelamente na porção basal da célula e também lateralmente ao núcleo; apresentam complexo de Golgi desenvolvido, localizado em relação apical ou lateral ao núcleo. Por sua vez, a porção apical da célula é preenchida por grânulos de secreção envolvidos por membrana (Figura 5.6). Nestas células, o processo de síntese proteica ocorre de maneira similar ao observado em outras células secretoras de proteínas. Entretanto, a glicosilação, ou seja, a adição de cadeias de carboidratos aos aminoácidos, começa no retículo endoplasmático rugoso e se completa no complexo de Golgi. As porções glicoproteicas da secreção dessas células incluem galactose, manose, fucose, glicosamina, galactosamina e ácido siálico.

Além das organelas relacionadas com a síntese proteica, as células serosas têm ribossomos livres, mitocôndrias, que se apresentam adjacentes às regiões laterais e basal da membrana plasmática e em torno das cisternas do retículo endoplasmático rugoso e do complexo de Golgi. Outras organelas como lisossomos e peroxissomos, vesículas e vacúolos são encontrados no citoplasma dessas células, além dos elementos característicos do citoesqueleto.

As células serosas se relacionam por meio de interdigitações das suas membranas basolaterais (Figura 5.7). Elas apresentam uma série de dobras altas e estreitas na região basal, as quais se estendem além da sua borda lateral, penetrando nos recessos das dobras da célula adjacente. A lâmina basal que separa essas células do estroma conjuntivo geralmente não acompanha as invaginações da membrana, apresentando apenas leves ondulações. Na região lateral, a relação entre as células serosas adjacentes também é complexa, por meio de interdigitações. Na superfície basal, as células serosas formam típicos hemidesmossomos com a lâmina basal (Figura 5.8). Na extremidade apical, existem complexos juncionais constituídos por numerosos desmossomos, além de junções oclusivas (Figura 5.9). Às vezes, o lúmen da unidade secretora também se estende entre as células como uma série de canalículos, que, com frequência, chegam à região próxima à lâmina basal. A superfície apical das células serosas e as superfícies que estão em relação aos canalículos têm delicadas microvilosidades que se projetam para o espaço do lúmen; elas são em geral irregulares, tanto em número quanto em tamanho.

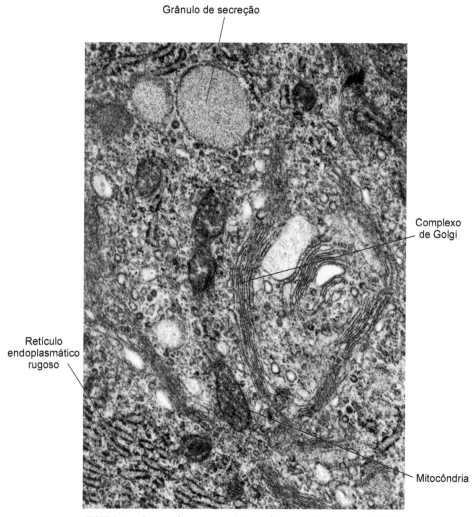

FIGURA 5.6 Organelas características de uma célula serosa (MET).

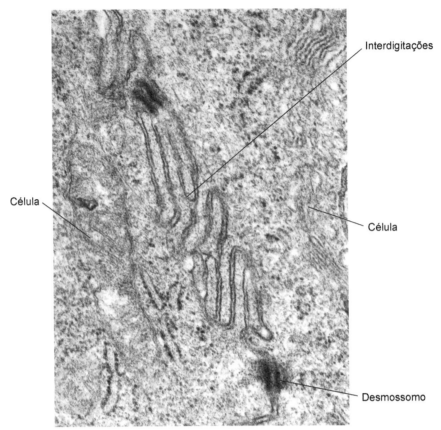

FIGURA 5.7 Interdigitações entre as membranas plasmáticas das células serosas (MET).

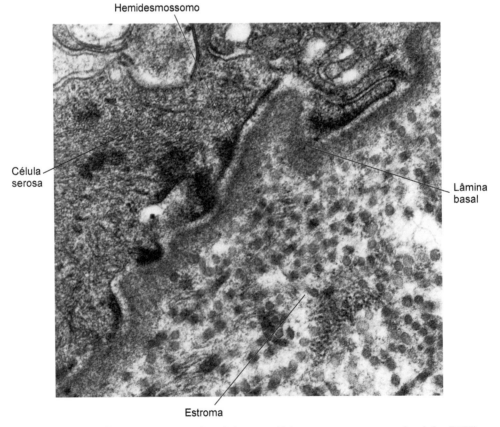

FIGURA 5.8 Interface entre a porção basal de uma célula serosa e o estroma glandular (MET).

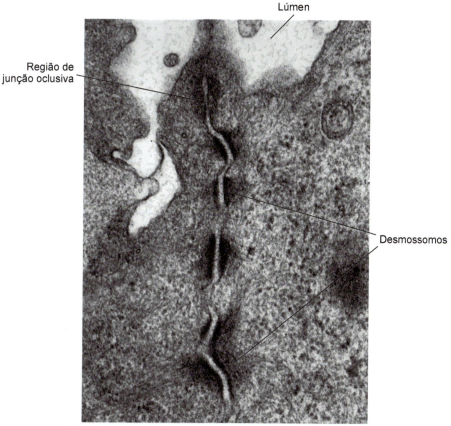

FIGURA 5.9 Complexo juncional apical entre células serosas (MET).

Células mucosas

As células mucosas têm organelas para produção de grandes cadeias de carboidratos.

Tais células estão bem adaptadas para a produção, o armazenamento e a secreção de produtos, porém diferentes daqueles das células serosas. Elas têm escasso conteúdo enzimático, e as poucas cadeias proteicas estão ligadas a grandes cadeias de carboidratos, constituindo, dessa maneira, o muco. Essas diferenças funcionais refletem-se na estrutura da célula. Assim, as células mucosas são piramidais, com núcleos achatados, localizados em sua base. Em preparações de rotina, coradas com hematoxilina-eosina, o ápice se cora apenas levemente, em razão do alto conteúdo de carboidratos (Figura 5.10). Quando são coradas especificamente para demonstrar esses constituintes, (p. ex., com a técnica do

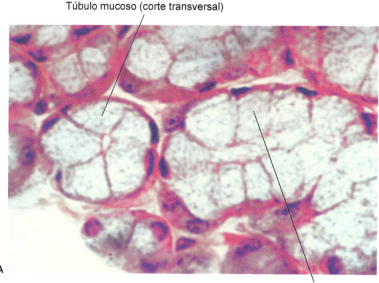
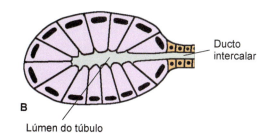

FIGURA 5.10 A. Unidades secretoras tubulares constituídas por células mucosas (ML). **B.** Núcleos achatados na porção basal das células.

ácido periódico-reativo de Schiff [PAS]), o citoplasma apical cora-se intensamente.

A ultraestrutura dessas células mostra o retículo endoplasmático rugoso limitado a uma estreita faixa de citoplasma, nas porções laterais e basal da célula, e a pequenos acúmulos de cisternas por entre as gotículas mucosas. As mitocôndrias e outras organelas ficam também limitadas a essas regiões. O complexo de Golgi, por sua vez, é extenso, sendo constituído por várias pilhas de 10 a 12 sáculos interpostos ao retículo endoplasmático rugoso basal e às gotículas mucosas que se formam na face trans do Golgi. O complexo de Golgi tem participação bastante ativa neste tipo celular em virtude da grande quantidade de carboidratos que são adicionados aos produtos de secreção. Os grânulos de secreção mucosa tornam-se volumosos no polo apical e ocupam grande parte do citoplasma da célula, provocando o confinamento e o achatamento do núcleo na região basal (Figura 5.11).

As células mucosas também estabelecem entre si conspícuos complexos juncionais na sua extremidade apical, determinando o lúmen (Figura 5.12). Nos túbulos mucosos, também pode-se observar, frequentemente, canalículos intercelulares projetados a partir do lúmen da unidade secretora. Todavia, quando existe a semilua serosa, os canalículos se dirigem desde o lúmen do túbulo mucoso até estabelecer comunicação com os canalículos entre as células serosas da semilua (Figura 5.13). A célula mucosa pode assumir aspectos distintos nos diferentes estágios do seu ciclo funcional. No início da fase de síntese, ela assemelha-se bastante à célula serosa. Às vezes, esse fato torna difícil a caracterização microscópica dos dois tipos celulares.

Células mioepiteliais

As células mioepiteliais têm estruturas típicas de fibras musculares lisas.

Embora seja difícil identificar as células mioepiteliais pela microscopia de luz, elas são encontradas em relação às unidades secretoras terminais e aos ductos intercalares, interpostas entre a lâmina basal e a membrana plasmática da célula parenquimatosa. Geralmente, encontra-se uma célula

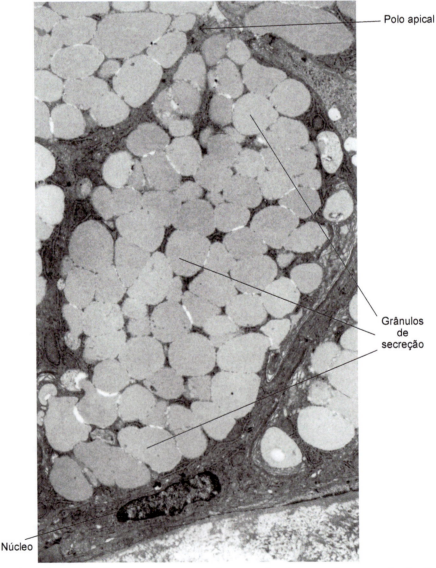

FIGURA 5.11 Aspecto característico de uma célula mucosa em que se observa o citoplasma repleto por grânulos de secreção (MET).

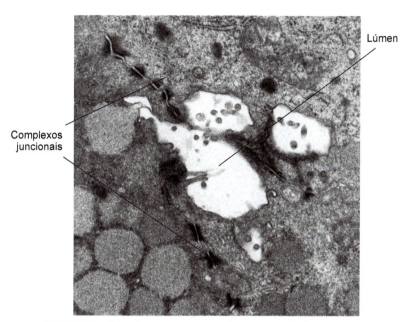

FIGURA 5.12 Complexos juncionais apicais entre células mucosas (MET).

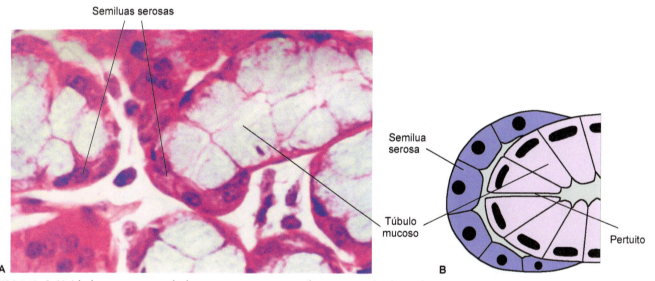

FIGURA 5.13 A. Unidades secretoras tubulares mucosas com semiluas serosas (ML). **B.** Observa-se um pertuito da secreção das células serosas para o lúmen.

mioepitelial para cada unidade secretora. As células mioepiteliais associadas às unidades secretoras assemelham-se a um polvo em torno de uma rocha; apresentam um corpo central que contém o núcleo, do qual saem quatro a oito prolongamentos. Entretanto, as que se apresentam associadas aos ductos intercalares são mais fusiformes e têm menos prolongamentos, os quais, às vezes, dirigem-se para as unidades secretoras (Figura 5.14).

O citoplasma das células mioepiteliais, à semelhança das células musculares lisas, contém numerosos filamentos de actina e miosina, bem como corpos densos (Figura 5.14 A). As células mioepiteliais prendem-se às células secretoras por meio de desmossomos e têm também filamentos de citoqueratina (Figura 5.15). As células mioepiteliais exercem funções contráteis, contribuindo para o esvaziamento da secreção das unidades secretoras e dos ductos.

Sistema de ductos

Ductos intercalares

As unidades secretoras terminais se abrem nos ductos intercalares.

Os ductos intercalares são os menores ductos do sistema e os mais próximos às unidades secretoras, constituindo, portanto, a continuação do lúmen. Eles são revestidos por células cúbicas baixas de núcleos centrais e escasso citoplasma (Figura 5.16). Contêm pouco retículo endoplasmático rugoso na região basal e alguns sáculos de complexo de Golgi na região apical. Grânulos de secreção são ocasionalmente encontrados nessas células, sendo especialmente observados naquelas localizadas mais próximo às unidades secretoras. As células desses ductos têm alguns poucos

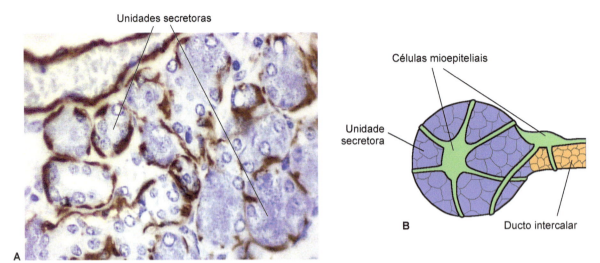

FIGURA 5.14 A. Células mioepiteliais em torno das unidades secretoras de glândula submandibular, evidenciadas por meio de reação imuno-histoquímica para actina de músculo liso (*em marrom*) (ML). **B.** Relação das células mioepiteliais com a unidade secretora e o ducto intercalar. (**A**, cortesia da Dra. V. C. Araújo.)

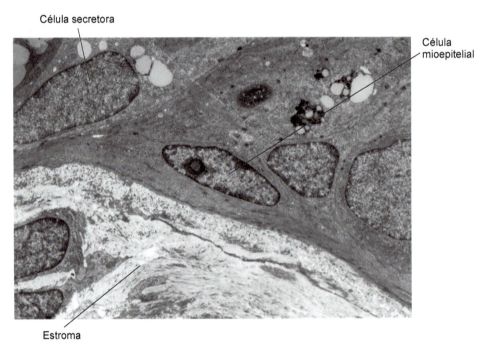

FIGURA 5.15 Célula mioepitelial com característico citoplasma repleto de filamentos, na periferia de uma unidade secretora (MET).

microvilos que se projetam para o lúmen do ducto; suas bordas laterais interdigitam-se umas com as outras, sendo conectadas apicalmente por complexos juncionais e por desmossomos no restante das superfícies laterais.

Estudos recentes levam a crer que, embora tenham sido considerados durante muito tempo apenas como passivos condutores da secreção, os ductos intercalares contribuem para o produto de secreção. Eles são curtos quando saem de unidades secretoras mucosas (Figura 5.17) e mais desenvolvidos nas glândulas que têm secreção mais fluida, como a parótida. Além disso, estudos de imunofluorescência revelaram a existência de lisozima e lactoferrina, duas proteínas antibacterianas, no interior das suas células.

Ductos estriados

A estriação dos ductos se deve às invaginações da membrana plasmática e às mitocôndrias da região basal.

Os ductos estriados são revestidos por células colunares de núcleo central e citoplasma acidófilo, características essas que os tornam facilmente reconhecíveis em cortes corados com hematoxilina-eosina. Entretanto, o aspecto mais característico é a estriação evidente na região basal; dela provém o nome ducto estriado (Figura 5.18).

As estriações correspondem a profundas invaginações da membrana plasmática basal.

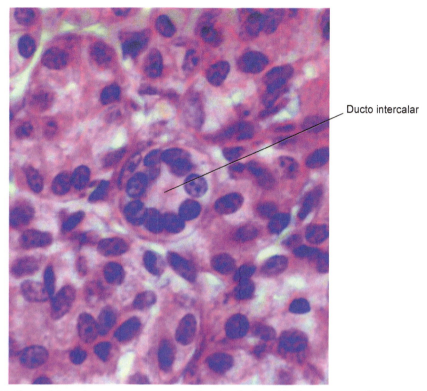

FIGURA 5.16 Ducto intercalar em corte transversal, rodeado de unidades secretoras (ML).

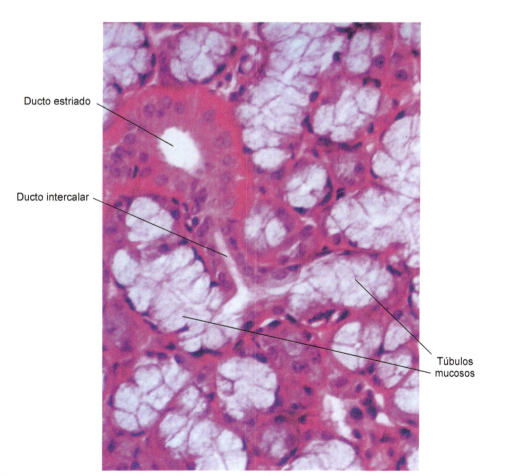

FIGURA 5.17 Porção de um ducto intercalar, em corte longitudinal, oriundo de duas unidades secretoras mucosas (ML).

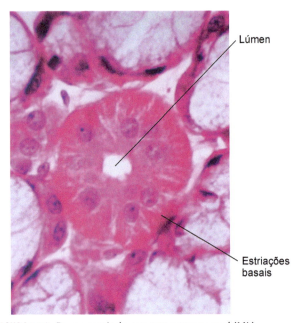

FIGURA 5.18 Ducto estriado em corte transversal (ML).

Essas dobras basais se estendem além dos limites laterais das células, formando projeções em forma de pés, mais desenvolvidas e complexas que aquelas das unidades secretoras, aumentando consideravelmente, com isso, a área da membrana plasmática na superfície basal (Figuras 5.19 e 5.20). Entre as dobras, há numerosas mitocôndrias de grande dimensão envolvidas na função de transporte ativo. No restante do citoplasma, poucas cisternas de retículo endoplasmático rugoso e do complexo de Golgi são observadas em torno do núcleo. Na porção apical, há algumas vesículas, sendo que a membrana plasmática, nessa região, projeta curtos microvilos para o lúmen do ducto. Lateralmente, complexos juncionais apicais e grande quantidade de desmossomos mantêm unidas as células desses ductos.

Após sua passagem pelos ductos estriados, a secreção torna-se hipotônica.

Numerosos vasos sanguíneos de pequeno calibre são observados adjacentes aos ductos estriados (Figura 5.21), estando relacionados com as rápidas modificações na

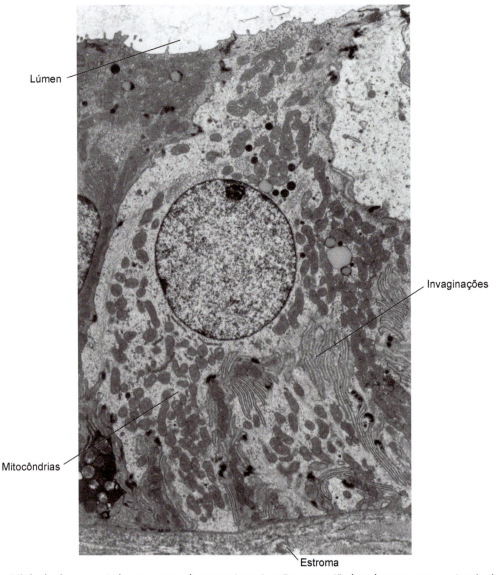

FIGURA 5.19 Célula do ducto estriado em que se observam invaginações na região basal e numerosas mitocôndrias (MET).

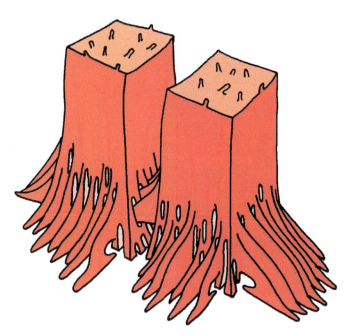

FIGURA 5.20 Imbricamento entre as invaginações e projeções basais de células adjacentes do ducto estriado. (Adaptada de Dale, 1998.)

composição iônica da secreção que passa por seu lúmen. A secreção proveniente dos ductos intercalares é basicamente proteica e isotônica em relação ao plasma sanguíneo, com alta concentração de Na^+ e Cl^- e baixa concentração de K^+. Após sua passagem pelos ductos estriados, a secreção torna-se hipotônica, com baixa concentração de Na^+ e Cl^- e alta concentração de K^+. O complexo de dobras basais e as abundantes mitocôndrias alongadas tornam possível o bombeamento de Na^+ da célula para o fluido tissular. Com isso, estabelece-se um gradiente de concentração entre a célula e a luz do ducto, difundindo-se, portanto, o Na^+ do lúmen para as células do ducto estriado. Ao mesmo tempo, ocorre o transporte ativo de K^+ em sentido inverso.

Ductos excretores

Após passar pelos ductos estriados, o fluido salivar percorre um grupo de ductos excretores, que confluem em ductos cada vez mais calibrosos, sendo finalmente eliminado para a cavidade oral. A estrutura desses ductos modifica-se à medida que se aproxima de sua desembocadura. Desse modo, na região próxima aos ductos estriados, geralmente na sua porção intralobular, os ductos excretores são constituídos por epitélio pseudoestratificado, às vezes com células colunares altas, semelhantes às dos ductos estriados, alternadas com algumas células basais pequenas (Figura 5.22). Após esses primeiros segmentos, já no estroma de tecido conjuntivo e, portanto, na sua porção interlobular, o epitélio modifica-se gradativamente para o tipo estratificado (Figura 5.23). Então, ele vai se alternando com células caliciformes, que acrescentam algum componente mucoso à secreção final.

Estroma glandular

O estroma de tecido conjuntivo é rico em vasos sanguíneos, linfáticos e nervos.

Os componentes do tecido conjuntivo que suportam os elementos parenquimatosos das glândulas salivares são os mesmos encontrados em outros tecidos conjuntivos do tipo

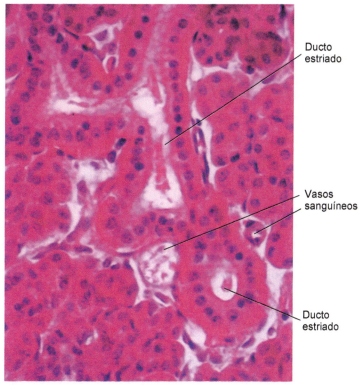

FIGURA 5.21 Proximidade entre vasos sanguíneos e ducto estriado (ML).

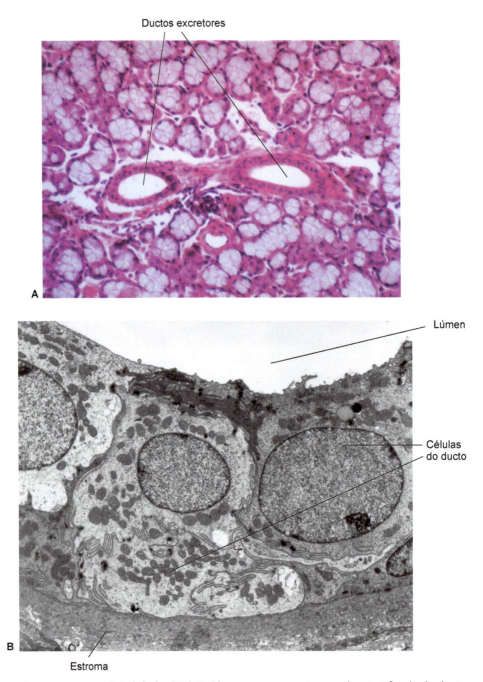

FIGURA 5.22 A. Ductos excretores no estroma intralobular (ML). **B.** Observa-se o aspecto pseudoestratificado do ducto excretor (MET).

frouxo no organismo. Assim sendo, células como fibroblastos, macrófagos, mastócitos e alguns leucócitos e plasmócitos apresentam-se incluídas em uma matriz extracelular constituída, principalmente, por fibrilas colágenas do tipo I e substância fundamental formada por proteoglicanos e glicoproteínas (Figura 5.24). O estroma, nas glândulas maiores, divide o parênquima glandular em lóbulos e aloja tanto os ductos excretores interlobulares quanto os elementos sanguíneos e nervosos que suprem a glândula (Figura 5.25).

Suprimento vascular

A rápida secreção de saliva e sua natureza altamente aquosa requerem a proximidade de uma extensa rede vascular. Por essa razão, uma ou mais artérias penetram a glândula, ramificando-se e formando numerosas arteríolas. Essas arteríolas, em geral, percorrem a glândula em direção inversa ao sistema de ductos. Existe, no entanto, uma profusa rede capilar em torno dos ductos estriados (Figura 5.21). O retorno venoso ocorre pelas vênulas que, seguindo preferencialmente o percurso dos ductos, confluem em veias cada vez maiores (Figura 5.26).

Suprimento nervoso

O fluxo salivar é controlado pela estimulação nervosa simpática e parassimpática.

A atividade secretora das glândulas salivares é controlada por impulsos nervosos que chegam através de nervos secretores motores pós-ganglionares simpático e parassimpático,

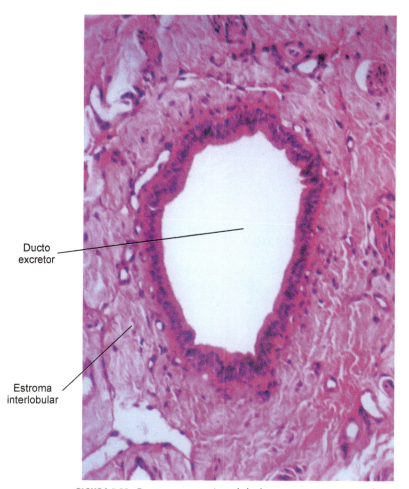

FIGURA 5.23 Ducto excretor interlobular em corte transversal (ML).

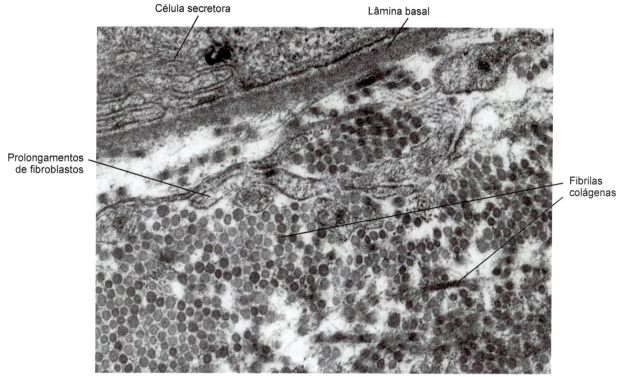

FIGURA 5.24 Estroma glandular em que se observam numerosas fibrilas colágenas (MET).

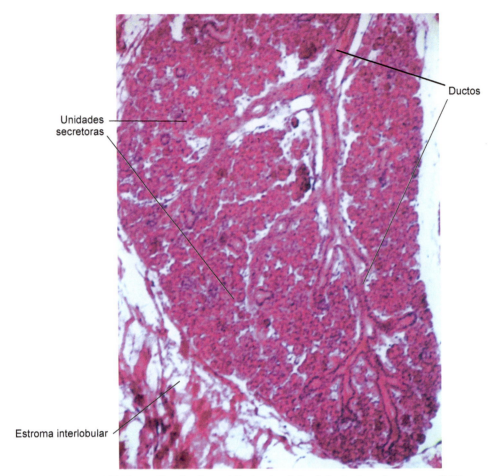

FIGURA 5.25 Porção de um lóbulo glandular delimitado pelo estroma (ML).

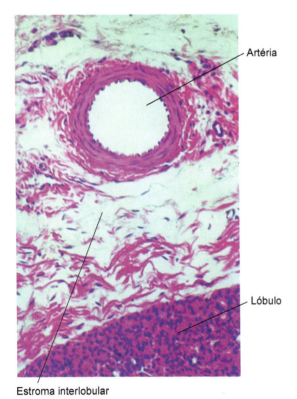

FIGURA 5.26 Estroma interlobular em que se observa uma artéria (ML).

os quais penetram a glândula acompanhando os vasos sanguíneos e subdividindo-se até formarem plexos terminais junto ao parênquima (Figura 5.27). Esses plexos consistem em axônios amielínicos envoltos pelo citoplasma da célula de Schwann, que são distribuídos para as arteríolas, as unidades secretoras, as células mioepiteliais e as células dos ductos. A inervação final no parênquima glandular é de dois tipos morfológicos, epilemal e hipolemal (Figura 5.28):

- *Relação epilemal:* os axônios se aproximam das células-alvo sem o envoltório da célula de Schwann, mas permanecendo no tecido conjuntivo. Ficam, portanto, separados das células-alvo pela lâmina basal a uma distância de 100 a 200 nm. Assim sendo, os neurotransmissores devem difundir-se através desse espaço para atingir as células
- *Relação hipolemal:* o axônio, também sem envoltório, penetra a lâmina basal e transita entre as células secretoras, ficando separado delas por uma distância de apenas 10 a 20 nm (Figura 5.29).

Nas unidades secretoras, podem existir os dois tipos de inervação, enquanto, no sistema de ductos, ocorre exclusivamente o tipo epilemal. O reflexo para secreção salivar é mediado pelos quimiorreceptores dos botões gustativos e pelos mecanorreceptores do ligamento periodontal, que levam à despolarização das fibras nervosas aferentes com o consequente aumento do fluxo salivar. Além da regulação

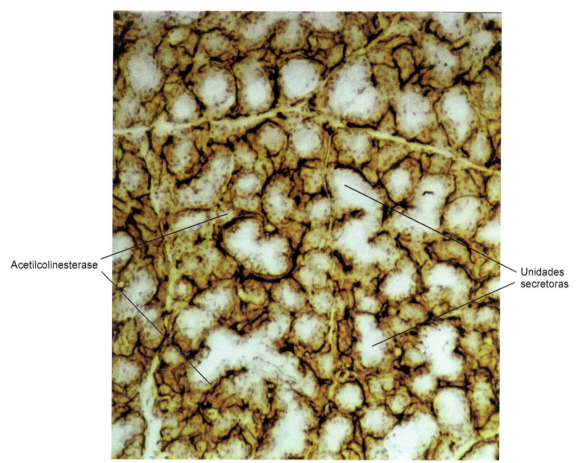

FIGURA 5.27 Plexos nervosos terminais em torno das unidades secretoras, evidenciados por meio da reação para acetilcolinesterase (ML). (Cortesia do Dr. P.E.P. Leite.)

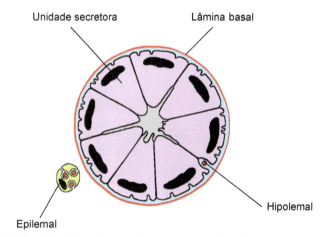

FIGURA 5.28 Tipos de relação entre as terminações nervosas e a unidade secretora.

nervosa, alguns hormônios também podem exercer controle sobre a função glandular. Entre eles, incluem-se os estrógenos, os glicocorticoides e os hormônios peptídicos.

CORRELAÇÕES CLÍNICAS

Em geral, um fluxo copioso de saliva rica em água é secretado em resposta a uma estimulação parassimpática enquanto a saliva produzida por estímulo simpático é menos fluida, tendo conteúdo orgânico maior e volume comparativamente menor.

Glândulas salivares maiores

Os três pares de glândulas salivares maiores estão localizados fora da cavidade oral propriamente dita, para onde enviam sua secreção através de grandes ductos excretores. As glândulas salivares maiores são constituídas por grande número de unidades secretoras terminais, ao redor das quais o estroma é muito bem desenvolvido. Por essa razão, elas são divididas em lóbulos (Figura 5.25) e, ainda, rodeadas por uma cápsula de tecido conjuntivo que as separa nitidamente dos tecidos adjacentes. As glândulas salivares maiores no ser humano e na maioria dos mamíferos são as parótidas, as submandibulares e as sublinguais.

Parótida

A parótida é constituída por unidades secretoras terminais serosas.

A glândula parótida é localizada anteriormente em relação ao meato auditivo externo, um pouco abaixo do arco zigomático, e lateral e posteriormente em relação ao ramo da mandíbula e ao músculo masseter. Está estreitamente relacionada com o nervo facial, a artéria carótida externa, a veia maxilar e com vários nódulos linfáticos. O ducto excretor terminal da glândula, chamado "ducto de Stenon", abre-se na cavidade oral na altura do segundo molar superior, após atravessar o músculo masseter.

A parótida é uma glândula cujas unidades secretoras terminais são do tipo ácino, constituídas por células serosas. Consequentemente, os ácinos apresentam contorno esférico e são constituídos por células de forma piramidal, citoplasma basófilo e núcleo arredondado, localizado no polo basal (Figura 5.30). Os ductos intercalares são particularmente alongados e ramificados, razão pela qual podem ser observados em grande número nos cortes examinados pela microscopia de luz. Os ductos estriados também são muito desenvolvidos nessa glândula.

O estroma apresenta acúmulos de tecido adiposo no seu interior, o qual aumenta com a idade. Além disso, em geral, toda glândula parótida apresenta um ou mais linfonodos no seu estroma, que foram incorporados durante o desenvolvimento. Esses linfonodos são, às vezes, atravessados por ductos glandulares.

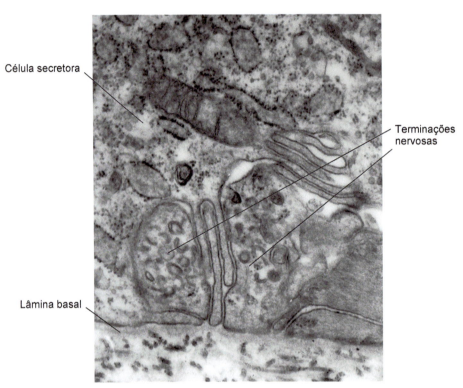

FIGURA 5.29 Relação hipolemal entre terminações nervosas e a célula secretora (MET). (Cortesia do Dr. P.E.P. Leite.)

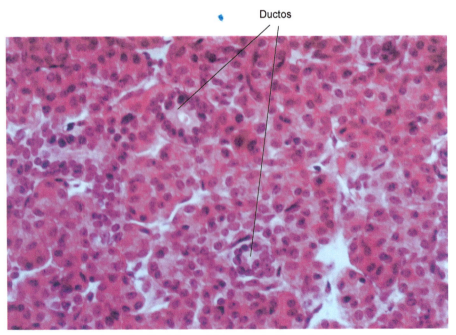

FIGURA 5.30 Região característica da glândula parótida, constituída exclusivamente por ácinos serosos (ML).

O suprimento sanguíneo da parótida provém da artéria carótida externa. O retorno venoso se faz através de veias que terminam na jugular externa. Os linfáticos terminam nos linfonodos cervicais. A inervação ocorre pelo nervo auriculotemporal e pelo plexo simpático da carótida externa.

> **CORRELAÇÕES CLÍNICAS**
>
> O procedimento cirúrgico para a ablação parcial ou total da parótida, necessária em casos de tumores, requer cuidado em razão da estreita relação entre a glândula e o nervo facial.

> **CORRELAÇÕES CLÍNICAS**
>
> Talvez, o tecido linfoide encontrado no tecido glandular na parótida condicione o desenvolvimento do cistadenoma papilar linfomatoso ou tumor de Warthin, uma condição benigna que representa um dos mais frequentes tumores das glândulas salivares.

> **CORRELAÇÕES CLÍNICAS**
>
> Em razão da sua localização, movimentos mandibulares provocam dor na região da parótida quando a glândula está afetada por patologias inflamatórias, como a caxumba.

Submandibular

A submandibular é uma glândula mista em que predominam as unidades secretoras serosas em relação às mucosas.

A glândula submandibular está localizada na região submandibular, próxima ao ângulo, daí o seu nome. Está intimamente relacionada com os músculos milo-hióideo e pterigóideo medial e com ramos da artéria e da veia faciais. O ducto excretor terminal da glândula submandibular, chamado "Wharton", abre-se no assoalho da cavidade oral, ao lado do freio lingual, nas carúnculas sublinguais.

A submandibular é uma glândula mista cuja maioria (75 a 80%) das unidades secretoras terminais é do tipo ácino, sendo constituída, portanto, por células serosas. O restante (20 a 25%) é formado por unidades secretoras terminais tubulares mucosas, porém, a maioria com semilua serosa (Figura 5.31). As células serosas têm mais dobras e interdigitações basais e laterais do que as outras glândulas. Os ductos intercalares são mais curtos do que na parótida e, portanto, aparecem menos numerosos nos preparados. Os ductos estriados, por sua vez, são mais longos e ramificados.

O suprimento sanguíneo arterial provém de ramos da artéria lingual, sendo que, no retorno, as veias seguem o mesmo trajeto arterial. A inervação provém do gânglio submandibular, que recebe filamentos da corda do tímpano (nervo facial) e ramos linguais do nervo mandibular e do tronco simpático.

Sublingual

A sublingual é uma glândula predominantemente mucosa, porém com muitas semiluas serosas.

As glândulas sublinguais diferem das duas anteriormente descritas por não serem cada uma delas uma única glândula envolvida por uma cápsula de tecido conjuntivo. São, na verdade, um conjunto de glândulas muito próximas que estão ligadas por um estroma comum, envolvidas por uma delicada cápsula, localizadas na mucosa do assoalho

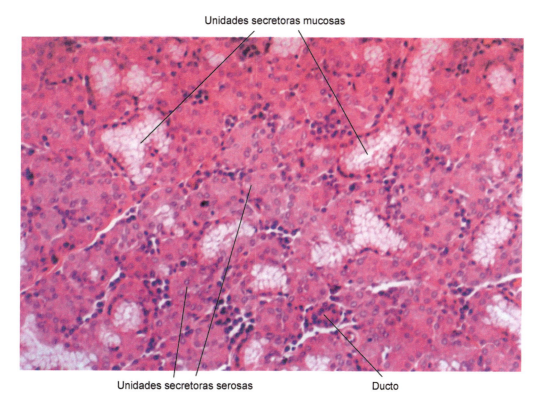

FIGURA 5.31 Região característica da glândula submandibular em que se observa a predominância de unidades secretoras serosas (ML).

da boca, sobre o músculo milo-hióideo. São vários os ductos excretores terminais, porém, em poucas ocasiões é um só, chamando-se então ducto de Bartholin. Geralmente, abrem-se vários ductos pequenos ao lado do freio lingual, próximo à desembocadura do ducto de Wharton da glândula submandibular.

As glândulas sublinguais são, ao contrário das submandibulares, predominantemente mucosas. Quase a totalidade de suas unidades secretoras terminais são tubulares mucosas com semiluas serosas, sendo raros ácinos serosos puros (Figura 5.32). Os ductos intercalares e estriados são muito curtos nessas glândulas.

O suprimento sanguíneo arterial provém das artérias sublingual e submental, sendo que o retorno venoso acompanha trajeto similar. A inervação origina-se dos ramos do nervo lingual, da corda do tímpano e do simpático. A estação parassimpática está no gânglio submandibular.

Glândulas salivares menores

Com exceção da gengiva e da porção anterior do palato duro, todas as outras regiões da boca contêm glândulas salivares menores.

Na mucosa que recobre todas as regiões da cavidade oral, ou na sua submucosa, com exceção da gengiva e da porção anterior do palato duro, existem numerosas e pequenas glândulas salivares, caracterizadas por não terem uma cápsula muito bem definida. A maioria delas apresenta suas unidades secretoras terminais entremeadas no tecido conjuntivo das mucosas de revestimento da boca, principalmente na submucosa ou entre as fibras musculares da língua, conforme sua localização. Calcula-se que existam de 600 a 900 glândulas salivares menores na cavidade oral.

> **CORRELAÇÕES CLÍNICAS**
>
> As glândulas salivares são órgãos frequentemente afetados por várias doenças sistêmicas. Biopsias de glândulas salivares labiais são utilizadas para detecção de processos como síndrome de Sjögren, amiloidose secundária etc. (Figura 5.33).

A maioria das glândulas salivares menores é constituída por unidades secretoras mucosas – algumas com semiluas serosas –, das quais saem curtos ductos que se abrem na cavidade oral (Figura 5.34). A única exceção são as glândulas localizadas na base das papilas valadas da língua, que são as únicas glândulas salivares menores puramente serosas. Essas glândulas, chamadas "von Ebner", desempenham importante papel na limpeza do sulco dessas papilas. Sua secreção extremamente fluida desemboca no fundo do sulco, em cujas paredes localizam-se os botões gustativos (ver Figura 4.37). As outras glândulas salivares menores recebem sua denominação segundo a região em que se apresentam. Assim, existem glândulas labiais, bucais, palatinas, glossopalatinas e linguais.

> **CORRELAÇÕES CLÍNICAS**
>
> Devido à sua secreção predominantemente mucosa, rica em mucina, as glândulas salivares menores são as principais responsáveis pela lubrificação da cavidade oral.

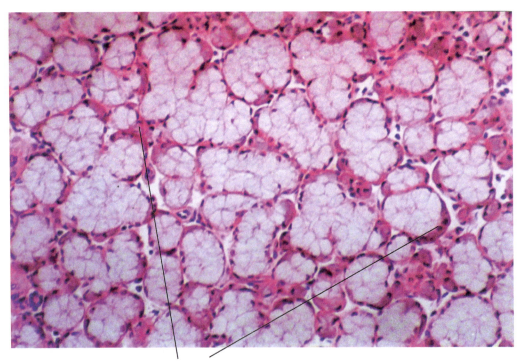

FIGURA 5.32 Região característica da glândula sublingual, predominantemente mucosa, porém com numerosas semiluas serosas (ML).

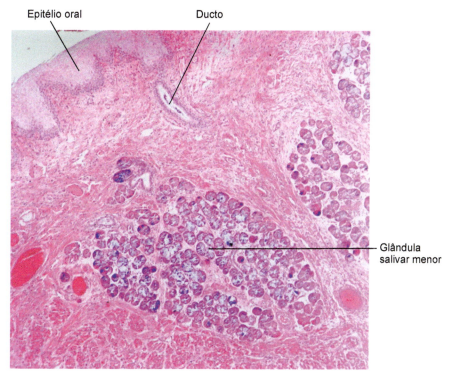

FIGURA 5.33 Glândula salivar menor localizada na submucosa do palato mole (ML).

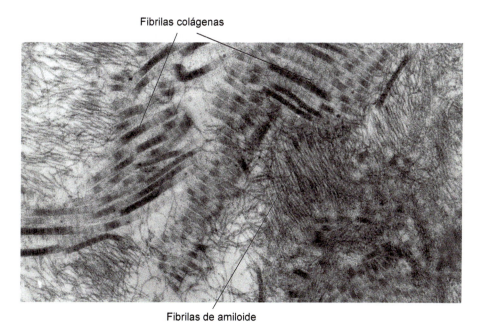

FIGURA 5.34 Biopsia de uma glândula salivar labial em que se observam, no estroma glandular, fibrilas características de amiloidose secundária (MET). (Reproduzida de Delgado, Arana-Chavez, 1997.)

Saliva

A secreção de todas as glândulas salivares, com outros elementos oriundos da mucosa oral, constitui a saliva.

Constituída principalmente pela secreção conjunta das glândulas salivares maiores e menores, a saliva é produzida na quantidade de 1/2 a 1 ℓ por dia. É um líquido incolor, com certa viscosidade, em geral com pH levemente ácido.

> **CORRELAÇÕES CLÍNICAS**
>
> Os alimentos e bebidas ingeridos representam fortes estímulos para a secreção de saliva com diferente composição, dependendo do estímulo nervoso simpático e/ou parassimpático.

Da saliva total, 85% são secretados pelas glândulas salivares maiores e 15% pelas menores. Das maiores, 70% pela submandibular, 25% pela parótida e 5% pela sublingual.

A secreção da glândula parótida é bastante fluida, abundante em amilase. A secreção da submandibular é mista enquanto da sublingual e das glândulas menores é principalmente mucosa. Além das secreções glandulares, contribuem para a saliva os exsudatos oriundos da mucosa oral e da região do epitélio juncional. Dessa maneira, encontram-se também na saliva elementos celulares, epiteliais e do sangue, bactérias, vírus, imunoglobulinas (IgA secretória), íons, enzimas como a lisozima, fatores de crescimento e outras moléculas.

Essa complexa mistura confere à saliva, além de suas funções de lubrificação e formação do bolo alimentar, certas propriedades, entre as quais atividades antiagentes infecciosos, de maturação e de remineralização do esmalte, devido ao cálcio e fosfato encontrados. Acredita-se também que a saliva está envolvida na reparação tecidual da mucosa oral.

A secreção salivar é consideravelmente menor durante o sono; por isso, a ação de limpeza da saliva sobre os dentes torna-se diminuída. Contudo, a diminuição do fluxo salivar decorrente de patologias gerais ou locais pode resultar em condições de hipossalivação, que, dependendo da intensidade, pode aumentar a suscetibilidade a infecções, cárie dentária e doença periodontal. Todavia, a sensação de boca seca é denominada "xerostomia".

CORRELAÇÕES CLÍNICAS

O fluxo salivar apresenta variações nos indivíduos sadios. Entretanto, é geralmente aceito que em adultos sadios e que não recebem medicação o fluxo salivar é de 0,3 a 0,5 mℓ/min, enquanto o fluxo salivar estimulado oscila entre 1,0 a 3,0 mℓ/min. Nessas condições, é considerada hipossalivação quando o fluxo salivar não estimulado está abaixo de 0,1 mℓ/min e menor de 0,7 mℓ/min sob estimulação.

Leitura adicional

Baker OJ. Current trends in salivary gland tight junctions. Tissue Barriers. 2016;4(3):e1162348.

Chibly AM, Aure MH, Patel VBN, Hoffman MP. Salivary gland function, development, and regeneration. Physiol Rev. 2022;102(3):1495-552.

Cutler LS. The role of extracellular matrix in the morphogenesis and differentiation of a salivary gland. Adv Dent Res. 1990;4:27-33.

Dale AC. Oral mucosa. In: Ten Cate, AR. Oral Histology: Development, structure and function. 5. ed. Missouri: Mosby; 1998.

Dawes C, Pedersen AM, Villa A, Ekström J, Proctor GB, Vissink A et al. The functions of human saliva: a review sponsored by the World Workshop on Oral Medicine VI. Arch Oral Biol. 2015 Jun;60(6):863-74.

Delgado WA, Arana-Chavez VE. Amyloid deposits in labial salivary glands identified by electron microscopy. J Oral Pathol Med. 1997;26:51-2.

Delporte C, Bryla A, Perret J. Aquaporins in salivary glands: From basic research to clinical applications. Int J Mol Sci. 2016;17(2):166.

Garrett JR, Kidd A. The innervation of salivary glands as revealed by morphological methods. Microsc Res Tech. 1993;26(1):75-91.

Hand AR. The secretory process of salivary glands and pancreas. In: Ultrastructure of the extraparietal glands of the digestive tract. Riva A, Motta PM, eds. Boston: Kluwer Academic Publishers, Boston; 1990. p. 1.

Hauser BR, Hoffman MP. Regulatory mechanisms driving salivary gland organogenesis. Curr Top Dev Biol. 2015;115:111-30.

Kikuchi K, Kawedia J, Menon AG, Hand AR. The structure of tight junctions in mouse submandibular gland. Anat Rec (Hoboken). 2010;293(1):141-9.

Martins MD, Araujo VC, Raitz R, Araujo NS. Expression of cytoskeletal proteins in developing human minor salivary glands. Eur J Oral Sci. 2002;110:316-21.

Nicolau J. Fundamentos de bioquímica oral. Rio de Janeiro: Guanabara Koogan; 2008.

Paula F, Teshima THN, Hsieh R, Souza MM, Nico MMS, Lourenco SV. Overview of human salivary glands: Highlights of morphology and developing processes. Anat Rec (Hoboken). 2017 Jul;300(7):1180-1188.

Pedersen A, Sørensen CE, Proctor GB, Carpenter GH. Salivary functions in mastication, taste and textural perception, swallowing and initial digestion. Oral Dis. 2018;24(8):1399-1416.

Proctor GB. The physiology of salivary secretion. Periodontol 2000. 2016;70(1):11-25.

Redman EW. Myoepithelium of salivary glands. Microsc Res Tech. 1994;27(1):25-45.

Riva A, Lantini MS, Testa Riva F. Normal human salivary glands. In: Ultrastructure of the extraparietal glands of the digestive tract. Riva A, Motta PM, eds. Boston: Kluwer Academic Publishers; 1990. p. 53.

Sequeira SJ, Larsen M, DeVine T. Extracellular matrix and growth factors in salivary gland development. Front Oral Biol. 2010;14:48-77.

Taga R, Sesso A. Postnatal development of the rat sublingual glands. A morphometric and radioautographic study. Arch Histol Cytol. 1998;61(5):417-26.

Tandler B. Structure of mucous cells in salivary glands. Microsc Res Tech. 1993;26(1):49-56.

Tandler B. Structure of the duct system in mammalian major salivary glands. Microsc Res Tech. 1993;26(1):57-74.

Tandler B, Phillips CJ. Structure of serous cells in salivary glands. Microsc Res Tech. 1993;26(1):32-48.

CAPÍTULO 6
Odontogênese

Todos os dentes seguem um processo similar de desenvolvimento.

Apesar de cada dente se desenvolver como uma estrutura independente e de tipos dentários morfologicamente diferentes, isto é, incisivos, caninos, pré-molares e molares formarem-se finalmente, o processo de desenvolvimento do dente, denominado "odontogênese", é basicamente o mesmo. Inicia-se como resultado da interação do epitélio oral com o ectomesênquima subjacente, originando a banda epitelial primária e, em seguida, a lâmina dentária. Os germes dentários seguem, subsequentemente, as fases de botão, capuz, campânula, coroa e raiz. A formação específica dos diversos tecidos que constituirão o dente e suas estruturas de suporte, entretanto, inicia-se a partir da campânula. Desse modo, esses processos recebem denominações também específicas. Assim, dentinogênese, amelogênese, cementogênese e osteogênese correspondem, respectivamente, à formação de dentina, esmalte, cemento e osso. Como esses processos particulares serão discutidos em detalhes mais adiante, nos Capítulos 7, 8 e 9, serão mencionados neste apenas alguns aspectos gerais, com o intuito de apresentar uma visão ampla do processo de odontogênese.

Lâmina dentária e lâmina vestibular

Células que migram da crista neural constituem o ectomesênquima.

No embrião humano, a cavidade oral primitiva ou estomódeo é revestida pelo ectoderma, um delgado epitélio. Por volta do 22º dia, este epitélio entra em contato com o endoderma que reveste o intestino anterior, formando-se, assim, a membrana bucofaríngea, que persiste até aproximadamente o 27º dia de desenvolvimento embrionário, quando então sofre desintegração. Dessa maneira, fica estabelecida a comunicação entre o estomódeo e a faringe e o restante do tubo digestivo. Nessa fase, a cavidade oral primitiva é revestida por um epitélio de apenas duas ou três camadas de células, que recobre um tecido que está sendo invadido por uma população de células de origem ectodérmica geradas nas cristas neurais (Figura 6.1). Essas células migram lateralmente quando as pregas neurais dobram, chegando até as regiões do futuro crânio e da face. Uma vez nos locais, esse tecido de origem neural e, portanto, ectodérmico, passa a se comportar como um mesênquima, originando estruturas de natureza conjuntiva – daí, sua denominação ectomesênquima. Fatores de sinalização, um deles uma molécula chamada ectodisplasina, induzem na 5ª semana de vida intrauterina células do epitélio oral primitivo, que possuem o receptor Edar. Assim, delimita-se uma região em forma de ferradura em que irão se formar os arcos dentários, onde o epitélio começa a proliferar, invadindo o ectomesênquima subjacente e produzindo uma banda epitelial contínua – a banda epitelial primária (Figura 6.2). A partir desse momento, ocorrem interações do epitélio com o ectomesênquima. Ainda não se pode afirmar que as células da crista neural sejam pré-programadas para isso antes da sua migração ou se adquirem a especificidade nos locais definitivos.

A banda epitelial primária subdivide-se nas lâminas vestibular e dentária.

O cordão epitelial, antes denominado "muro mergulhador", sofre, quase imediatamente após sua formação, uma bifurcação, resultando em duas populações epiteliais proliferativas que seguem a mesma forma dos arcos, correndo, portanto, uma paralela à outra. A banda epitelial situada do lado externo, ao continuar sua proliferação, e aumentar, com isso, o número de suas células, tem as centrais degeneradas, dando lugar a uma fenda que constituirá o futuro fundo de saco do sulco vestibular, localizada entre a bochecha/lábios e os futuros arcos dentários. Por essa razão, essa subdivisão externa da banda epitelial primária denomina-se "lâmina vestibular". A proliferação epitelial situada medialmente à anterior é responsável pela formação dos dentes e denomina-se, portanto, "lâmina dentária", representando o futuro arco dentário. Nessa estrutura epitelial, a proliferação celular continua, levando a um aprofundamento maior no ectomesênquima do que a lâmina vestibular (Figura 6.3). Esse fenômeno é decorrente, em parte, da modificação da orientação do fuso mitótico das células em divisão: o fuso torna-se perpendicular ao epitélio oral, e, dessa maneira, as células-filhas sobrepõem-se, invadindo cada vez mais o ectomesênquima. Por esse motivo, entre a 6ª e a 7ª semanas, pouco tempo depois da subdivisão da banda epitelial primária, observa-se apenas a lâmina dentária, em razão do rápido estabelecimento do sulco vestibular. Assim sendo, a lâmina dentária permanece como uma proliferação epitelial em forma de ferradura, seguindo uma orientação perpendicular à superfície do epitélio oral, como a

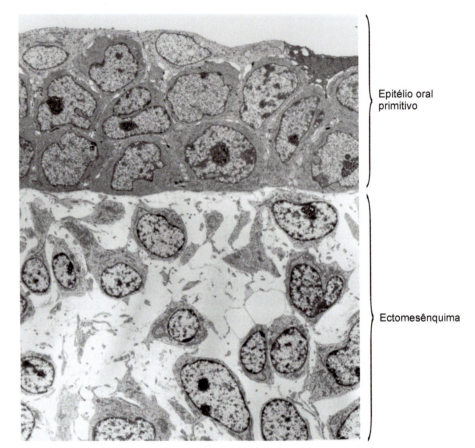

FIGURA 6.1 Mucosa de revestimento da cavidade oral primitiva (MET).

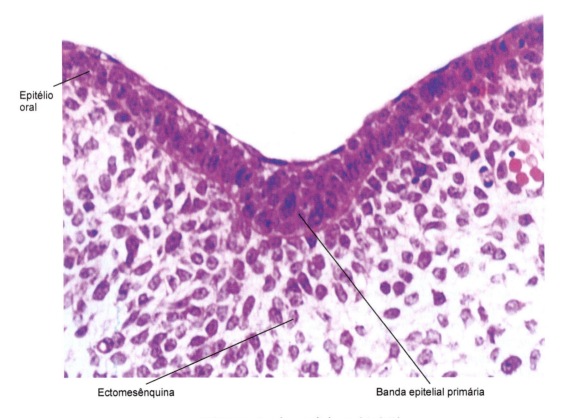

FIGURA 6.2 Banda epitelial primária (ML).

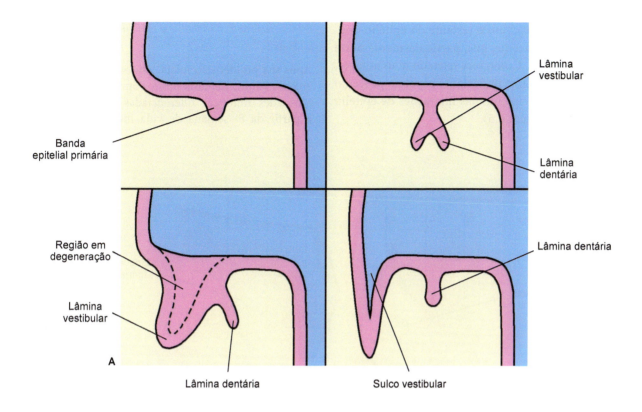

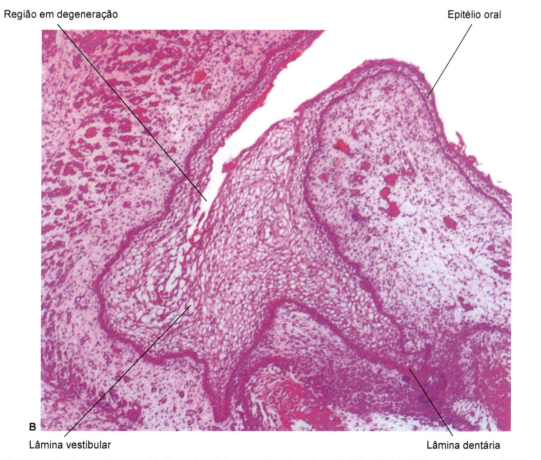

FIGURA 6.3 **A.** Formação das lâminas vestibular e dentária a partir da banda epitelial primária. **B.** Formação do sulco vestibular (ML).

banda epitelial primária, porém aprofundando-se mais no ectomesênquima (Figura 6.4). As células mais internas da lâmina dentária têm, como o restante do epitélio oral, uma lâmina basal subjacente, que, particularmente neste local, é muito dinâmica. Como será relatado mais adiante, a lâmina basal desempenha importante papel no processo de odontogênese, participando nas interações de epitélio e ectomesênquima (Figura 6.5).

Fase de botão

A fase de botão representa o verdadeiro início da formação de cada dente.

Após sua proliferação inicial uniforme ao longo dos futuros arcos, a lâmina dentária passa a apresentar, em alguns locais, atividades mitóticas diferenciadas. Como resultado disso, a partir da 8ª semana de vida intrauterina, em cada arco

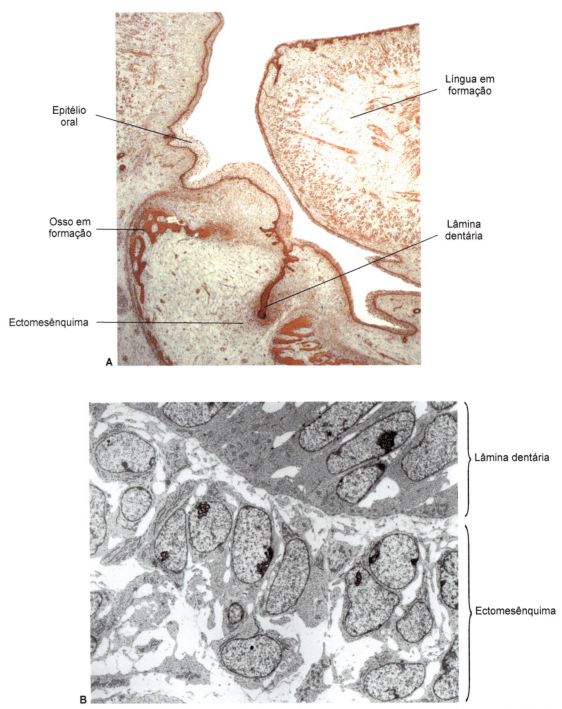

FIGURA 6.4 A. Lâmina dentária (ML). **B.** Interface das células epiteliais da lâmina dentária com o ectomesênquima (MET). (**A**, cortesia do Dr. A. Nanci.)

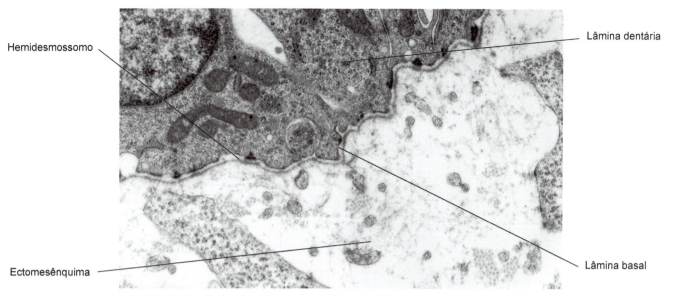

FIGURA 6.5 Lâmina basal entre as células epiteliais e o ectomesênquima (MET).

originam-se dez pequenas esférulas que invadem o ectomesênquima, representando o início da formação dos germes dos dentes decíduos. Nelas, as células epiteliais apresentam aspecto normal, embora, após cuidadosa observação, seja possível diferenciar as células cúbicas ou cilíndricas baixas da periferia das células poligonais do centro. Costumam-se observar numerosas imagens de mitose, fato que reflete sua alta atividade proliferativa. Por sua vez, o ectomesênquima subjacente apresenta nesta fase, denominada "botão", uma discreta condensação de suas células em torno da parte mais profunda da esférula epitelial (Figura 6.6). Nessa região do ectomesênquima condensado, aparecem duas importantes moléculas, a glicoproteína tenascina e o sindecan-1, um proteoglicano rico em sulfato de heparana. O aparecimento de tenascina e sindecan-1 é regulado por sinais a partir das células em proliferação do botão epitelial. As duas moléculas interagem tanto com as próprias células ectomesenquimais e com outros elementos da matriz extracelular quanto com fatores de crescimento, especialmente com o fator de crescimento de fibroblastos (FGF).

> **CORRELAÇÕES CLÍNICAS**
>
> Apesar de os dentes decíduos começarem sua formação a partir da lâmina dentária, a época de estabelecimento do botão não é necessariamente a mesma para todos. Por isso, em certa fase do desenvolvimento, apenas alguns botões são observados na lâmina dentária.

Fase de capuz

A fase de capuz caracteriza-se por intensa proliferação das células epiteliais.

Com a continuação da proliferação epitelial, o botão não continua a crescer uniformemente, apresentando, portanto, um crescimento desigual que o leva a adotar uma forma que se assemelha a um boné, razão pela qual esta fase é chamada de "capuz". No centro da sua parte mais profunda, o capuz epitelial apresenta uma concavidade, sob a qual é observada maior concentração de células ectomesenquimais do que a visualizada no estágio anterior (Figura 6.7). Embora haja algumas células em divisão no ectomesênquima (Figura 6.8), provavelmente a razão para o aumento da condensação seja a interação célula-matriz extracelular, na qual a tenascina e o sindecan-1 continuam desempenhando importante papel. Como o botão epitelial está em ativa proliferação, possivelmente a maior condensação ectomesenquimal seja, em parte, fisicamente responsável pela concavidade inferior do capuz: é provável que a resistência criada pela condensação ectomesenquimal localizada na parte central faça com que a proliferação epitelial do botão resulte principalmente no crescimento da sua borda (Figura 6.9).

O germe dentário é constituído pelo órgão do esmalte e pela papila dentária.

Uma vez estabelecida a fase de capuz, observam-se vários componentes no germe dentário (Figura 6.10). A porção epitelial, que, a partir desta fase, apresenta várias regiões distintas, denomina-se "órgão do esmalte", pois é responsável pela formação do esmalte dentário. Assim, ao observar essa porção epitelial, distingue-se uma camada única e contínua de células que constitui a periferia do órgão do esmalte. As células localizadas na concavidade adjacente à condensação ectomesenquimal constituem o epitélio interno do órgão do esmalte, enquanto as células localizadas na convexidade externa do capuz epitelial constituem o epitélio externo do órgão do esmalte. As células que ficam na região central do órgão do esmalte, entre o epitélio interno e o externo, vão se separando umas das outras, observando-se, entre elas, maior quantidade de substância fundamental rica em proteoglicanos. Desse modo, essas células adotam uma forma estrelada, com vários prolongamentos que estabelecem contatos entre si pelos desmossomos (Figura 6.11). Em razão da forma das células, essa porção central do órgão do esmalte é chamada de "retículo estrelado".

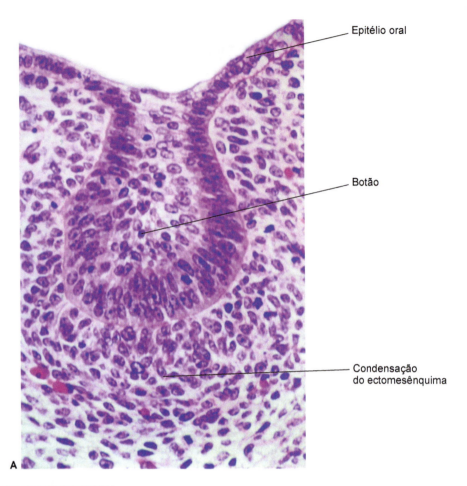
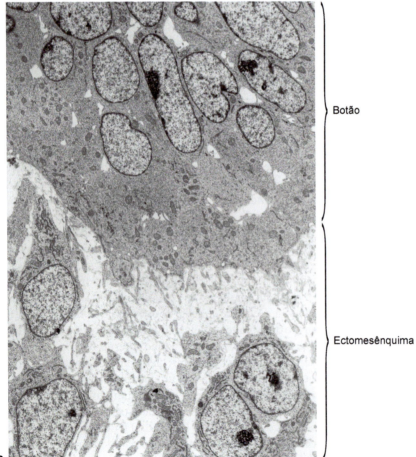

FIGURA 6.6 Fase de botão. **A.** Condensação do ectomesênquima em torno do botão (ML). **B.** Interface das células do botão epitelial com o ectomesênquima (MET).

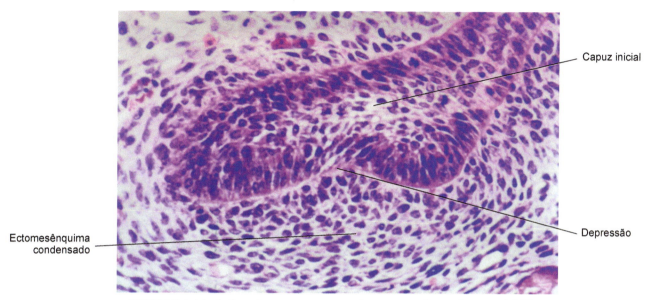

FIGURA 6.7 Início da fase de capuz em que se observa uma depressão central (ML).

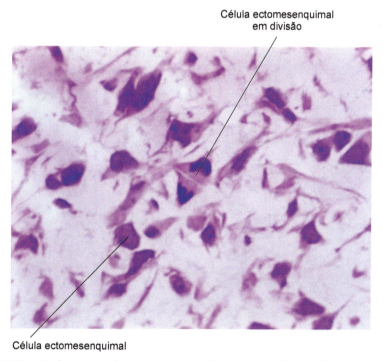

FIGURA 6.8 Região do ectomesênquima condensado em que se observa divisão celular (ML).

Ao mesmo tempo, o ectomesênquima aumenta seu grau de condensação de maneira que se observa claramente massa de células muito próximas umas das outras. Essa condensação celular, denominada "papila dentária" a partir desta fase do desenvolvimento, é responsável pela formação da dentina e da polpa (Figura 6.10).

O folículo dentário rodeia completamente o germe dentário.

Ainda nesta fase de capuz, o ectomesênquima que rodeia tanto o órgão do esmalte quanto a papila dentária sofre uma condensação de modo que suas células se alinham em torno do germe em desenvolvimento, formando uma cápsula que o separa do restante do ectomesênquima da maxila e da mandíbula (Figura 6.10). Essa condensação periférica, chamada de "folículo ou saco dentário", é a responsável pela formação do periodonto de inserção do dente, isto é, do cemento, do ligamento periodontal e do osso alveolar. Ainda nessa fase, capilares penetram o folículo dentário, especialmente na região adjacente ao epitélio externo do órgão do esmalte. Assim, a nutrição da porção epitelial do germe dentário provém da vascularidade do folículo (Figura 6.12).

108 Histologia e Embriologia Oral

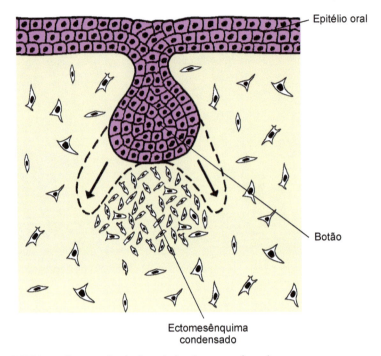

FIGURA 6.9 Progressão da fase de botão para a fase de capuz.

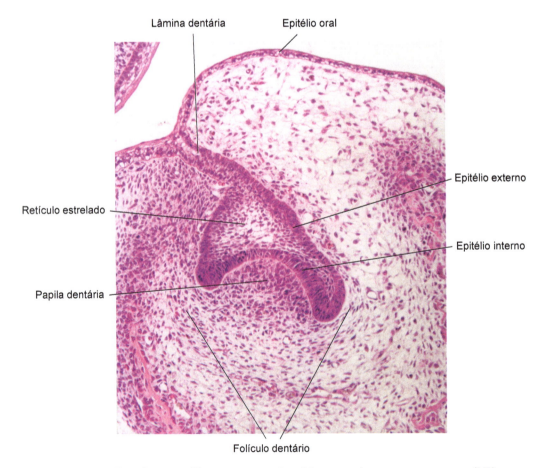

FIGURA 6.10 Fase de capuz. Observe o germe dentário com todos seus componentes (ML).

Capítulo 6 · Odontogênese 109

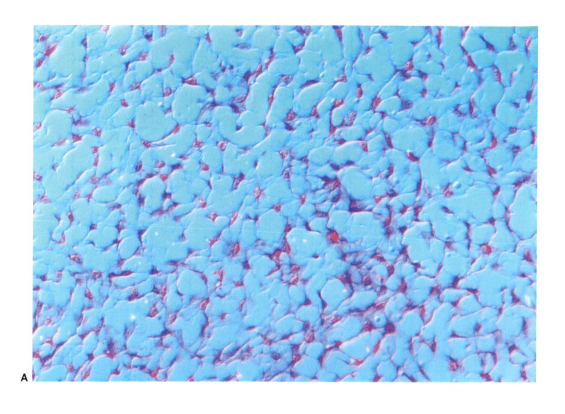
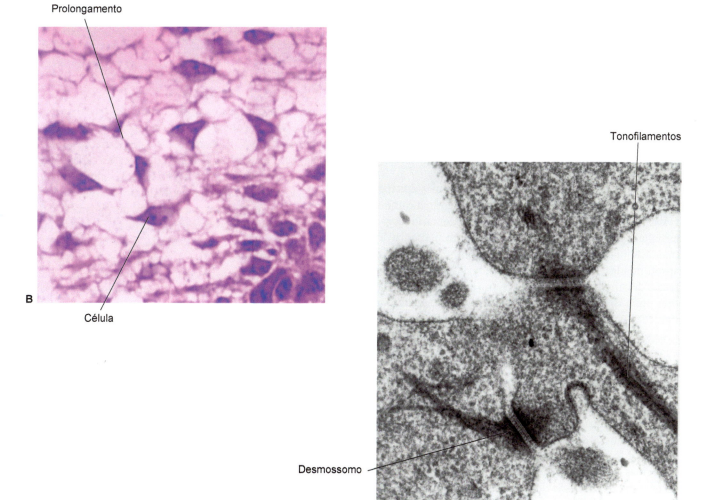

FIGURA 6.11 Retículo estrelado do órgão do esmalte (**A**) e os vários prolongamentos celulares que estabelecem contatos entre si (**B**), formando junções do tipo desmossomo (**C**). **A**, ML-Nomarski; **B**, ML; **C**, MET.

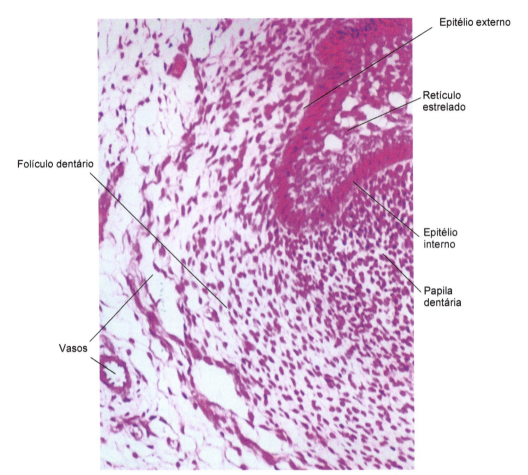

FIGURA 6.12 Parte do germe na fase de capuz circundado pelo folículo dentário (ML).

Fase de campânula

Os processos de morfogênese e diferenciação celular iniciam-se na fase de campânula.

Após a fase de capuz, a proliferação das células epiteliais e, portanto, o crescimento do órgão do esmalte vão diminuindo. Nessa nova fase, a parte epitelial do germe dentário (órgão do esmalte) apresenta o aspecto de um sino com sua concavidade mais acentuada e, consequentemente, com suas margens mais aprofundadas. Essa aparência morfológica outorga a denominação de campânula a essa fase (Figura 6.13). Todavia, quando diminui a divisão celular tanto no órgão do esmalte quanto nas células ectomesenquimais, ocorre a diferenciação das diversas células do germe dentário. Dessa maneira, esta fase é também denominada "fase de morfo e histodiferenciação".

Os epitélios externo e interno formam a alça cervical.

Na porção epitelial, a região central correspondente ao retículo estrelado continua a crescer em volume por causa do aumento da distância entre as células e seus prolongamentos. Esse fenômeno é provocado pela maior quantidade de água, associada a outras moléculas, como os proteoglicanos (Figura 6.14). As células do epitélio externo do órgão do esmalte são achatadas, tornando-se pavimentosas; as do epitélio interno, por sua vez, alongam-se, constituindo células cilíndricas baixas com núcleo central e citoplasma contendo ribossomos livres, poucas cisternas de retículo endoplasmático rugoso e complexo de Golgi, o qual ocupa o lado oposto à papila dentária. Além dessas modificações nas diversas estruturas do órgão do esmalte, nessa fase aparecem, entre o epitélio interno e o retículo estrelado, duas ou três camadas de células pavimentosas que constituem o estrato intermediário, que participa, acredita-se, na formação do esmalte (Figura 6.15). Por outro lado, na campânula, na região em que os epitélios externo e interno do órgão do esmalte se encontram, no nível da borda do sino, forma-se um ângulo agudo. Essa região, chamada de alça cervical (Figura 6.16), é o local em que, por volta do final da fase de coroa, tanto as células do epitélio externo quanto as do interno irão proliferar para constituir a bainha radicular de Hertwig, que induz a formação da raiz do dente. No órgão do esmalte, as células dos diferentes grupos apresentam-se ligadas entre si por junções intercelulares do tipo comunicante (*gap*) e desmossomos. Todavia, a lâmina basal, que se forma nas primeiras fases da odontogênese, rodeia o órgão do esmalte no seu contorno total, separando as células dos epitélios externo e interno do órgão do esmalte, do folículo e da papila, respectivamente.

Na papila dentária, as células ectomesenquimais apresentam-se indiferenciadas na sua região central, com finas fibrilas colágenas ocupando a matriz extracelular, junto aos componentes não colágenos, como proteoglicanos, glicosaminoglicanos, glicoproteínas etc. (Figuras 6.17 e 6.18). Além disso, os capilares inicialmente encontrados no folículo dentário começam também a penetrar, durante esta fase, a papila dentária, aparecendo em grande número entre as células.

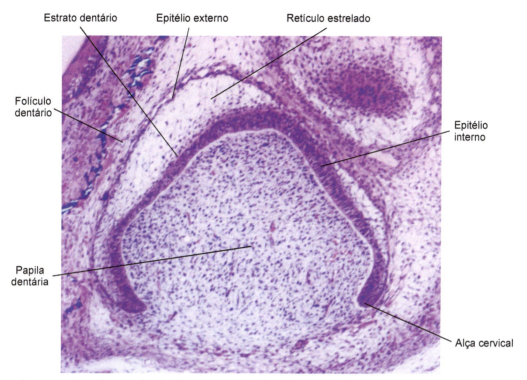

FIGURA 6.13 Fase de campânula. Observe o germe dentário com todos os seus componentes (ML).

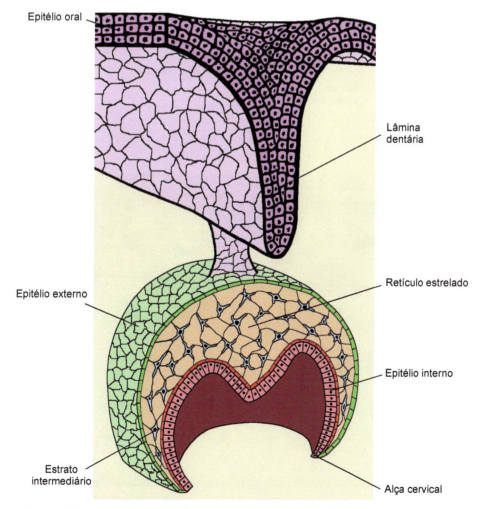

FIGURA 6.14 Germe dentário na fase de campânula e sua relação com a lâmina dentária.

112 Histologia e Embriologia Oral

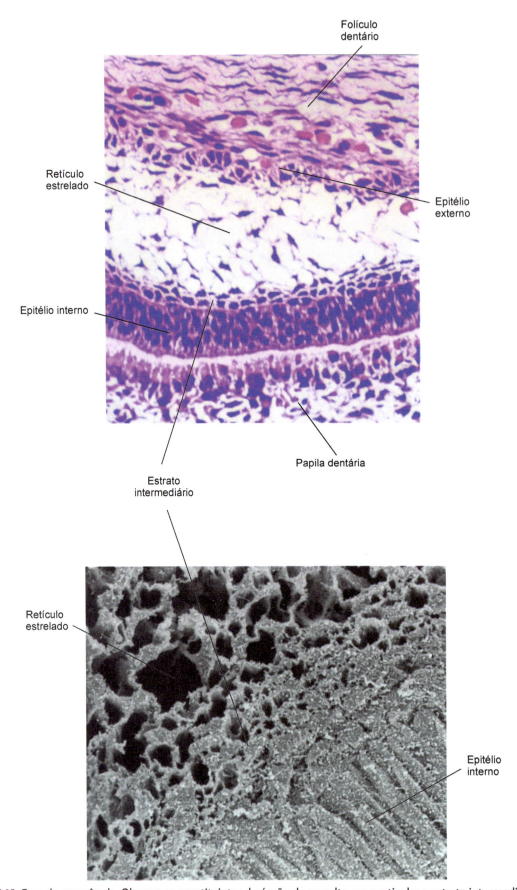

FIGURA 6.15 Fase de campânula. Observe os constituintes do órgão do esmalte, em particular o estrato intermediário (ML).

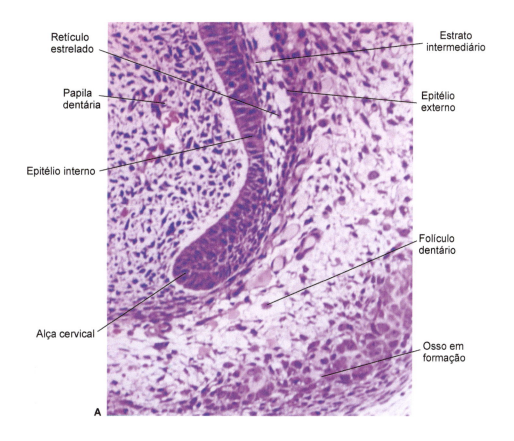

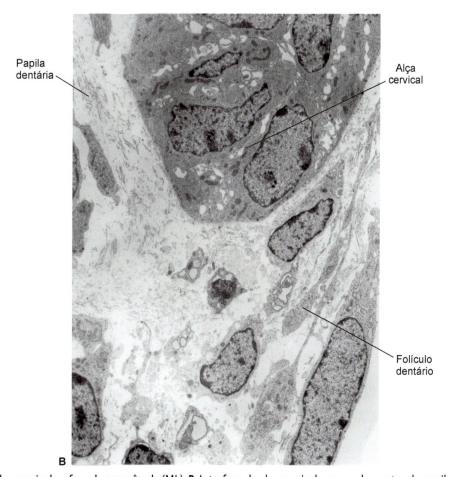

FIGURA 6.16 **A.** Região da alça cervical na fase de campânula (ML). **B.** Interface da alça cervical com os elementos da papila e do folículo (MET).

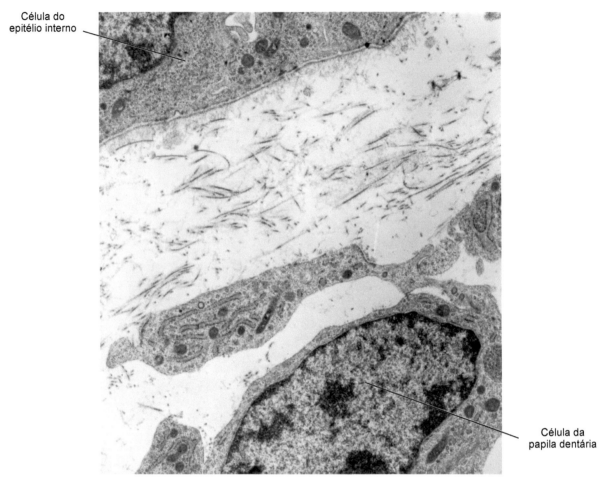

FIGURA 6.17 Fase de campânula. Interface das células do epitélio interno do órgão do esmalte com a papila dentária (MET).

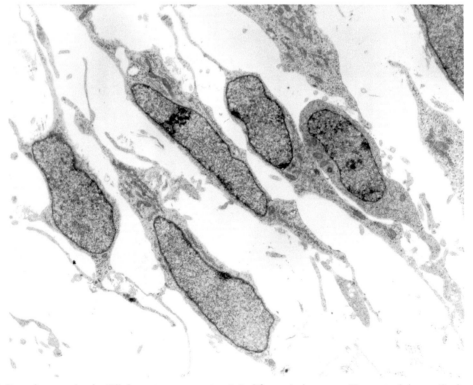

FIGURA 6.18 Fase de campânula. Células ectomesenquimais indiferenciadas na região central da papila dentária (MET).

O germe dentário separa-se da lâmina dentária e do epitélio oral.

O folículo dentário torna-se mais evidente, pois passa a envolver o germe dentário por completo, inclusive na extremidade oclusal. Nesta fase, a porção da lâmina dentária, entre o órgão do esmalte e o epitélio bucal, desintegra-se. Além disso, em geral, o osso do processo alveolar em formação acaba rodeando completamente o folículo dentário, constituindo a cripta óssea (Figura 6.19). O dente em desenvolvimento separa-se do epitélio oral, porém, grupos de células epiteliais da lâmina permanecem nos pertuitos ósseos, nesta região, formando o gubernáculo ou canal gubernacular, que desempenhará importante papel na erupção (ver Capítulo 10).

A formação de dobras no epitélio interno determina a forma da coroa do dente.

Na fase de campânula, verificam-se alguns fenômenos morfogenéticos que levam à determinação da forma da coroa do futuro dente. Isso se deve à formação de dobras no epitélio interno do órgão do esmalte nos locais em que as primeiras células cessam sua atividade mitótica, antes da diferenciação em ameloblastos, e também ao fato de que a alça cervical permanece fixa. Como o restante das células do epitélio interno continua se dividindo por mais algum tempo, o aparecimento de novas células resultantes das sucessivas mitoses ocasiona uma força no epitélio interno em direção aos pontos nos quais não há mais divisão. Mais tarde, quando a atividade mitótica das células vai terminando sequencialmente a partir dos vértices das cúspides, em direção à alça cervical, as vertentes das cúspides vão se delineando, estabelecendo, assim, a forma da futura coroa do dente (Figura 6.20). Além disso, nesta fase aparecem acúmulos de células epiteliais na região correspondente ao estrato intermediário, nos futuros vértices das cúspides, formando o denominado "nó do esmalte", o qual tem sido relacionado com o fenômeno de determinação da forma da coroa dos dentes.

A dentinogênese inicia-se antes da amelogênese.

Após esses eventos, as células de epitélio interno localizadas nos vértices das cúspides, até então cilíndricas baixas com núcleo próximo à lâmina basal, tornam-se cilíndricas altas. O seu núcleo passa a se localizar do lado oposto à papila dentária. Após esse fenômeno, denominado "inversão da polaridade", essas células se denominam "pré-ameloblastos". Nesse momento, na papila dentária adjacente, as células ectomesenquimais da região periférica, sob influência dos pré-ameloblastos, param de se dividir, aumentam de tamanho e começam sua diferenciação em odontoblastos, passando a secretar a primeira camada de matriz de dentina – a dentina do manto (Figura 6.21).

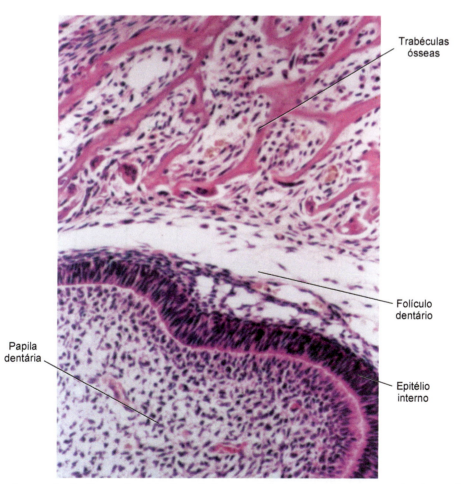

FIGURA 6.19 Fase de campânula. Germe dentário circundado por trabéculas ósseas do processo alveolar em formação (ML).

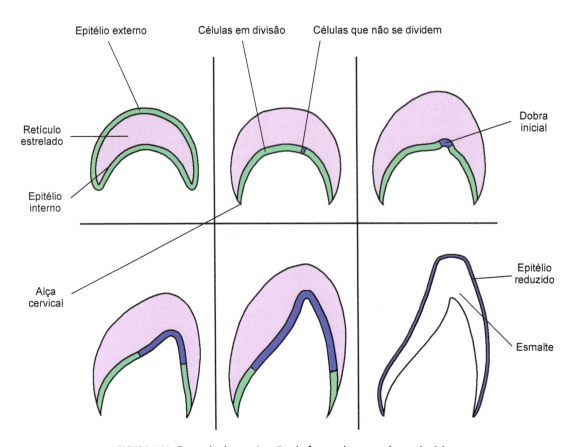

FIGURA 6.20 Fases da determinação da forma da coroa de um incisivo.

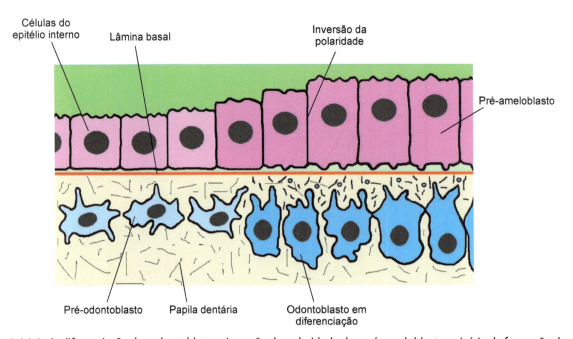

FIGURA 6.21 Fases iniciais da diferenciação dos odontoblastos, inversão da polaridade dos pré-ameloblastos e início da formação da dentina do manto.

Essa matriz dentinária, cujo componente mais abundante é o colágeno tipo I, e contatos entre odontoblastos e pré-ameloblastos desencadeiam a diferenciação final destes em ameloblastos, os quais sintetizam e secretam a matriz orgânica do esmalte – que também é, basicamente, proteica, porém de natureza não colágena.

A indução recíproca resulta na diferenciação de odontoblastos e ameloblastos.

Em resumo, esses eventos começam nos locais correspondentes às futuras cúspides do dente e progridem sequencialmente, descendo pelas vertentes das cúspides até a região da alça cervical. A diferenciação dos odontoblastos é induzida, com participação da lâmina basal, pelas células do epitélio interno do órgão do esmalte, que, após a inversão da sua polaridade, denominam-se "pré-ameloblastos". Em estágio posterior, com a primeira camada de dentina, completa-se a diferenciação dos pré-ameloblastos que se tornam, assim, ameloblastos. Diversos produtos, como fatores de crescimento, fatores de transcrição, moléculas de adesão, integrinas e elementos da matriz extracelular, participam das várias interações epitélio-ectomesênquima durante todo o processo de odontogênese (Figura 6.22), particularmente na diferenciação celular que ocorre na fase de campânula. As interações, juntas, constituem o fenômeno conhecido como indução recíproca.

Fase de coroa

A dentinogênese e a amelogênese ocorrem na fase de coroa.

A fase de coroa é denominada também "fase avançada de campânula" e corresponde à deposição de dentina e esmalte da coroa do futuro dente. Essa fase progride, como foi mencionado anteriormente, desde os locais correspondentes às cúspides para a região cervical. Portanto, embora nesta fase ocorram também os eventos de diferenciação, estes não se restringem aos locais das futuras cúspides, mas podem ser observados ao longo das vertentes. Isso significa que, em um mesmo germe dentário, poderão ser observadas, na região próxima à alça cervical, zonas nas quais células do epitélio interno do órgão do esmalte se mantêm como tais, ou seja, não sofreram ainda inversão da sua polaridade. Todavia, se for examinada uma região adjacente na mesma vertente, porém mais próxima da cúspide, observam-se pré-ameloblastos; já na papila, os pré-odontoblastos começam sua diferenciação

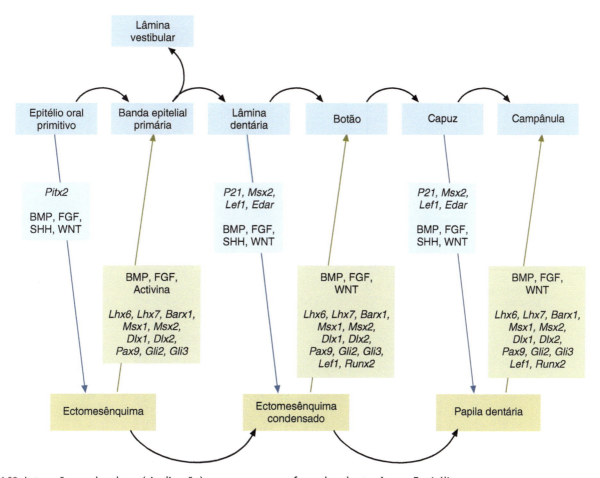

FIGURA 6.22 Interações moleculares (sinalização) que ocorrem nas fases da odontogênese. Em itálico, aparecem os genes expressos e os fatores de transcrição, enquanto em letras maiúsculas aparecem as proteínas/glicoproteínas secretadas.

para se tornarem odontoblastos. Examinando, ainda, regiões adjacentes na mesma direção, odontoblastos secretam os constituintes da matriz orgânica da primeira camada de dentina, representando, portanto, um estágio posterior. Assim, observam-se estágios cada vez mais avançados, quanto mais próxima da cúspide for a região examinada (Figura 6.23).

A formação da dentina é centrípeta enquanto a do esmalte é centrífuga.

A fase de coroa caracteriza-se pela deposição de dentina, de fora para dentro do germe dentário, e de esmalte, de dentro para fora. Os eventos específicos correspondentes à dentinogênese e à amelogênese serão discutidos em detalhes nos Capítulos 7 e 8, sobre dentina e esmalte.

Fase de raiz

Proliferação celular na alça cervical origina o diafragma epitelial e a bainha radicular de Hertwig.

Como já foi mencionado, durante a formação da porção coronária do dente, é necessário que células epiteliais (do epitélio interno do órgão do esmalte) induzam as células ectomesenquimais (da papila dentária) a se diferenciarem em odontoblastos. Uma vez que a porção radicular do dente também é constituída por dentina, é preciso que células de origem epitelial deem início ao processo de diferenciação dos odontoblastos. Ao final da fase de coroa, quando os eventos de diferenciação alcançam a região da alça cervical, os epitélios interno e externo do órgão do esmalte que

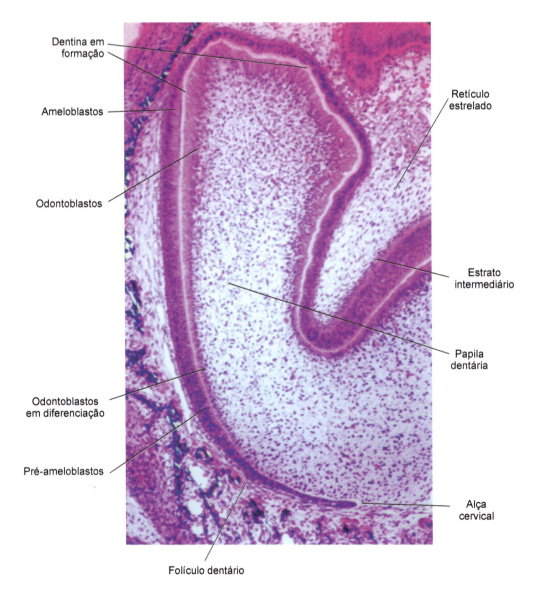

FIGURA 6.23 Fase de coroa em que se observa a diferenciação progressiva de odontoblastos e ameloblastos em relação à futura cúspide (ML).

constituem a alça proliferam em sentido apical para induzir a formação da raiz do dente. As células resultantes da proliferação não se aprofundam verticalmente, talvez em razão do folículo dentário e do folículo do osso da base da cripta que rodeiam a base do germe dentário. Por esse motivo, o epitélio resultante da proliferação das duas camadas da alça cervical sofre uma dobra, constituindo o diafragma epitelial.

Como não há aprofundamento no sentido vertical, a região proliferativa fica restrita à dobra que se continua com o diafragma epitelial. A partir desse momento, as células epiteliais continuam a proliferar, originando outra estrutura: a bainha epitelial radicular de Hertwig (Figura 6.24). Desse modo, as duas estruturas, bainhas radiculares e diafragma epitelial, são contínuas e constituídas pelas mesmas células.

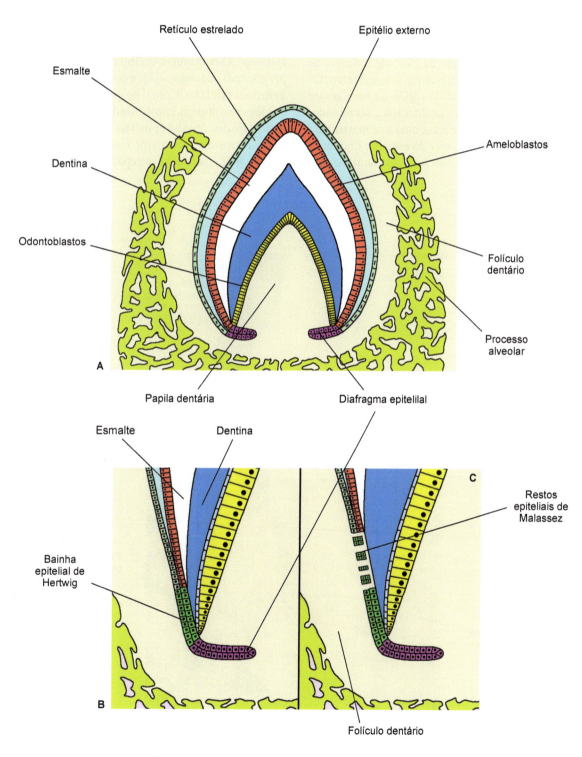

FIGURA 6.24 Sequência dos eventos iniciais da fase de raiz.

A fase de raiz ocorre enquanto o dente erupciona.

Como a continuação da proliferação da bainha coincide com o início do processo de erupção dentária, enquanto vai sendo formada a raiz do dente, o germe dentário movimenta-se no sentido coronário (Figura 6.25). Antigamente, acreditava-se que a proliferação da bainha durante a formação da raiz ocorresse no sentido apical, com aprofundamento gradual em direção ao futuro ápice radicular.

Os restos epiteliais de Malassez originam-se da fragmentação da bainha de Hertwig.

Para a formação da dentina radicular, as células da camada interna da bainha radicular de Hertwig induzem as células ectomesenquimais da papila dentária a se diferenciarem em odontoblastos. As células da região da bainha que exerceram a indução cessam sua proliferação, secretando, sobre a dentina radicular em formação, uma fina matriz cuja composição é similar à matriz inicial do esmalte. Enquanto isso, os odontoblastos recém-diferenciados formam dentina radicular, aumentando gradualmente o comprimento da raiz. Uma vez que apenas as células da bainha localizadas imediatamente adjacentes ao diafragma epitelial continuam proliferando, enquanto as mais afastadas, que já induziram a diferenciação dos odontoblastos, não mais se dividem, gera-se uma defasagem em relação ao crescimento da raiz. A contínua formação de dentina e a parte da bainha que não acompanha esse crescimento são responsáveis por esse fato. Por essa razão, apenas a porção mais apical da bainha de Hertwig continua em contato com a raiz. No restante da bainha, localizado mais cervicalmente, aparecem espaços devido ao aumento da superfície de dentina radicular subjacente, fenômeno denominado "fragmentação da bainha de Hertwig". O contínuo crescimento da raiz provoca aumento progressivo dos espaços, que coalescem, reduzindo a bainha a cordões celulares. Com o progresso dessa fragmentação, os cordões se rompem, constituindo grupos isolados de células, denominados "restos epiteliais de Malassez" (Figura 6.26). Esses restos aparecem nos cortes histológicos como grupos de três a seis células separadas da matriz extracelular

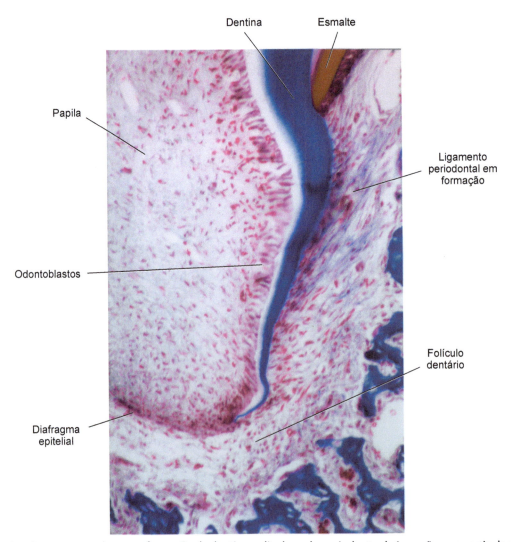

FIGURA 6.25 Fase de raiz em que se observa a formação da dentina radicular e do periodonto de inserção, em particular o ligamento periodontal (ML).

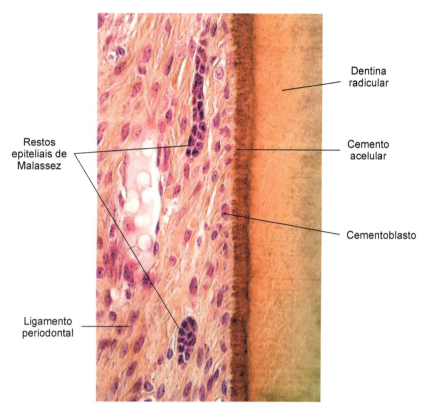

FIGURA 6.26 Restos epiteliais de Malassez próximo à raiz do dente (ML).

do ligamento periodontal por uma lâmina basal contínua. Essas células epiteliais têm poucas organelas, refletindo seu aparente estado inativo.

CORRELAÇÕES CLÍNICAS

Em casos de alterações patológicas do ligamento periodontal, as células dos restos epiteliais de Malassez podem se tornar ativas e proliferar. Desse modo, podem originar cistos periodontais, laterais ou apicais, segundo sua localização.

O periodonto de inserção é formado durante a fase de raiz.

A fase de raiz e, portanto, o processo de odontogênese propriamente dito são concluídos com a formação da dentina radicular, até o fechamento do ápice. Os tecidos que compõem o periodonto de inserção são também formados durante a fase de raiz. Por essa razão, é brevemente considerada neste capítulo a formação do cemento, do ligamento periodontal e do osso alveolar, embora a descrição detalhada seja apresentada no Capítulo 9.

Cemento, ligamento periodontal e osso alveolar são formados simultaneamente.

A fragmentação da bainha radicular epitelial torna possível o contato do folículo dentário com a dentina radicular em formação. Assim, após entrarem em contato com a dentina, as células ectomesenquimais do folículo diferenciam-se em cementoblastos, secretando a matriz orgânica do cemento. Simultaneamente, as células do lado externo do folículo diferenciam-se em osteoblastos, formando o osso alveolar, enquanto as da região central tornam-se principalmente fibroblastos e formam o ligamento periodontal. Dessa maneira, as fibras colágenas principais do ligamento são formadas ao mesmo tempo que o colágeno que constitui a matriz do cemento e do osso alveolar, possibilitando que as extremidades das fibras do ligamento, denominadas "fibras de Sharpey", fiquem inseridas quando o cemento e o osso se mineralizam.

O epitélio reduzido recobre o esmalte até a erupção se completar.

Enquanto ocorre a fase de raiz e o dente erupciona, na coroa, aumenta o teor de mineral do esmalte durante sua maturação pré-eruptiva. Então, o órgão do esmalte colapsa completamente, constituindo o epitélio reduzido do esmalte, recobrindo esse tecido até o aparecimento da coroa na cavidade oral. Após a completa erupção do dente, o epitélio reduzido contribui para a formação do epitélio juncional da gengiva.

Os dentes permanentes que têm predecessor decíduo desenvolvem-se a partir do broto do permanente.

A sequência do desenvolvimento dos tecidos dentários anteriormente descrita é idêntica para os dentes decíduos e permanentes. Os dentes permanentes que têm predecessor decíduo desenvolvem-se a partir de uma proliferação epitelial em relação à face palatina ou lingual do germe do decíduo, denominada "broto do permanente", cuja formação ocorre durante a fase de capuz do dente decíduo (Figura 6.27). Os molares permanentes, entretanto, desenvolvem-se diretamente da lâmina dentária original, que se estende posteriormente.

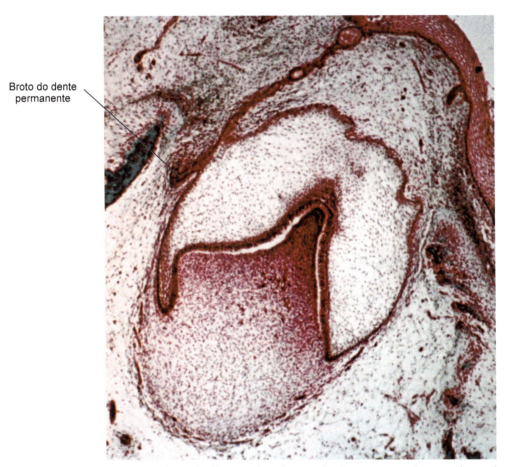

FIGURA 6.27 Germe dentário de um dente decíduo, em fase de campânula, em que se observa o broto do dente permanente (ML).

Leitura adicional

Baratella L, Arana-Chavez VE, Katchburian E. Apoptosis in the early involuting stellate reticulum of rat molar tooth germs. Anat Embryol. 1999;200(1):49-54.

Cerri PS, de Faria FP, Villa RG, Katchburian E. Light microscopy and computer three-dimensional reconstruction of the blood capillaries of the enamel organ of rat molar tooth germs. J Anat. 2004;204(Pt 3):191-5.

Cobourne MT, Sharpe PT. Tooth and jaw: molecular mechanisms of patterning in the first branchial arch. Arch Oral Biol. 2003;48(1):1-14.

Fleischmannova J, Matalova E, Sharpe PT, Misek I, Radlanski RJ. Formation of the tooth-bone interface. J Dent Res. 2010;89(2):108-15.

Foster BL. On the discovery of cementum. J Periodontal Res. 2017;52(4):666-685.

Koyama E, Wu C, Shimo T, Iwamoto M, Ohmori T, Kurisu K et al. Development of stratum intermedium and its role as a sonic hedgehog-signaling structure during odontogenesis. Dev Dyn. 2001;222(2):178-91.

Lesot H, Brook AH. Epithelial histogenesis during tooth development. Arch Oral Biol. 2009 Dec;54 Suppl 1:S25-33.

Li J, Parada C, Chai Y. Cellular and molecular mechanisms of tooth root development. Development. 2017;144(3):374-384.

Mina M, Kollar EJ. The induction of odontogenesis in non-dental mesenchyme combined with early murine mandibular arch epithelium. Arch Oral Biol. 1987;32(2):123-7.

Ruch JV. Tooth crown morphogenesis and cytodifferentiation: candid questions and critical comments. Connect Tissue Res. 1995;32(1-4):1-8.

Sharpe PT. Dental mesenchymal stem cells. Development. 2016;143(13):2273-80.

Ten Cate AR. The experimental investigation of odontogenesis. Int J Dev Biol. 1995;39(1):5-11.

Thesleff I. Epithelial-mesenchymal signaling regulating tooth morphogenesis. J Cell Sci. 2003;116(Pt 9):1647-8.

Thomas BL, Tucker AS, Ferguson C, Qiu M, Rubenstein JL, Sharpe PT. Molecular control of odontogenic patterning positional dependent initiation and morphogenesis. Eur J Oral Sci. 1998;106 Suppl 1:44-7.

Tompkins K. Molecular mechanisms of cytodifferentiation in tooth mammalian development. Connect Tissue Res. 2006;47(3):111-8.Ye Y, Jiang Z, Pan Y, Yang G, Wang Y. Role and mechanism of BMP4 in bone, craniofacial, and tooth development. Arch Oral Biol. 2022;140:105465.

CAPÍTULO 7
Complexo Dentina-Polpa

A dentina e a polpa são dois tecidos intimamente relacionados.

A dentina é um tecido mineralizado de natureza conjuntiva que constitui a maior parte da estrutura do dente, sendo recoberta pelo esmalte, na porção coronária, e pelo cemento, na porção radicular. A dentina aloja no seu interior um tecido conjuntivo não mineralizado – a polpa dentária – com o qual tem muitas características em comum referentes a origem, relação topográfica e função. Por essa razão, esses dois tecidos são intimamente relacionados, desde a fase de formação até que o dente esteja completamente formado, constituindo, dessa maneira, o complexo dentina-polpa.

A constituição orgânica e mineral da dentina é semelhante à do tecido ósseo.

A dentina é uma estrutura avascular que não apresenta células no seu interior. Apenas os prolongamentos dos odontoblastos estão dentro de túbulos que a percorrem desde a polpa até a junção amelodentinária, embora, como será visto posteriormente, eles não preencham a total extensão desses túbulos. Além dessas características, a dentina apresenta algumas semelhanças com o tecido ósseo. Todavia, a dureza da dentina, considerada um pouco maior que a do osso, é decorrente de seu maior conteúdo mineral, estimado em 70% do seu peso, na forma de hidroxiapatita. O restante da sua composição é constituído por aproximadamente 18% de matriz orgânica e 12% de água. Com relação ao volume, o mineral ocupa 45%, a matriz orgânica 30% e a água 25% (Figura 7.1). Embora a dureza da dentina seja maior que a do osso, ela é significativamente menor que a do esmalte que a recobre.

> **CORRELAÇÕES CLÍNICAS**
>
> Em razão de sua estrutura tubular e sua matriz rica em colágeno, a dentina é um tecido que tem certa resiliência ou "elasticidade"; por isso, desempenha importante papel na sustentação do esmalte, amortecendo um pouco as forças da mastigação e reduzindo, desse modo, a possibilidade de fraturas.

A dentina apresenta cor branco-amarelada, que é parcialmente observada desde o exterior em razão da translucidez do esmalte.

> **CORRELAÇÕES CLÍNICAS**
>
> A dentina é a principal responsável pela cor do dente. A cor amarelada da dentina torna-se geralmente mais intensa com o avançar da idade.

A polpa, por sua vez, é um tecido conjuntivo não mineralizado rodeado inteiramente pela dentina. A polpa se comunica com o ligamento periodontal, outro tecido conjuntivo, pelo forame apical e pelas foraminas acessórias.

> **CORRELAÇÕES CLÍNICAS**
>
> Algumas alterações, como a inflamação (pulpite) e a dor, são singulares na polpa dentária, se comparadas às dos outros tecidos conjuntivos, em razão de as paredes rígidas de dentina impossibilitarem sua expansão.

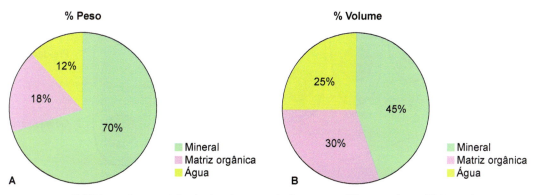

FIGURA 7.1 Composição da dentina em relação ao peso (**A**) e ao volume (**B**) (em %).

Desenvolvimento (dentinogênese)

A dentina e a polpa se originam da papila dentária.

Durante o processo de formação da dentina, denominado "dentinogênese", células da periferia da papila dentária (polpa primitiva) diferenciam-se em odontoblastos, que são as células responsáveis pela formação da dentina. O restante da papila dentária constitui a polpa no dente formado.

Durante a dentinogênese, duas etapas podem ser diferenciadas: a formação da dentina coronária e a formação da dentina radicular. Ainda convém diferenciar o momento inicial da dentinogênese, quando surge a primeira camada de dentina, denominada "dentina do manto", da formação do restante da dentina, chamada "circumpulpar". Contudo, o primeiro evento da dentinogênese é a diferenciação das células formadoras, os odontoblastos, a partir de células ectomesenquimais.

Diferenciação dos odontoblastos

Células ectomesenquimais da periferia da papila dentária se diferenciam em odontoblastos.

Conforme mencionado no Capítulo 6, a cavidade oral primitiva encontra-se revestida, antes do início da formação dos dentes, por duas ou três camadas de células epiteliais derivadas do ectoderma, as quais se apoiam sobre um tecido embrionário que apresenta características especiais em virtude de sua origem: células provenientes das cristas neurais migram muito cedo para estes locais, constituindo o ectomesênquima. Na sequência da odontogênese, as células do germe dentário sofrem sucessivas modificações, muitas das quais são decorrentes de fenômenos resultantes de interações epitélio-ectomesênquima.

Desse modo, após a formação da lâmina dentária, o germe dentário passa por várias fases de desenvolvimento. Durante as fases de botão e capuz, todas as células do epitélio interno do órgão do esmalte estão em contínua divisão, determinando o aumento de volume do germe dentário. Entretanto, uma vez estabelecida a fase de campânula, o germe praticamente para de crescer, tendo, a essa altura, todos os elementos celulares necessários para formar as estruturas dentárias. Assim, nos locais correspondentes às futuras cúspides coronárias, nas quais a dentina iniciará sua formação, a atividade mitótica interrompe-se e as células do epitélio interno do órgão do esmalte, originalmente cúbicas ou cilíndricas baixas, alongam-se, tornando-se francamente cilíndricas; o núcleo delas aparece, então, alinhado muito próximo ao estrato intermediário, e as células do epitélio interno passam a se chamar pré-ameloblastos. Nesta fase, as células da papila estão afastadas dos pré-ameloblastos, deixando uma estreita faixa acelular. As células ectomesenquimais da papila são pequenas, de forma fusiforme ou estrelada, com núcleo localizado centralmente em um citoplasma escasso que contém poucas organelas. A matriz extracelular da papila é constituída por abundante substância fundamental com poucas e finas fibrilas colágenas. Quase imediatamente após as modificações observadas nas células do epitélio interno, outras mudanças são observadas na papila dentária subjacente. As células ectomesenquimais da periferia da papila, agora chamadas também "pré-odontoblastos", aumentam de tamanho graças ao desenvolvimento de organelas de síntese e secreção de proteínas, diferenciando-se nas células que formarão a dentina, os odontoblastos. Com a diferenciação dos pré-odontoblastos e seu consequente aumento de volume, a faixa acelular é eliminada gradualmente, passando a ser ocupada pelos odontoblastos (Figuras 6.21 e 7.2).

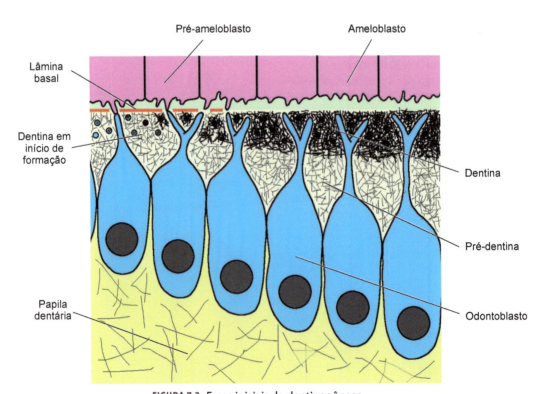

FIGURA 7.2 Fases iniciais da dentinogênese.

Os pré-ameloblastos induzem a diferenciação dos odontoblastos.

Muitos experimentos indicam que a diferenciação dos odontoblastos a partir das células ectomesenquimais indiferenciadas da papila dentária é iniciada pela influência das células alongadas do epitélio interno do órgão do esmalte. Pesquisas iniciais com heteroenxertos em mamíferos sugerem que o epitélio interno tem importante papel na diferenciação dos odontoblastos. Associações entre o órgão do esmalte e a papila dentária demonstram que a interação desses tipos celulares é absolutamente essencial para a diferenciação citológica e funcional tanto dos odontoblastos como dos ameloblastos. A ação do epitélio interno do órgão do esmalte sobre as células da papila dentária é mediada pela lâmina basal da interface epitélio-ectomesênquima (Figura 7.3). Quando observada ao microscópio eletrônico, esta estrutura é constituída por uma lâmina densa central, por uma lâmina lúcida, voltada para o epitélio interno, e por uma lâmina difusa, muito menos distinguível, voltada para a papila dentária. No início da odontogênese, nas fases de lâmina dentária e de botão, a lâmina difusa é muito esparsa; nas fases subsequentes, esta lâmina difusa passa a conter maior quantidade de material fibrilar e granular, tornando-se um pouco mais evidente. À medida que o desenvolvimento avança, os curtos processos das células ectomesenquimais da periferia da papila dentária tornam-se cada vez mais próximos da lâmina basal. Na fase que precede a diferenciação dos odontoblastos, a composição da lâmina basal subjacente ao epitélio interno do órgão do esmalte já é estabelecida: a lâmina densa é constituída principalmente por colágeno tipo IV, laminina, sulfato de heparana e fibronectina, enquanto as lâminas lúcida e difusa contêm colágeno dos tipos I, I-trímero e III, ácido hialurônico e sulfato de condroitina 4 e 6, todos eles intimamente associados à lâmina densa. A lâmina densa é formada basicamente pelas células do epitélio interno enquanto os colágenos dos tipos I, I-trímero e III, bem como o sulfato de condroitina 4 e 6, encontrados nas lâminas lúcida e difusa, são formados pelas células ectomesenquimais da periferia da papila dentária.

A lâmina basal desempenha papel importante na indução da diferenciação dos odontoblastos.

Na fase de diferenciação dos odontoblastos, ocorrem algumas modificações na lâmina basal, especialmente do lado da papila dentária: o colágeno tipo III desaparece, e, na matriz extracelular da periferia da papila dentária, tanto a fibronectina como os glicosaminoglicanos, que até então rodeavam as células ectomesenquimais indiferenciadas, vão se localizar apenas em relação ao polo distal dos odontoblastos, que, então, estão em diferenciação. Assim, a diferenciação dos odontoblastos seria controlada por um fluxo de informações circulantes entre as células epiteliais e ectomesenquimais, com a secreção direta de mensageiros químicos a partir dos pré-ameloblastos, os quais estariam interagindo com receptores da membrana plasmática das células ectomesenquimais da periferia da papila dentária.

Fatores de crescimento, integrinas e matriz extracelular participam na iniciação da diferenciação dos odontoblastos.

Essas interações são mediadas pela matriz extracelular, sendo a lâmina basal uma interface dinâmica e assimétrica que sofre modificações conformacionais influenciadas por atividades específicas das células adjacentes, as quais, por sua vez, respondem frente a alguns fatores de crescimento como o TGF-β1, como em outros sistemas do nosso

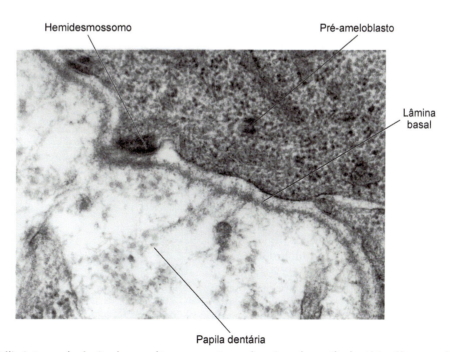

FIGURA 7.3 Interface do epitélio interno do órgão do esmalte com o ectomesênquima da papila dentária. Observe a lâmina basal bem evidente e os hemidesmossomos (MET).

organismo nos quais a matriz extracelular desempenha um papel importante tanto para a migração e adesão como para a divisão e diferenciação das células.

As membranas plasmáticas dos pré-ameloblastos e das células ectomesenquimais têm receptores específicos (integrinas) para moléculas de adesão da superfície celular, entre elas a laminina da lâmina basal. Essas moléculas, por sua vez, têm domínios de ligação para o colágeno, para os proteoglicanos e para as moléculas de adesão do substrato, uma das quais é a fibronectina, que se ligam também às integrinas das células. Todas essas mudanças na conformação das superfícies celulares são reguladas por fatores de crescimento que são polipeptídios que iniciam a proliferação, migração e diferenciação em diversas células durante os eventos morfogenéticos.

O processo de diferenciação das células ectomesenquimais da periferia da papila dentária é gradual. Além disso, durante as fases de botão, capuz e campânula, a duração do ciclo celular dessas células vai aumentando como resultado da maior duração da fase G1, a qual possibilita modificações transcricionais. Os odontoblastos são células pós-mitóticas; calcula-se que ocorram pelo menos 14 ou 15 divisões entre o início da odontogênese e a diferenciação dos odontoblastos. Durante a última divisão celular, o fuso mitótico orienta-se perpendicularmente à lâmina basal, após interação do citoesqueleto com a matriz extracelular por meio de receptores da membrana plasmática (integrinas). A diferenciação propriamente dita inicia-se após a última divisão dos pré-odontoblastos, sendo caracterizada pelos seguintes eventos: término do ciclo celular, início da polarização e, ainda, modificações transcricionais e pós-transcricionais.

Com a diferenciação e a polarização, os odontoblastos se tornam típicas células secretoras de proteínas.

Assim, simultaneamente com a diferenciação, ocorre a polarização dos odontoblastos. Esta é controlada pelos receptores da membrana plasmática, os quais modulam a atividade do citoesqueleto. Componentes da matriz extracelular, por sua vez, modificam a distribuição e a localização desses receptores na membrana. Quando ocorre a polarização, os odontoblastos se alongam e o núcleo permanece na extremidade oposta ao epitélio interno do órgão do esmalte, constituindo assim o polo proximal (ver Figuras 6.21 e 7.2). Também desenvolvem-se o retículo endoplasmático granular e o complexo de Golgi, alinhando-se paralelamente ao longo eixo da célula. No polo distal dos odontoblastos, formam-se vários processos curtos (Figura 7.4). Posteriormente, com a deposição da matriz orgânica, que resulta no consequente afastamento dos odontoblastos em direção à papila dentária, e com o avanço da polarização, forma-se um prolongamento único – o prolongamento odontoblástico –, que mantém ramificações próximas ao limite amelodentinário (Figura 7.5). A diferenciação final dos odontoblastos e sua subsequente polarização resultam no aumento da síntese de colágeno tipo I e na supressão da síntese de colágeno tipo III. No início da diferenciação, os odontoblastos aproximam-se, estabelecendo entre eles junções comunicantes (*gap*). O posterior aparecimento de junções do tipo oclusivo (*tight*) entre os odontoblastos está relacionado com os eventos finais de diferenciação e polarização dessas células (Figura 7.6).

Formação da matriz orgânica da dentina

Os componentes da matriz orgânica da dentina são produzidos pelos odontoblastos.

Como os outros tecidos que sofrem mineralização, a matriz orgânica da dentina tem dois componentes: o fibrilar, constituído pelas fibrilas colágenas; e a substância fundamental interfibrilar. O colágeno encontrado na dentina é principalmente do tipo I e representa 90% da matriz orgânica. Outro tipo de colágeno, o V, também é encontrado, mas em proporção muito baixa. Os restantes 10% da matriz orgânica da dentina são constituídos pelas chamadas "proteínas não colágenas", que são: sialofosfoproteína dentinária (DSPP) – que é clivada na matriz originando duas proteínas menores, a sialoproteína dentinária (DSP) e a fosfoproteína dentinária (DPP) –, proteínas da matriz dentinária 1, 2 e 3 (DMP 1, DMP 2 e DMP 3) e proteínas morfogenéticas dentinárias. Tanto a osteopontina quanto a osteocalcina e a osteonectina, que são abundantes na matriz do osso, são encontradas em pequenas quantidades na dentina, razão pela qual não são geralmente detectadas em reações imuno-histoquímicas. Proteoglicanos ricos em leucina de cadeias pequenas como decorin, biglican e osteoaderin também fazem parte da matriz mineralizada da dentina, bem como proteínas séricas. Além disso, estudos recentes mostraram que algumas metaloproteinases (MMPs) ficam retidas na matriz mineralizada da dentina (Tabela 7.1).

CORRELAÇÕES CLÍNICAS

Alguns estudos sugerem que, quando a dentina é condicionada com ácidos durante procedimentos restauradores, as MMPs presentes na sua matriz seriam ativadas, sendo responsáveis pela deterioração da interface entre o material restaurador e a dentina com o passar do tempo.

TABELA 7.1 Componentes orgânicos da dentina.

Colágeno I	85%
Colágenos III e V	5%
Componentes não colágenos (sialoproteína dentinária, fosfoproteína dentinária, proteínas da matriz dentinária 1, 2 e 3, proteínas morfogenéticas dentinárias, osteopontina, osteocalcina, osteonectina, decorin, biglican, osteoaderin, proteínas séricas), metaloproteinases	10%

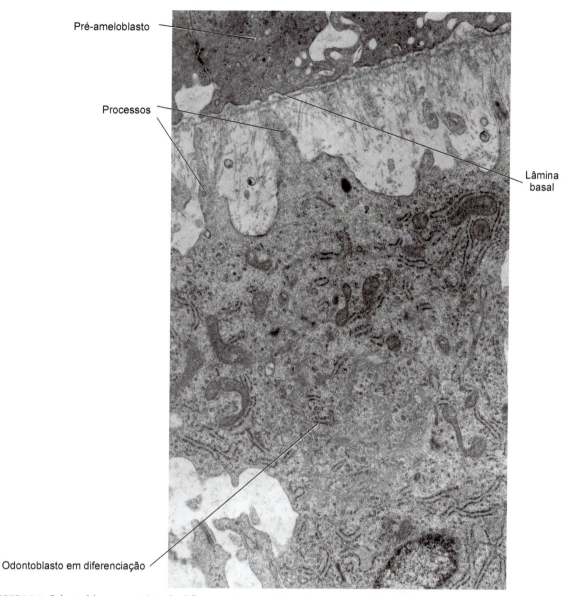

FIGURA 7.4 Odontoblasto em início de diferenciação e polarização apresentando vários processos curtos na sua extremidade distal (MET).

As células responsáveis pela síntese e secreção da matriz orgânica da dentina são os odontoblastos. Por ser o colágeno do tipo I o componente mais abundante dessa matriz, os odontoblastos recém-diferenciados apresentam as características ultraestruturais típicas de uma célula sintetizadora e secretora de proteínas com o polo ou extremidade proximal, do lado do núcleo, e distal, do lado da matriz em formação (Figura 7.4).

A formação dos componentes da matriz pelos odontoblastos ocorre por mecanismos característicos de células produtoras de material para exportação.

Desde o início do século 20, supunha-se que os odontoblastos seriam os formadores dos principais componentes da matriz orgânica dentinária; porém, essa questão só foi comprovada com a introdução de métodos radioautográficos, primeiro pela microscopia de luz, que tornaram possível verificar a rápida incorporação de aminoácidos precursores na área ocupada pelo retículo endoplasmático rugoso dos odontoblastos e sua posterior secreção para a matriz (Figura 7.7). Todavia, pela microscopia eletrônica, após a administração de aminoácidos precursores marcados, foi determinada a via seguida pelos precursores do colágeno dentro da célula e também o processo pelo qual são secretados para a matriz. Dessa maneira, os precursores iniciais do colágeno, conhecidos como cadeias pró-α1 (I) e pró-α2 (I), são sintetizados nos ribossomos do retículo endoplasmático rugoso e liberados para o interior das cisternas. Em seguida, os túbulos e vesículas intermediárias levam as cadeias pró-α para as distensões esféricas do primeiro sáculo da face cis do Golgi, em que são descarregadas. Uma vez no complexo de Golgi, as cadeias se entrelaçam, formando uma tripla-hélice, constituindo, dessa maneira, o pró-colágeno, o qual migra de sáculo para sáculo em direção às distensões cilíndricas da face trans do Golgi (Figura 7.8). Durante essa migração, o pró-colágeno sofre a adição de carboidratos (glicosilação), após o que as moléculas de pró-colágeno são conduzidas para o polo distal da célula,

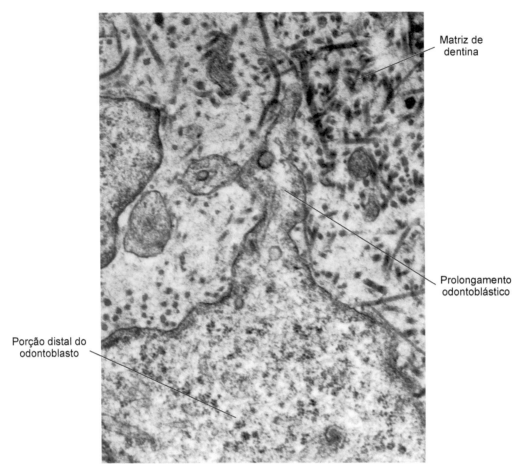

FIGURA 7.5 Odontoblasto em fase adiantada de diferenciação com um prolongamento único (MET).

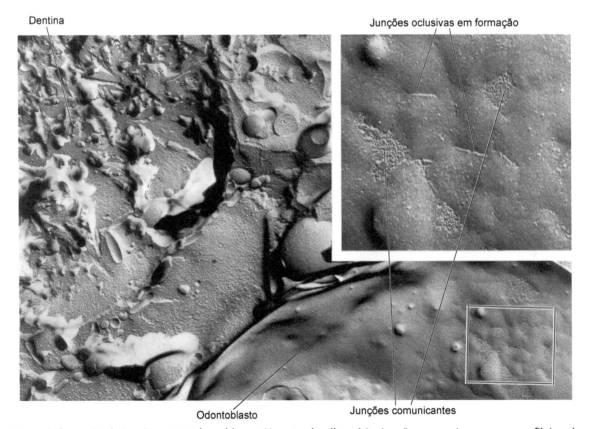

FIGURA 7.6 Início da formação de junções entre odontoblastos. Note, no detalhe, várias junções comunicantes e curtas fileiras de partículas juncionais do tipo oclusivo (MET–Criofratura). (Reproduzida de Arana-Chavez, Katchburian, 1997.)

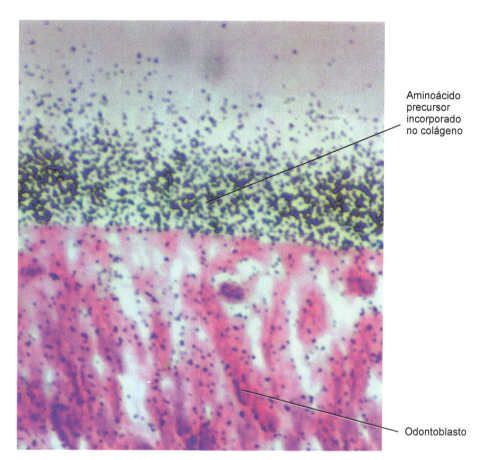

FIGURA 7.7 Incorporação de prolina triciada no colágeno da matriz dentinária em formação (ML–Radioautografia). (Cortesia da Doutora T. Zorn.)

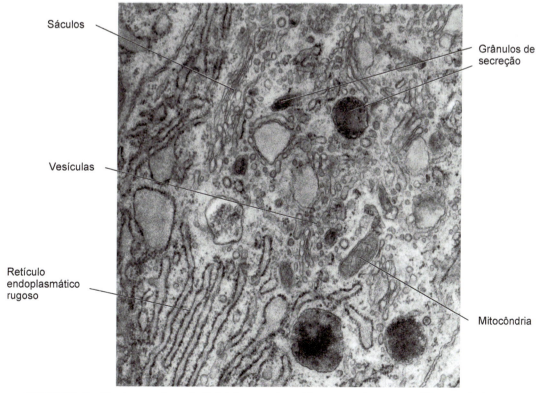

FIGURA 7.8 Região do complexo de Golgi de um odontoblasto completamente diferenciado (MET).

via vesículas transportadoras, conhecidas como grânulos de secreção. Graças à atividade de microtúbulos e microfilamentos, os grânulos são levados à superfície da célula para serem liberados por mecanismos de exocitose. Uma vez na matriz extracelular, enzimas (pró-colágeno-peptidases) removem os pró-peptídios, transformando o pró-colágeno em tropocolágeno, o qual posteriormente agrega-se para constituir as fibrilas colágenas.

Os componentes não colágenos (todos eles não fibrilares) da matriz extracelular são também sintetizados pelos odontoblastos, seguindo vias similares aos precursores do colágeno.

Formação da dentina do manto

Fibrilas colágenas e vesículas da matriz são os elementos mais conspícuos da matriz inicial da dentina.

O processo de formação da dentina do manto começa com a secreção dos principais componentes da matriz orgânica, sendo as fibrilas colágenas os elementos mais numerosos. Embora a maioria delas esteja disposta em várias direções, muitas fibrilas grossas, com aproximadamente 100 nm de diâmetro, dispõem-se perpendiculares à lâmina basal (Figura 7.9). Simultaneamente com a secreção das primeiras fibrilas, aparecem conspícuos corpos arredondados ou ovais rodeados de membrana, de tamanhos variáveis (50 a 200 nm de diâmetro), denominados "vesículas da matriz", que brotam dos odontoblastos, passando a situar-se entre as fibrilas colágenas (Figura 7.10).

O odontoblasto em diferenciação desenvolve vários processos curtos inicialmente e um prolongamento único posteriormente.

Com o aparecimento dos primeiros componentes da matriz orgânica da dentina, os pré-ameloblastos completam sua diferenciação, tornando-se ameloblastos, com sua membrana plasmática distal ondulante, enquanto a lâmina basal torna-se descontínua. A observação de lisossomos na porção distal dos ameloblastos sugere que essas células, em conjunto com certa atividade proteolítica dos odontoblastos, seriam responsáveis pela desagregação e remoção da lâmina basal. Como será estudado mais adiante, os ameloblastos recém-diferenciados emitem vários processos curtos que estabelecem diversos "contatos" com os também curtos processos dos odontoblastos em início de diferenciação, inclusive, com as vesículas da matriz (Figura 7.11). Nesta etapa inicial, cada odontoblasto emite, em média, 2 a 3 processos curtos. Entretanto, quase imediatamente, como resultado do aumento da deposição de matriz e do consequente deslocamento dos corpos celulares dos odontoblastos em sentido da papila dentária, tornam-se um prolongamento único, o qual se apresenta bi ou trifurcado na sua extremidade distal (Figura 7.12).

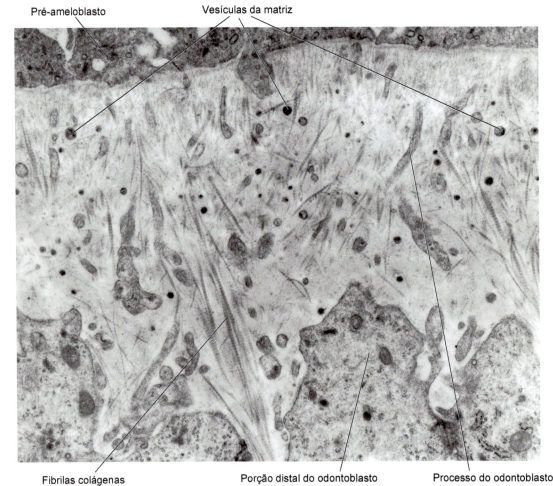

FIGURA 7.9 Fases iniciais da formação da dentina do manto com numerosas vesículas da matriz (MET).

Capítulo 7 • Complexo Dentina-Polpa **131**

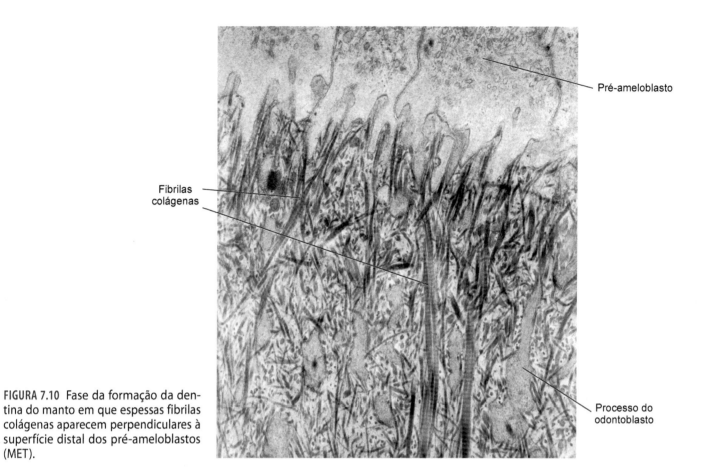

FIGURA 7.10 Fase da formação da dentina do manto em que espessas fibrilas colágenas aparecem perpendiculares à superfície distal dos pré-ameloblastos (MET).

Pré-ameloblasto
Fibrilas colágenas
Processo do odontoblasto

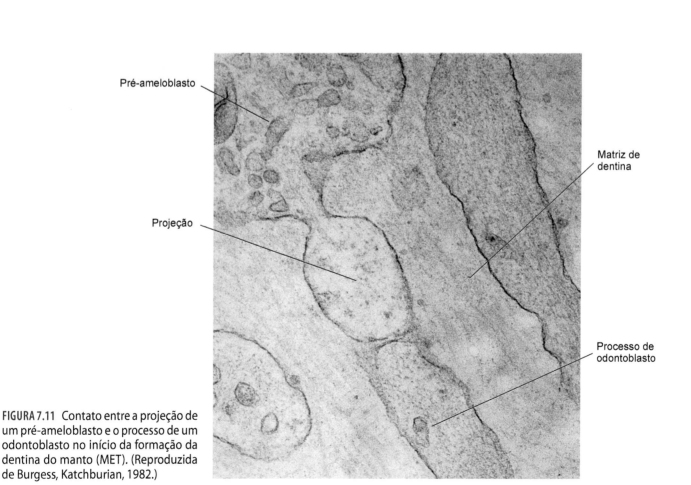

FIGURA 7.11 Contato entre a projeção de um pré-ameloblasto e o processo de um odontoblasto no início da formação da dentina do manto (MET). (Reproduzida de Burgess, Katchburian, 1982.)

Pré-ameloblasto
Projeção
Matriz de dentina
Processo de odontoblasto

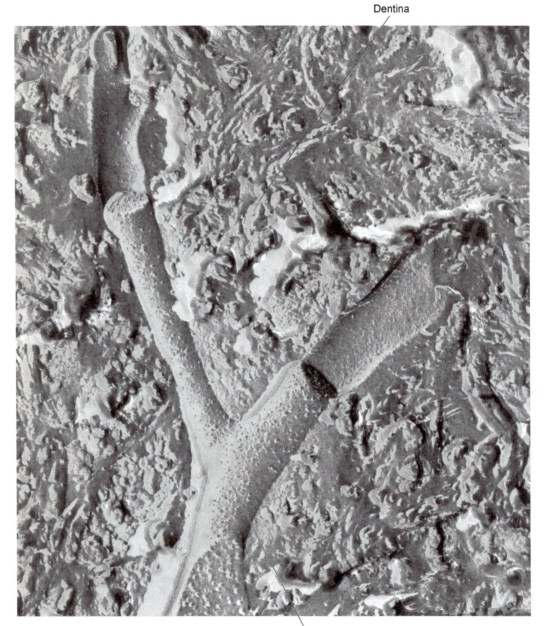

FIGURA 7.12 Prolongamento odontoblástico bifurcado próximo à futura junção amelodentinária (MET–Criofratura). (Reproduzida de Arana-Chavez, Katchburian, 1997.)

A mineralização da dentina inicia-se nas vesículas da matriz.

Uma vez formada uma fina camada de matriz orgânica, inicia-se a deposição de mineral no seu interior. Os locais em que os primeiros cristais de hidroxiapatita são observados, sob a forma de finas agulhas, são as vesículas da matriz, as quais, dependendo do número de cristais no seu interior, tornam-se irregulares, com contorno frequentemente angular (ver Figura 2.3). Nestes primeiros momentos da mineralização da dentina do manto, não há deposição mineral no restante da matriz orgânica, mesmo nas fibrilas colágenas. Após a mineralização da maioria das vesículas, observam-se grandes regiões elétron-opacas correspondentes à matriz mineralizada, não mais sendo liberadas, a partir de então, novas vesículas da matriz. Essas regiões têm um centro mineralizado muito denso, com aparência semelhante à das vesículas da matriz repletas de cristais. Ao redor desse centro, a matriz calcificada é menos densa, em geral orientada em torno do longo eixo das fibrilas colágenas situadas em volta (Figura 7.13). A continuação do processo de mineralização do componente fibrilar da matriz leva ao estabelecimento de uma banda contínua de dentina mineralizada, situada logo abaixo do esmalte, que, por volta desta época, está apenas no início da formação (Figura 7.14).

A dentina do manto é produzida pelos odontoblastos em diferenciação.

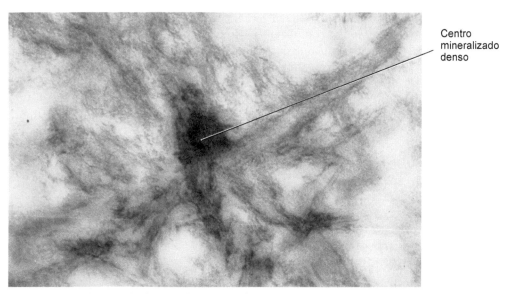

FIGURA 7.13 Estágio avançado de mineralização da dentina do manto. Observe a progressão da mineralização a partir de um centro calcificado (MET). (Reproduzida de Katchburian, 1973.)

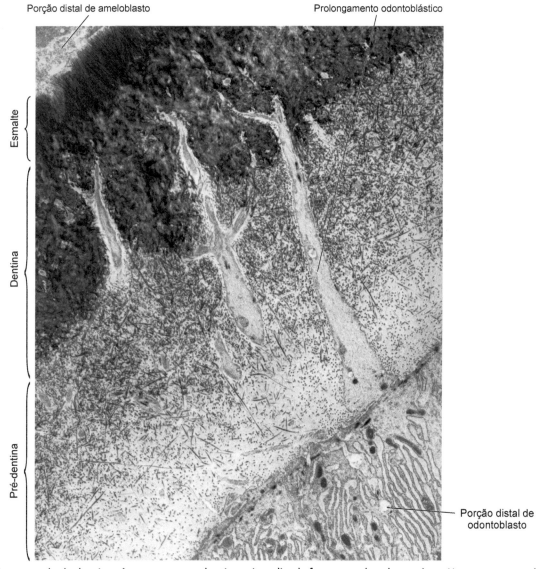

FIGURA 7.14 Estágio avançado da dentinogênese em que a dentina mineralizada forma uma banda contínua. Note que a camada de pré-dentina separa os odontoblastos da dentina mineralizada (MET).

Cumpre notar que logo após o início da diferenciação, os odontoblastos começam a secreção dos componentes da matriz orgânica da dentina, liberando, também, as vesículas da matriz. A matriz orgânica da dentina do manto, portanto, é produzida pelos odontoblastos em diferenciação (odontoblastos do manto ou imaturos). Posteriormente, quando a formação da dentina do manto termina, alcançando uma espessura que varia de 20 a 40 μm, os odontoblastos alcançam sua completa diferenciação e polarização (tornando-se, portanto, odontoblastos circumpulpares ou maduros), continuando a síntese e a secreção dos componentes orgânicos da matriz, a qual, após mineralizar, constitui a dentina circumpulpar. Durante a dentinogênese do manto, começam a ser estruturadas junções intercelulares entre as regiões distais dos odontoblastos em diferenciação, especialmente do tipo oclusivo (*tight*), as quais participam na polarização final dos odontoblastos. Posteriormente, entre os odontoblastos completamente diferenciados, essas junções aparecem mais estruturadas (Figura 7.15). Tudo indica que o conteúdo de colesterol na membrana plasmática do polo distal aumente durante a diferenciação, ocasionando a diminuição da fluidez inicial, formando-se, assim, um domínio apical de membrana. Os eventos mais importantes relacionados com o início da dentinogênese estão resumidos na Tabela 7.2.

Formação da dentina circumpulpar

Uma vez terminada a formação da dentina do manto, os odontoblastos completamente diferenciados produzem a dentina circumpulpar.

Como exposto anteriormente, a formação da dentina do manto termina quando os odontoblastos alcançam sua completa diferenciação e polarização. A partir desse momento, enquanto se deslocam centripetamente, os odontoblastos continuam depositando as moléculas da matriz orgânica, sendo que as fibrilas colágenas continuam sendo os elementos mais numerosos. As fibrilas então formadas, entretanto, apresentam um diâmetro máximo de 50 nm e dispõem-se, quase na sua totalidade, orientadas em torno do longo eixo dos túbulos dentinários. Além do colágeno,

TABELA 7.2 Formação da dentina com relação à fase de diferenciação dos odontoblastos.

Formação da dentina do manto (odontoblastos em início de diferenciação)
▪ Secreção de colágeno e outras moléculas
▪ Liberação de vesículas da matriz e início da deposição de fosfatos de cálcio
▪ Contatos entre prolongamentos de odontoblastos e pré-ameloblastos
▪ Junções comunicantes entre odontoblastos
▪ Baixo conteúdo de colesterol na membrana plasmática distal dos odontoblastos
▪ Ausência de junções oclusivas entre odontoblastos
▪ Matriz dentinária não compartimentalizada
▪ Início das interações de células e moléculas da matriz extracelular

Período transicional (odontoblastos em diferenciação final)
▪ Continuação da secreção de colágeno e de outras moléculas
▪ Fim da liberação de vesículas da matriz
▪ Mineralização de todas as vesículas da matriz
▪ Fim de contatos entre prolongamentos de odontoblastos e pré-ameloblastos
▪ Junções comunicantes entre odontoblastos
▪ Início do aparecimento de junções oclusivas entre odontoblastos

Formação da dentina circumpulpar (odontoblastos completamente diferenciados)
▪ Continua a secreção de colágeno e outras moléculas
▪ Ausência de vesículas da matriz
▪ Junções comunicantes entre odontoblastos
▪ As junções oclusivas formam fileiras interconectadas
▪ Alto conteúdo de colesterol na membrana plasmática distal dos odontoblastos
▪ Polarização final dos odontoblastos
▪ Compartimentalização parcial da matriz dentinária
▪ Secreção de moléculas específicas para mineralização das fibrilas colágenas

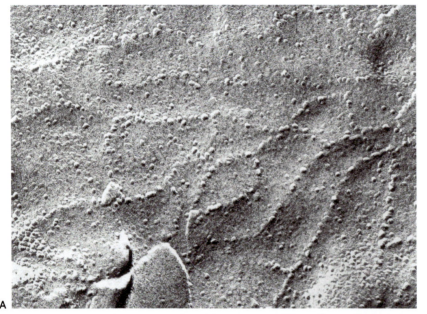
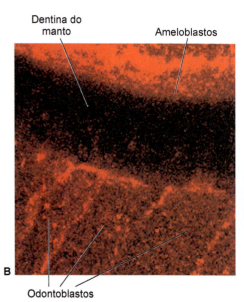

FIGURA 7.15 A. Junção oclusiva entre odontoblastos constituída por fileiras de partículas que formam uma complexa rede (MET-Criofratura). **B.** A proteína juncional ZO-1 nos odontoblastos, evidenciada (*em vermelho*) por imunomarcação no microscópio confocal. (**A**, reproduzida de Arana-Chavez, Katchburian, 1997; **B**, reproduzida de João, Arana-Chavez, 2003.)

o restante dos componentes da matriz extracelular é secretado quase exclusivamente pelos odontoblastos, por causa dos complexos juncionais entre suas membranas plasmáticas distais. Embora essas junções oclusivas sejam do tipo macular ou focal, elas restringem parcialmente a passagem de substâncias por via intercelular. Assim, os componentes não colágenos, que são moléculas promotoras da mineralização, secretados para o interior da matriz, ali permanecem e associam-se com as fibrilas colágenas, possibilitando sua calcificação na ausência de vesículas da matriz (Capítulo 2).

Durante a formação da dentina por aposição centrípeta, sempre permanece uma camada não mineralizada de pré-dentina.

Como a formação ocorre por aposição centrípeta, a dentina do manto é adjacente a uma nova camada de matriz não mineralizada, chamada "pré-dentina", a qual, por sua vez, constituirá, quando mineralizada, a primeira camada de dentina circumpulpar, esta, por sua vez, também adjacente a outra camada recém-formada de pré-dentina. Enquanto esses eventos ocorrem, os odontoblastos têm um único processo, o qual vai tornando-se rodeado pela dentina mineralizada na sua extremidade mais distal e rodeado pela pré-dentina, adjacente ao corpo do odontoblasto. Inicialmente, durante a calcificação da dentina, permanece um espaço em volta do prolongamento odontoblástico. Entretanto, uma vez alcançada espessura de 60 a 100 μm, começa a ser secretada, provavelmente pelas extremidades distais dos prolongamentos, uma fina matriz orgânica de composição distinta, quase totalmente desprovida de fibrilas colágenas, que se mineraliza rapidamente, tornando-se ainda mais densa e homogeneamente calcificada do que a dentina inicialmente formada (Figura 7.16). Essa camada muito fina em volta dos prolongamentos é denominada "dentina peritubular" e forma a parede do túbulo dentinário em toda sua extensão. O restante da dentina é chamado "intertubular" e representa a maior parte do tecido. Embora no início da dentinogênese, durante a deposição da dentina do manto, a dentina peritubular não seja formada, uma vez depositados mais ou menos 200 μm de dentina, esta passa a ser formada quase imediatamente após a mineralização da dentina intertubular, persistindo esse padrão até o término da dentinogênese circumpulpar.

Os túbulos resultam da permanência dos prolongamentos odontoblásticos durante a dentinogênese.

A dentina circumpulpar forma-se por aposição, enquanto os odontoblastos recuam em direção à papila dentária à medida que novas camadas de pré-dentina são depositadas, deixando o prolongamento e suas numerosas ramificações rodeados por dentina peritubular, porém, com uma camada muito fina de material não calcificado entre eles, o espaço periodontoblástico. Assim, a parede de dentina peritubular que aloja o prolongamento e esse estreito espaço adotam a forma de um fino e longo túnel, denominado, por isso, "túbulo dentinário". Os numerosos canalículos oriundos do túbulo contêm as ramificações do prolongamento odontoblástico.

Uma vez formada aproximadamente a metade da espessura total da dentina, o prolongamento odontoblástico começa a se retrair enquanto continua a deposição de nova pré-dentina. Com isso, as extremidades distais dos túbulos dentinários vão tornando-se "vazias", porém, preenchidas pelo fluido dentinário, muito semelhante ao líquido intersticial do restante do organismo (Figura 7.17). Alguns autores acreditam, entretanto, que os prolongamentos permaneçam preenchendo os túbulos dentinários em toda sua extensão.

A mineralização da dentina circumpulpar segue basicamente um padrão globular.

Como a mineralização da dentina do manto se inicia nas vesículas da matriz, a partir das quais a mineralização progride para as fibrilas colágenas e para os espaços interfibrilares localizados em sua volta, formam-se glóbulos de calcificação (Figura 7.18), que crescem pela deposição contínua de mineral. A coalescência desses glóbulos resulta no aparecimento de pequenas regiões hipomineralizadas que constituem a dentina interglobular (Figura 7.19). Todavia, após a formação de várias camadas de dentina circumpulpar, o processo de mineralização torna-se mais regular, sendo menos evidentes as regiões interglobulares. O padrão de mineralização da dentina, entretanto, continua sendo globular, porém, a partir de glóbulos ou calcosferitos muito menores que também coalescem (Figura 7.20).

Formação da dentina radicular

Na dentinogênese radicular, as células epiteliais da bainha de Hertwig induzem a diferenciação dos odontoblastos.

O início da dentinogênese radicular marca o início da fase de raiz da odontogênese. Do mesmo modo que na região coronária, em que eram necessárias as células do epitélio interno do órgão do esmalte para induzirem a diferenciação dos odontoblastos, na porção radicular são também as células epiteliais que desempenham esse papel; porém, desta vez, provenientes da bainha radicular de Hertwig. Contudo, como não se forma esmalte sobre a dentina radicular, as células epiteliais não se diferenciam em ameloblastos como ocorre na coroa; pouco tempo depois, ocorre a fragmentação da bainha, constituindo-se os restos epiteliais de Malassez.

A dentinogênese radicular ocorre de maneira muito semelhante à da coronária, com apenas algumas diferenças: as fibrilas colágenas mais grossas da primeira camada de dentina radicular dispõem-se paralelas, porém não justapostas à lâmina basal, isto é, paralelas ao longo eixo da raiz (Figura 7.21), em contraste com a região da coroa em que a deposição é perpendicular à lâmina basal (Figura 7.9). Os odontoblastos radiculares apresentam seus prolongamentos mais ramificados na sua extremidade distal, próximos ao limite com o cemento, do que na região coronária. Por essa razão, nas preparações por desgaste, observa-se a camada granulosa de Tomes. Além disso, os corpos dos odontoblastos da porção radicular são menos alongados do que nos odontoblastos da coroa, sendo, portanto, células cúbicas, em vez de cilíndricas.

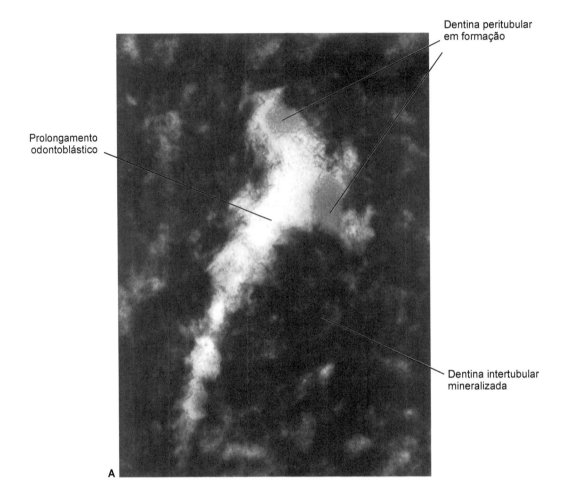

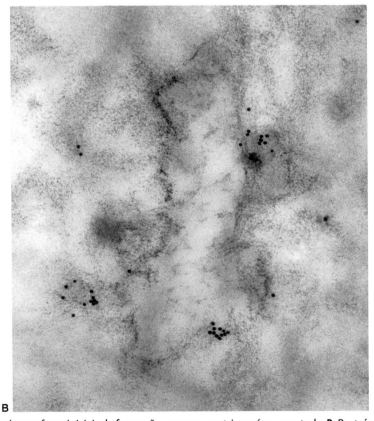

FIGURA 7.16 A. Dentina peritubular em fases iniciais de formação, com sua matriz recém-secretada. **B.** Proteína de matriz dentinária 1 (DMP 1) na região da dentina peritubular, evidenciada por imunomarcação com partículas esféricas de ouro coloidal (MET).

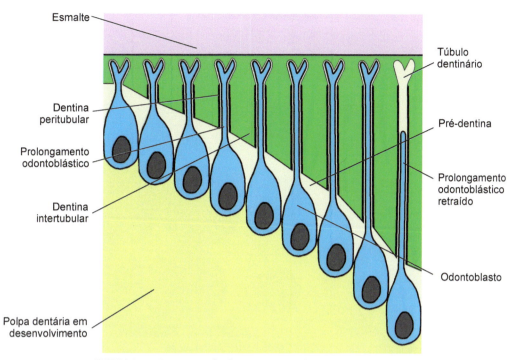

FIGURA 7.17 Formação da dentina seguindo um padrão centrípeto.

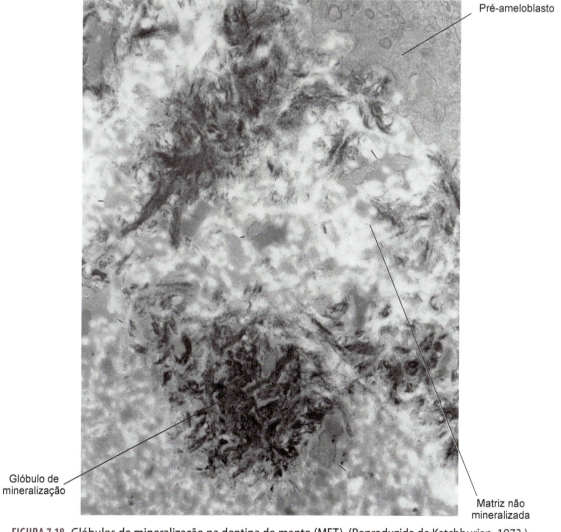

FIGURA 7.18 Glóbulos de mineralização na dentina do manto (MET). (Reproduzida de Katchburian, 1973.)

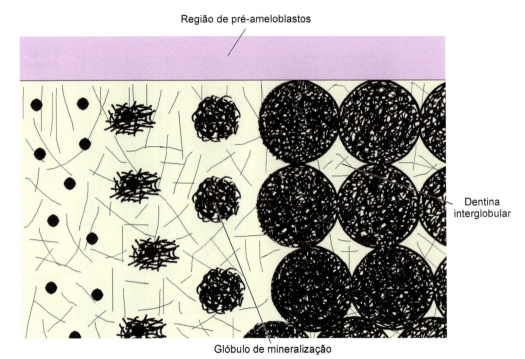

FIGURA 7.19 Formação de dentina interglobular decorrente de coalescência de glóbulos de mineralização.

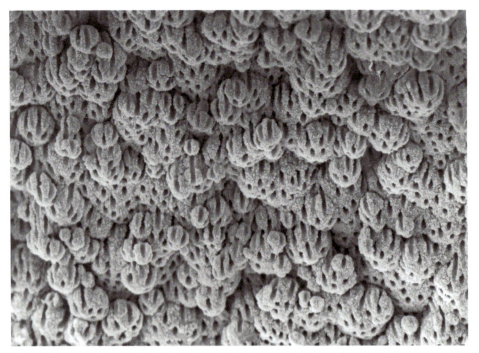

FIGURA 7.20 Padrão globular de mineralização da dentina, visualizado do ponto de vista da polpa. Observe os glóbulos de mineralização ou calcosferitos, bem como as aberturas e pertuitos dos túbulos dentinários (MEV).

Desenvolvimento da polpa

A polpa origina-se da papila dentária.

Como foi mencionado anteriormente, a polpa deriva da papila dentária, tendo, portanto, origem ectomesenquimal. As mudanças na papila começam na fase de campânula da odontogênese quando as células ectomesenquimais da sua periferia diferenciam-se em odontoblastos. O restante da papila é constituído por células indiferenciadas, fusiformes ou estreladas, com numerosos prolongamentos citoplasmáticos e quase desprovidos de organelas, com uma abundante matriz extracelular com escassas e finas fibrilas colágenas e grande quantidade de substância fundamental (ver Figuras 6.13 e 6.18). No início da fase de coroa, é evidente a vascularização

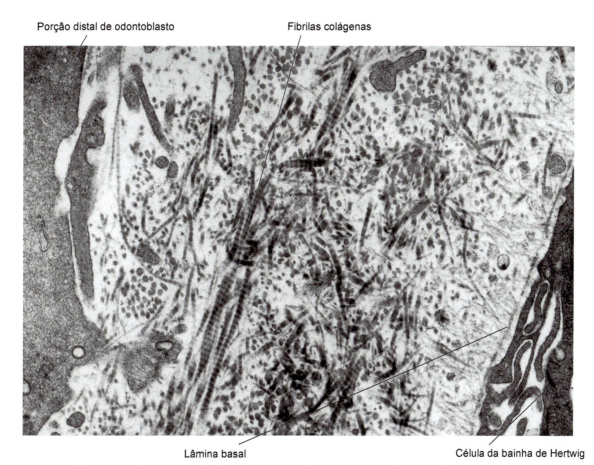

FIGURA 7.21 Formação da dentina radicular na qual, diferentemente da dentina coronária, fibrilas colágenas dispõem-se paralelas à lâmina basal (MET).

da papila graças à penetração de ramos da artéria alveolar, os quais chegam até a periferia em que está localizada a camada de odontoblastos secretores. As primeiras fibras nervosas na papila aparecem, entretanto, mais tarde, quando a fase de coroa está de fato estabelecida. Com o avançar da dentinogênese, o volume da papila diminui em razão da deposição centrípeta de dentina. A transformação da papila em polpa dentária ocorre com a diminuição da concentração de células ectomesenquimais, o aparecimento dos fibroblastos e o aumento gradual das fibrilas colágenas na matriz extracelular. O colágeno começa a distribuir-se de maneira diferente entre as regiões coronária e radicular da polpa recém-formada. A transformação da papila em polpa se completa, portanto, durante os estágios avançados da erupção dentária, quando do aparecimento do dente na cavidade oral, e não na fase de campânula, quando é formada a camada de odontoblastos, como consideram alguns autores. Durante a dentinogênese radicular, a região correspondente à papila dentária permanece apenas na extremidade apical da raiz em formação, razão pela qual é denominada "papila apical".

CORRELAÇÕES CLÍNICAS

A papila apical localizada no ápice aberto da raiz em formação está constituída por numerosas células ectomesenquimais indiferenciadas, razão pela qual constitui fonte de células-tronco mesenquimais, as quais são obtidas para experimentos destinados ao aprimoramento de terapias celulares.

Estrutura

Dentina primária

A dentina formada até o fechamento do ápice radicular denomina-se "dentina primária", que compreende, portanto, a dentina do manto e a dentina circumpulpar.

Dentina do manto

Os túbulos dentinários da dentina do manto não têm dentina peritubular.

Conforme mencionado anteriormente, a primeira camada de dentina formada denomina-se "dentina do manto". Esta camada, que alcança 20 a 40 μm de espessura, é formada pelos odontoblastos do manto, isto é, seus componentes são secretados pelos odontoblastos enquanto estes estão diferenciando-se. Esta origem, a partir de odontoblastos em diferenciação, determina algumas diferenças entre a dentina do manto e o restante da dentina (circumpulpar). Assim, na dentina do manto, a mineralização inicia-se a partir das vesículas da matriz, as quais não mais existem na dentinogênese circumpulpar. Nesta última, a mineralização progride principalmente pelas fibrilas colágenas e moléculas associadas. As fibrilas são grossas na dentina do manto e dispõem-se, a princípio, perpendicularmente à lâmina basal, isto é, a futura junção amelodentinária, enquanto na dentina circumpulpar são finas e seguem uma orientação paralela a esse limite, circundando os túbulos ou dispondo-se irregularmente. Além disso, o grau de mineralização alcançado pela dentina do manto é um pouco menor do que na dentina circumpulpar. Na dentina do manto, os prolongamentos odontoblásticos são rodeados por matriz calcificada mais ou menos homogênea, não tendo, portanto, dentina peritubular (Figura 7.22).

> **CORRELAÇÕES CLÍNICAS**
>
> Por ser a dentina do manto um pouco menos mineralizada que a circumpulpar, quando o processo de cárie alcança a junção amelodentinária, a lesão "bruscamente" aumenta sua extensão.

A dentina do manto estabelece, juntamente com o esmalte, a junção amelodentinária.

Outro aspecto que deve ser mencionado na dentina do manto diz respeito às denominadas "fibras de von Korff". Empregando-se métodos como de impregnação argêntica, foram detectadas, na microscopia de luz, fibras grossas entre os odontoblastos durante a dentinogênese do manto (Figura 7.23). Por esse motivo, pensou-se durante muito tempo que essas fibras, as quais são mais grossas do que as da dentina circumpulpar, não seriam formadas pelos odontoblastos secretores, mas pelas células da região subodontoblástica da papila dentária. Entretanto, essas estruturas assim coradas, chamadas "fibras de von Korff", seriam artefatos de técnica e poderiam significar apenas acúmulos de glicoproteínas e glicosaminoglicanos. Esta última ideia tem base em imagens ultraestruturais nas quais as fibrilas da dentina do manto, que são realmente mais grossas, não são observadas entre os odontoblastos. Como foi mencionado, os odontoblastos ainda em diferenciação começam a síntese e a secreção dos elementos da matriz orgânica (da dentina do manto) e, após terem completado sua diferenciação, continuam secretando esses elementos (da dentina circumpulpar). Assim, as fibrilas grossas são formadas pelos odontoblastos do manto enquanto as fibrilas mais finas pelos já diferenciados odontoblastos circumpulpares. A dentina do manto estabelece, juntamente com o esmalte, a junção amelodentinária (Figura 7.24).

Dentina circumpulpar

A dentina circumpulpar constitui a maior parte da espessura total da dentina. Embora compreenda, ainda, a dentina primária e a dentina secundária, ambas têm basicamente a mesma estrutura. Assim, estruturalmente, a dentina circumpulpar é constituída pela dentina peritubular, que constitui as paredes dos túbulos dentinários, e pela dentina intertubular.

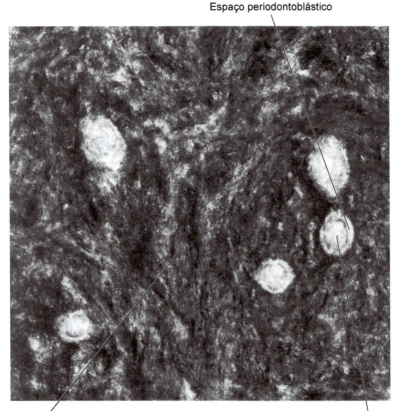

FIGURA 7.22 A dentina do manto mineralizada mostra túbulos dentinários em corte transversal contendo prolongamento odontoblástico, porém sem dentina peritubular (MET).

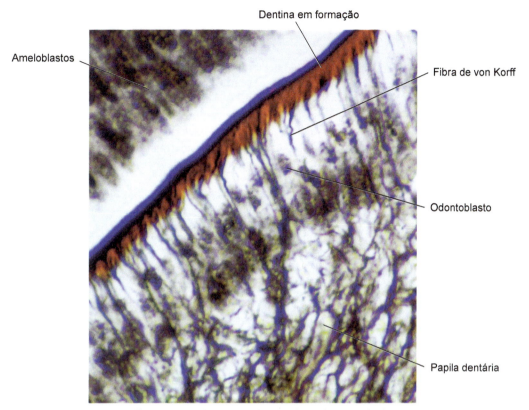

FIGURA 7.23 Fibras de von Korff na dentina do manto observadas pelo método da impregnação pela prata (ML).

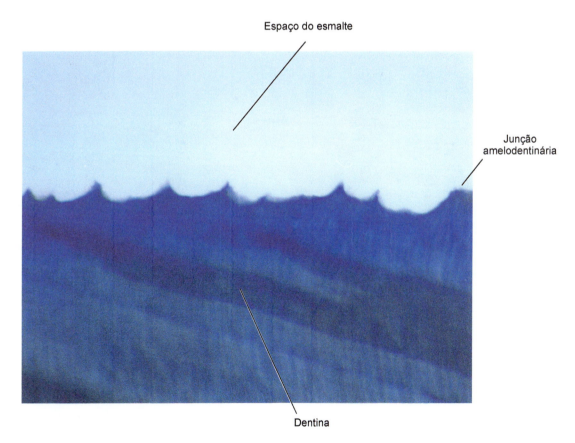

FIGURA 7.24 Junção amelodentinária caracterizada por picos e depressões na dentina (ML).

Túbulos dentinários e espaço periodontoblástico
Os túbulos percorrem toda a espessura da dentina.

Os túbulos dentinários constituem a característica principal da estrutura dentinária. Estes são "túneis" originados pela formação de dentina mineralizada em volta dos prolongamentos odontoblásticos. Entretanto, no dente formado, os túbulos nem sempre contêm prolongamentos em toda sua extensão, pois eles se retraem quando a metade da espessura da dentina circumpulpar está formada (Figura 7.19). Dessa maneira, na extremidade próxima ao limite amelodentinário, os túbulos ficam como túneis sem prolongamentos, sendo ocupados apenas por líquido tissular, denominado "fluido dentinário". Entretanto, é preciso realçar que este conceito ainda não é universalmente aceito e que as imagens obtidas podem refletir artefatos de técnica que causariam a retração do prolongamento durante o processamento histológico.

Os túbulos dentinários seguem um trajeto sinuoso.

Os túbulos dentinários percorrem toda a espessura da dentina, sendo muito ramificados junto ao limite com o esmalte, em razão da ramificação dos prolongamentos dos odontoblastos durante a dentinogênese do manto. Nessa região, as ramificações, que têm 0,5 a 1 µm de diâmetro, constituem as terminações em "delta" dos túbulos dentinários (Figura 7.25). Todavia, o percurso dos túbulos ao longo da espessura da dentina não é retilíneo, uma vez que os odontoblastos, durante a formação por aposição da dentina, recuam, seguindo um trajeto levemente sinuoso. Por essa razão, os túbulos dentinários têm forma de "S" alongado, sendo essa sinuosidade mais evidente na dentina coronária do que na radicular. Na dentina coronária, os túbulos são mais retilíneos nas regiões localizadas abaixo dos vértices das cúspides do que nas regiões das vertentes. Além disso, em razão do trajeto ondulado dos túbulos, o entrecruzamento entre eles ocorre com certa frequência (Figura 7.26).

Os túbulos, no conjunto, abrem como um leque no sentido da junção amelodentinária.

Como o diâmetro dos prolongamentos odontoblásticos é menor na sua extremidade distal do que na região proximal, os túbulos dentinários formados em sua volta seguem esse mesmo padrão, isto é, medem em torno de 1 µm de diâmetro junto à junção amelodentinária e 2,5 µm do lado da pré-dentina. Como a superfície da dentina é menor junto à pré-dentina em relação à junção com o esmalte, os túbulos abrem como um leque no sentido da junção, ou seja, os túbulos ficam mais próximos entre si na região adjacente aos corpos dos odontoblastos do que na região mais externa. Desse modo, se examinarmos áreas iguais de dentina nessas duas regiões encontraremos um número diferente de túbulos: a dentina junto à junção amelodentinária contém, em média, 19.000 túbulos por mm^2,

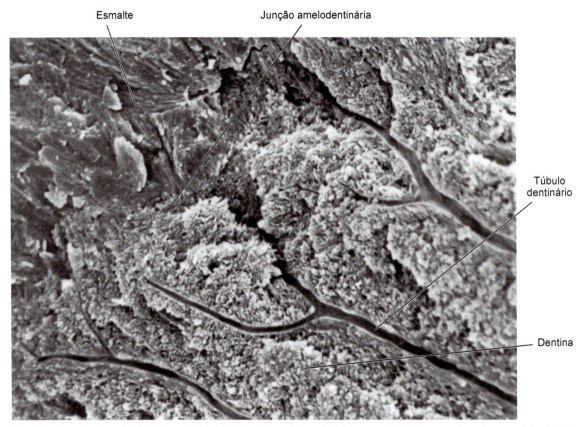

FIGURA 7.25 Ramificações dos túbulos dentinários próximos à junção amelodentinária, constituindo as terminações em delta (MEV).

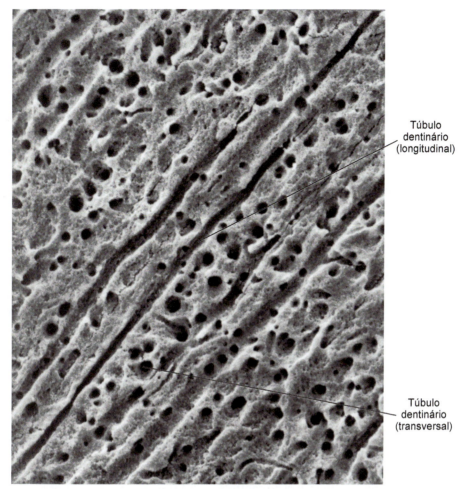

FIGURA 7.26 Região da dentina em que se observa entrecruzamento dos túbulos dentinários (MEV).

enquanto na região adjacente à pré-dentina contém aproximadamente 45.000 (Figura 7.27). Por outro lado, devido à formação contínua de dentina ao longo de toda a vida, com o avançar da idade ocorre esclerose nos túbulos, sobretudo na sua extremidade distal desprovida de prolongamento odontoblástico. Por causa disso, em indivíduos com mais de 50 anos, o diâmetro dos túbulos na região mais externa da dentina diminui ou é totalmente obliterado pela gradual deposição de dentina peritubular, que, neste caso, denomina-se "dentina esclerótica".

CORRELAÇÕES CLÍNICAS

Quando diversos procedimentos restauradores são realizados, deve ser considerada a diferente composição da dentina, dependendo da profundidade: a dentina mais superficial (próximo à junção amelodentinária) apresenta mais dentina intertubular por mm², enquanto a dentina mais profunda apresenta mais dentina peritubular por área.

Os túbulos têm numerosas ramificações que se intercomunicam, denominadas "canalículos".

Embora os túbulos dentinários sejam formados em volta dos prolongamentos odontoblásticos, estes não são túneis únicos desde a região adjacente à pré-dentina até sua extremidade final junto ao limite com o esmalte, pois existem diversas comunicações entre os túbulos ao longo do seu comprimento. Essas comunicações denominam-se "canalículos dentinários". Os canalículos, que ocorrem a cada 3 a 5 μm, formam ângulo de 45° com os túbulos (Figura 7.28). Muitos deles se estendem na dentina intertubular por aproximadamente 50 μm, isto é, percorrem distâncias correspondentes a mais de dois túbulos dentinários.

CORRELAÇÕES CLÍNICAS

Em dentes decíduos, a reduzida espessura da dentina no assoalho da câmara pulpar, bem como a profusa ramificação dos túbulos dentinários nessa região, possibilita a propagação de lesões pulpares para a região inter-radicular.

Nas regiões em que os túbulos dentinários contêm prolongamento no seu interior, existe, entre a parede mineralizada de dentina peritubular e a membrana plasmática do prolongamento, um estreito espaço chamado "periodontoblástico", preenchido por um fluido dentinário e uma fina matriz não mineralizada constituída por escassas e delicadas fibrilas colágenas, além de glicosaminoglicanos, os quais originam, às vezes, uma estrutura de aparência membranosa em algumas preparações descalcificadas, denominada "lâmina limitante" ou "bainha de Neumann".

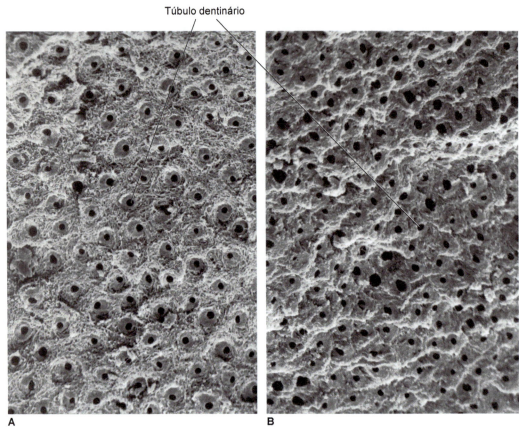

FIGURA 7.27 Duas regiões da dentina cortada transversalmente, correspondentes a um mesmo dente. Observe que os túbulos dentinários estão mais separados entre si próximo à junção amelodentinária (**A**), quando comparados à região próxima da polpa (**B**) (MEV).

Atribui-se a esses glicosaminoglicanos um papel no controle da mineralização, que leva à obliteração do túbulo. Contudo, a espessura do espaço periodontoblástico é tão pequena que este deve ser considerado um espaço virtual.

Há um fluxo constante de líquido tissular da polpa em direção aos túbulos e canalículos da dentina, constituindo o fluido dentinário, que representa, aproximadamente, 30% do volume total da dentina.

> **CORRELAÇÕES CLÍNICAS**
>
> Em um dente vivo, durante um preparo cavitário, forma-se uma camada amorfa (*smear layer*), firmemente aderida à dentina subjacente, que oblitera túbulos e canalículos, tornando-se difícil manter a superfície dentinária seca e estéril.

Dentina peritubular

A dentina peritubular constitui as paredes dos túbulos dentinários, sendo uma dentina hipermineralizada, quando comparada à intertubular. Por essa característica, a dentina peritubular, embora de fácil visualização pela microscopia eletrônica de varredura (Figura 7.29 A e B), não aparece nas preparações descalcificadas, causando a falsa impressão de maior espessura do espaço periodontoblástico e, consequentemente, de maior diâmetro dos túbulos dentinários. Por isso, é difícil determinar a composição exata de sua matriz orgânica, tendo sido observado apenas que contém escassas fibrilas colágenas (Figura 7.29 C). Sua espessura é de aproximadamente 0,7 μm junto ao limite amelodentinário, diminuindo em direção à polpa, alcançando 0,4 μm próximo à pré-dentina. Sua formação ocorre durante toda a vida, podendo aumentar por estímulos, por exemplo, a atrição. Desse modo, como foi mencionado, sua espessura aumenta com a idade, podendo ocorrer a obliteração dos túbulos na extremidade mais externa, nos quais, nessa época, não há mais prolongamentos odontoblásticos.

Dentina intertubular

A dentina intertubular constitui a maior parte da dentina e ocupa todo espaço entre os túbulos. A porção de dentina que fica entre as colunas de dentina peritubular é chamada, precisamente por isso, "intertubular" e constitui a maior parte do volume da dentina (Figura 7.29). A dentina intertubular difere da anterior por ter sua matriz orgânica constituída principalmente por fibrilas colágenas, as quais se orientam perpendiculares ao longo eixo dos túbulos dentinários. Enquanto umas fibrilas circundam os túbulos, formando malha ao redor da dentina peritubular que se assemelha a um novelo de lã, outras se dispõem irregularmente nas porções mais centrais (Figura 7.30).

> **CORRELAÇÕES CLÍNICAS**
>
> Durante o condicionamento ácido da dentina, além da remoção parcial da dentina peritubular (Figura 7.31 A), ocorre uma exposição dos componentes orgânicos da dentina intertubular, criando espaços que possibilitam a penetração de materiais restauradores adesivos, formando a denominada "camada híbrida". Além disso, os adesivos penetram pelo interior dos túbulos e canalículos dentinários, constituindo as projeções resinosas ou *tags* (Figura 7.31 B).

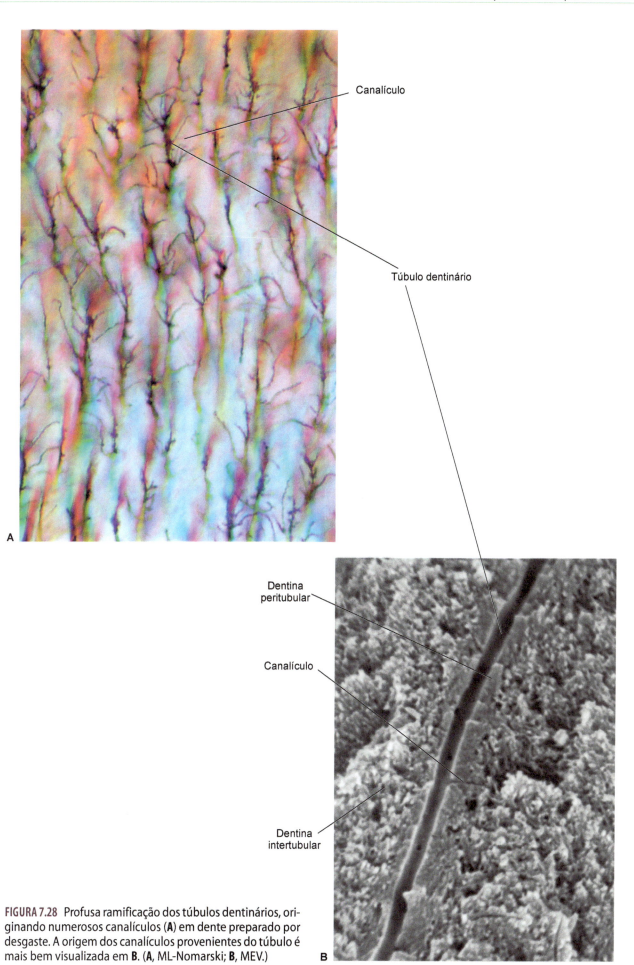

FIGURA 7.28 Profusa ramificação dos túbulos dentinários, originando numerosos canalículos (**A**) em dente preparado por desgaste. A origem dos canalículos provenientes do túbulo é mais bem visualizada em **B**. (**A**, ML-Nomarski; **B**, MEV.)

146 Histologia e Embriologia Oral

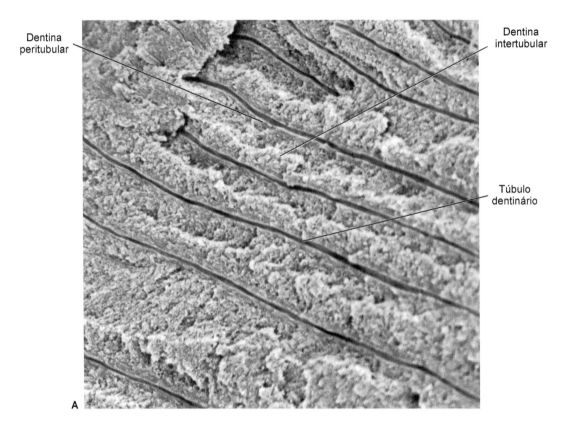

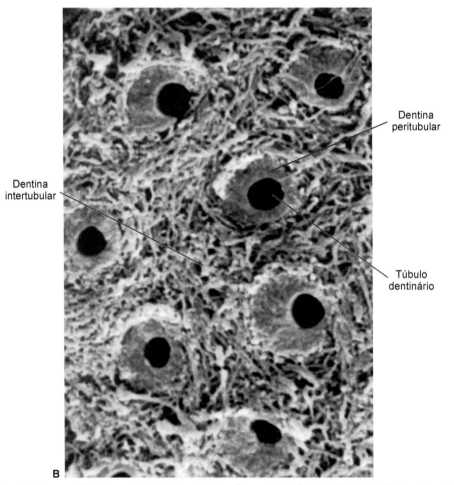

FIGURA 7.29 Disposição das dentinas peritubular e intertubular, visualizadas em corte longitudinal dos túbulos dentinários (**A**) e transversal (**B**) (MEV). (*continua*)

Capítulo 7 · Complexo Dentina-Polpa **147**

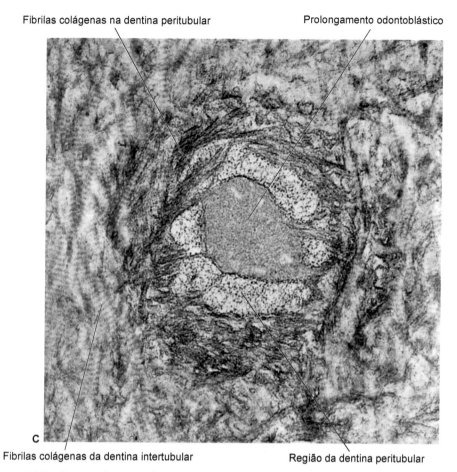

FIGURA 7.29 *(Continuação)* Na dentina desmineralizada, nos túbulos cortados transversalmente (**C**), observa-se o conteúdo da dentina peritubular, que também contém algumas fibrilas colágenas (MET).

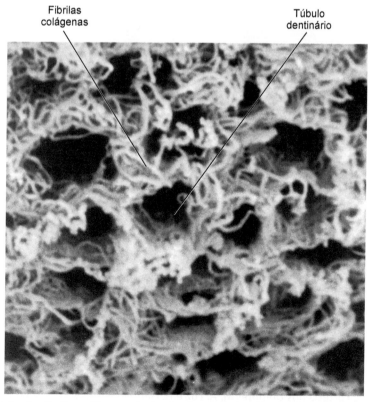

FIGURA 7.30 Disposição das fibrilas colágenas da dentina intertubular visualizadas após desmineralização (MEV).

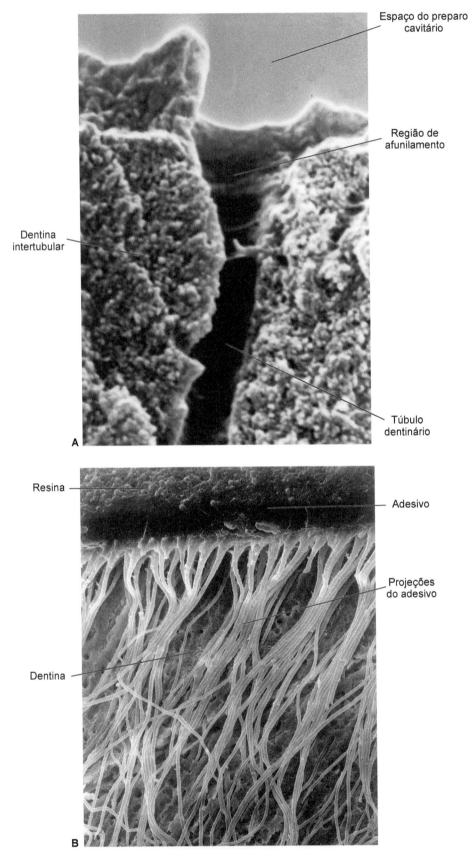

FIGURA 7.31 A. Característico aspecto afunilado do túbulo dentinário após condicionamento ácido, devido à remoção parcial da dentina peritubular (MEV). **B.** A interface resina-adesivo-dentina, mostrando numerosas projeções do adesivo (*tags*) que penetraram nos túbulos dentinários. (**A**, cortesia dos Doutores M. A. Luz e N. Garone-Netto; **B**, cortesia dos Doutores R. Y. Andia-Merlin e N. Garone-Netto.)

Dentina interglobular

A dentina interglobular é constituída por regiões de matriz hipomineralizada.

São áreas de dentina hipomineralizada localizadas na porção mais externa da dentina coronária, frequentemente no limite entre a dentina do manto e a circumpulpar. Essas áreas resultam da inadequada fusão dos glóbulos de mineralização ou calcosferitos ao coalescerem, ficando entre eles regiões com seus contornos em forma de arco (Figura 7.32). Embora muitas vezes sejam chamadas "espaços" interglobulares, na verdade, são pequenas áreas de matriz hipomineralizada e, portanto, não podem ser considerados espaços.

As áreas de dentina interglobular são percorridas pelos túbulos dentinários da mesma maneira que as outras regiões de dentina circumpulpar. Entretanto, como a falha está na mineralização da matriz, os túbulos carecem, nessas regiões, de dentina peritubular.

Linhas incrementais

A formação da dentina segue um padrão incremental.

A formação da matriz orgânica de dentina e sua subsequente mineralização seguem um padrão rítmico: longas fases de formação de dentina são seguidas por curtos períodos de repouso. Isso determina a formação de linhas incrementais perpendiculares ao longo eixo dos túbulos dentinários, denominadas "linhas de von Ebner" (Figura 7.33). Em geral, em dentes humanos, a distância entre as linhas de von Ebner é de aproximadamente 20 μm. Entretanto, outras linhas são observadas na dentina, as quais, embora tenham sua orientação similar à das anteriores, são consequência de distúrbios ou alterações metabólicas (p. ex., o momento do nascimento ou diversas doenças durante a infância) que ocorrem durante o processo da dentinogênese. Por esse motivo, as linhas de von Ebner mais acentuadas, que são denominadas "Owen", têm distâncias variáveis entre elas e se apresentam em número também variável.

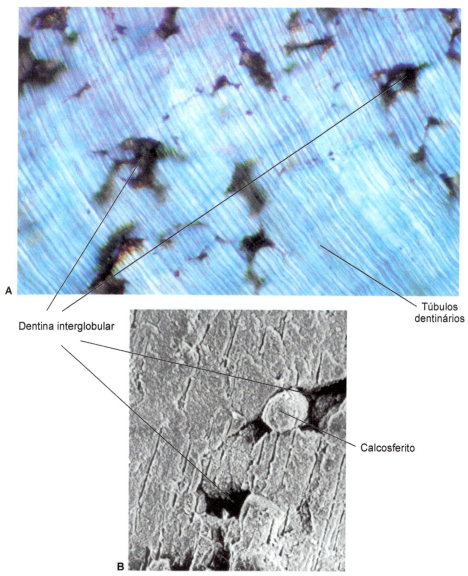

FIGURA 7.32 **A.** Regiões hipomineralizadas de dentina interglobular em dente preparado por desgaste (ML). **B.** Após a remoção da matriz, as regiões hipomineralizadas aparecem como espaços (MEV).

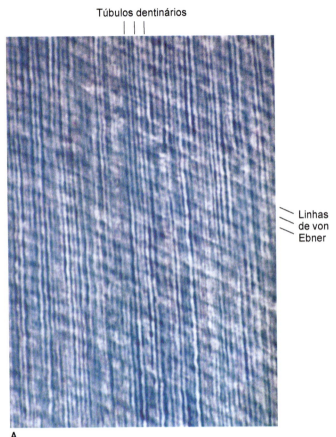

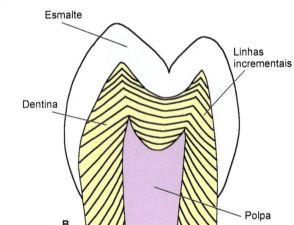

FIGURA 7.33 A. Linhas de von Ebner que representam o padrão incremental de formação da dentina (ML). **B.** Orientação das linhas em relação às outras estruturas do dente.

Apesar de as linhas de von Ebner corresponderem às linhas de Retzius do esmalte, ou seja, por as duas representarem a deposição rítmica desses tecidos, são as linhas de Owen que refletem o número e a periodicidade característica das linhas de Retzius. Um exemplo disso é a linha neonatal que, enquanto na dentina é uma linha de Owen, no esmalte corresponde a uma linha ou estria de Retzius. Essas linhas são o resultado de um período mais longo de repouso, calculado em, aproximadamente, 15 dias, na formação dos tecidos dentários que ocorre no momento do nascimento. A linha neonatal é observada na dentina de todos os dentes decíduos e nas regiões das cúspides dos primeiros molares permanentes.

Camada granulosa de Tomes

A camada granulosa de Tomes é formada pelas numerosas ramificações e alças terminais dos prolongamentos odontoblásticos.

Na porção radicular dos dentes preparados por desgaste, observa-se, na região mais periférica da dentina, uma camada escura de aspecto granular (Figura 7.34). Esses "grânulos" representam pequenos espaços nas lamelas desgastadas, os quais, nessas preparações, são preenchidos por ar, provocando a refração do feixe de luz durante sua observação no microscópio de luz, aparecendo, dessa maneira, escuros. Esses espaços ocorrem durante a formação da camada mais externa (do manto) da dentina radicular. Os prolongamentos odontoblásticos ramificam-se profusamente, com sua extremidade curvada adotando a forma de alças ao redor das quais é formada a dentina propriamente dita.

> **CORRELAÇÕES CLÍNICAS**
>
> A profusa ramificação dos túbulos dentinários na dentina do manto radicular (camada granulosa de Tomes) participa da sensibilidade dentinária frequentemente apresentada pelos pacientes com retração gengival, em virtude da perda da fina camada de cemento na região cervical, que expõe a dentina subjacente.

Dentina secundária e dentina terciária ou reparativa

A deposição da dentina ocorre durante a vida toda, porém em ritmo bem mais lento.

A dentina primária se forma até que é completado o ápice radicular. Entretanto, a deposição de dentina ocorre durante toda a vida, embora seja o ritmo bem mais lento. Assim, a camada formada após o fechamento do ápice da raiz é denominada "dentina secundária". Esta é estruturalmente similar à dentina primária, apresentando apenas leve mudança na direção dos túbulos. Dessa maneira, as duas constituem a dentina circumpulpar. Apesar de a dentina secundária ser depositada em todas as superfícies da dentina voltadas para a polpa, ela apresenta maior espessura na face palatina ou lingual dos dentes anteriores e no assoalho da câmara pulpar nos posteriores; nos canais radiculares, é depositada uniformemente em todas suas paredes.

> **CORRELAÇÕES CLÍNICAS**
>
> A constante deposição de dentina secundária durante a vida do indivíduo provoca maior dificuldade no acesso à câmara pulpar e/ou a canais radiculares durante os tratamentos endodônticos realizados em pacientes idosos.

A dentina terciária tem estrutura irregular e pode ser de dois tipos: reacional e reparativa.

Frente a diversos fatores, como atrição e cárie, entre outros, é possível verificar a formação de outra camada de dentina chamada "terciária do tipo reacional", que constitui uma tentativa dos odontoblastos em formar uma barreira,

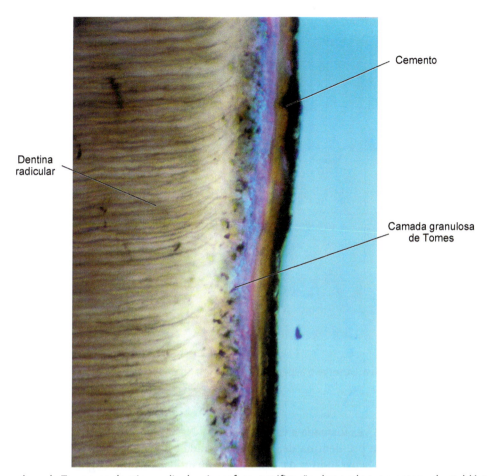

FIGURA 7.34 Camada granulosa de Tomes na dentina radicular. A profusa ramificação dos prolongamentos odontoblásticos na região externa da dentina radicular origina a aparência granular em dentes preparados por desgate (ML-Nomarski).

restabelecendo a espessura de dentina, tornando-se, assim, mais afastados dos fatores que representam agressão. A dentina terciária reacional é irregular, não tendo, portanto, a estrutura tubular ordenada das dentinas primária e secundária. A dentina terciária do tipo reparativa é formada por células indiferenciadas da polpa, originando-se, na maioria das vezes, um tecido semelhante ao osso primário, considerando-se uma dentina do tipo osteoide (Figura 7.35).

Outros tipos de dentina

A dentina já descrita anteriormente é o tipo mais comum entre os mamíferos, sendo denominada "ortodentina". Apresenta algumas variações morfológicas com relação aos túbulos dentinários, que são, às vezes, muito irregulares ou muito ramificados em algumas espécies.

Além da ortodentina, há a osteodentina, a plicidentina e a vasodentina. Outro tipo de tecido mineralizado de origem mista epitelial e ectomesenquimal – o enameloide – recobre a dentina e está presente em algumas espécies. A osteodentina é o tipo de dentina mais comum depois da ortodentina; existe abundantemente em peixes. É formada por pequenos túneis interligados e anastomosados, contendo tecido pulpar, com odontoblastos que emitem prolongamentos curtos na periferia que penetram o tecido calcificado. A osteodentina forma-se subjacente à polpa propriamente dita, formando, dessa maneira, uma espécie de inserção. A plicidentina forma-se pelo dobramento acentuado da dentina que divide a polpa em estreitas lamelas longitudinais; está presente somente em algumas espécies de répteis. A vasodentina caracteriza-se por capilares no interior do tecido dentinário. Estes vasos ficam aprisionados na dentina durante a dentinogênese e permanecem viáveis no adulto, com células endoteliais. O enameloide é um tecido formado pelos odontoblastos, porém com uma contribuição importante do epitélio interno do órgão do esmalte. A sua estrutura é muito parecida com o esmalte. Tem uma camada basal, com cristais minerais depositados irregularmente, sobre a qual se deposita outra camada de cristais paralelos à superfície. Recobrindo a superfície, há ainda outra camada muito fina, lisa e brilhante de mineral. O enameloide é um tecido abundante em tubarões e outros peixes.

Pré-dentina

A pré-dentina é uma camada não mineralizada que permanece no dente adulto separando os odontoblastos da dentina mineralizada.

Como a formação da dentina é por aposição, durante a dentinogênese, permanece sempre uma camada de matriz orgânica não mineralizada, entre a dentina calcificada e os corpos celulares dos odontoblastos, denominada

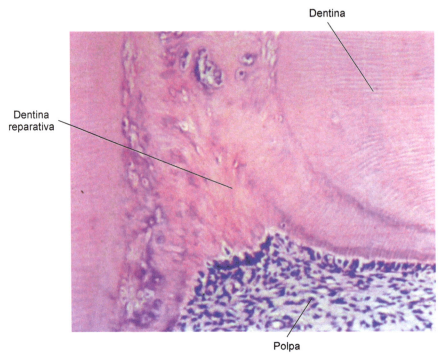

FIGURA 7.35 Dentina terciária reparativa. Observe o aspecto de osso primário do tecido neoformado (ML). (Cortesia dos Doutores R. C. C. Lia e D. C. Oliveira.)

"pré-dentina" (Figura 7.36). Uma vez formada a espessura total de dentina, uma camada de pré-dentina de, aproximadamente, 30 μm permanece, separando-a da camada de odontoblastos. Desse modo, tal como ocorre no tecido ósseo em que o pré-osso ou osteoide separa a matriz mineralizada dos osteoblastos ou das células de revestimento ósseo, a pré-dentina evita o contato da dentina mineralizada com a polpa, que poderia reabsorvê-la se esse contato ocorresse.

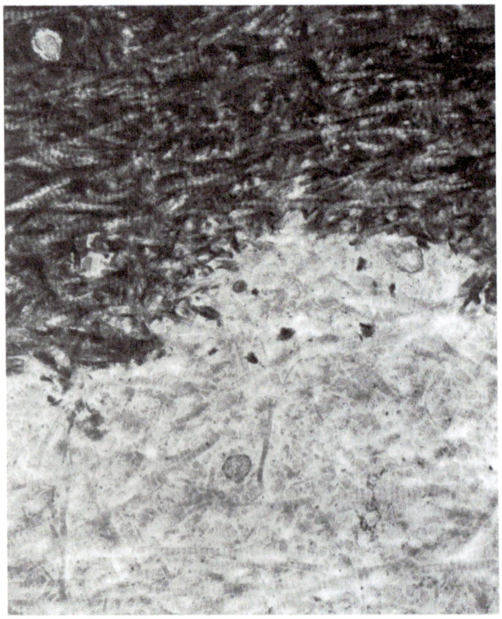

Na pré-dentina, a matriz extracelular é também constituída principalmente por fibrilas colágenas e contém maior quantidade de proteoglicanos/glicosaminoglicanos do que a dentina mineralizada (Figura 7.37).

> **CORRELAÇÕES CLÍNICAS**
>
> Em casos de necrose pulpar, a camada de pré-dentina não mais existe. Em virtude de sua natureza orgânica, ela se desintegra durante o processo de degeneração necrótica da polpa.

Polpa dentária

Embora a dentina e a polpa sejam consideradas conjuntamente como um complexo estrutural e funcional, se considerarmos apenas a polpa, esta não é mais do que um tecido conjuntivo frouxo com duas camadas periféricas, a camada de odontoblastos e a região subodontoblástica (Figura 7.38).

Odontoblastos

Os odontoblastos dispõem-se em paliçada, constituindo uma só camada de células colada à pré-dentina.

São células de origem ectomesenquimal responsáveis pela formação da dentina. Durante a dentinogênese, e também no dente formado, dispõem-se em paliçada, constituindo uma só camada de células colada à pré-dentina, contornando, portanto, a periferia da polpa dentária. Todavia, embora a camada odontoblástica seja considerada a região mais periférica da polpa, os odontoblastos, após formarem a dentina, mantêm com esse tecido uma estreita relação, pois os seus prolongamentos ficam contidos nos túbulos dentinários.

FIGURA 7.36 Interface da dentina mineralizada com a pré-dentina em um dente formado. A pré-dentina permanece como uma camada não mineralizada (MET).

Capítulo 7 · Complexo Dentina-Polpa 153

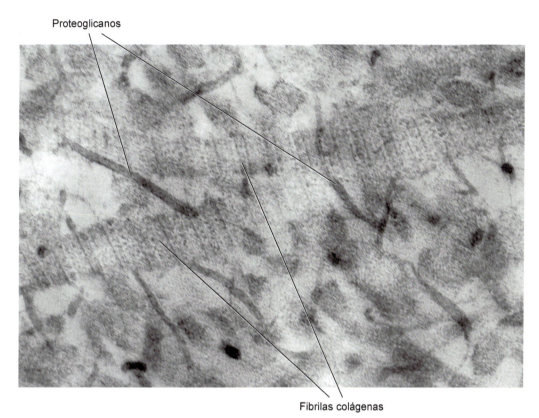

FIGURA 7.37 Pré-dentina em que se observa a íntima relação entre a rede de proteoglicanos e as fibrilas colágenas, evidenciada pelo método citoquímico do azul de cuprolínico (MET).

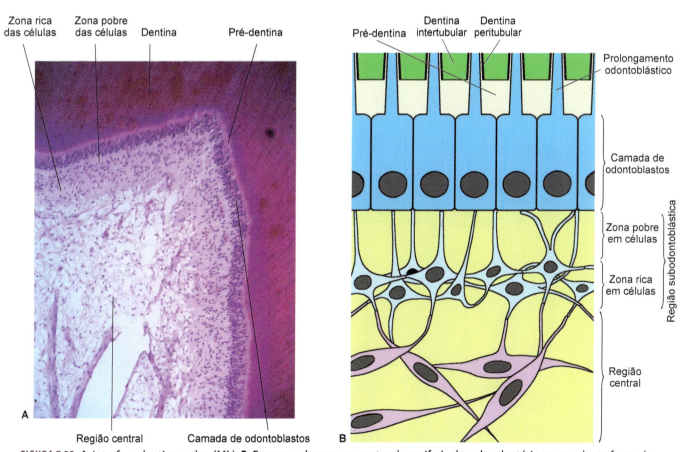

FIGURA 7.38 A. Interface dentina-polpa (ML). **B.** Esquema dos componentes da periferia da polpa dentária em um dente formado.

Assim, os odontoblastos têm duas partes nitidamente diferentes: o corpo celular e o prolongamento.

Na coroa, os odontoblastos apresentam seu corpo celular com forma cilíndrica, alcançando 50 a 60 µm de altura, o qual vai diminuindo em sentido radicular, tornando-se células cúbicas no terço apical da raiz. Além disso, os odontoblastos são mais numerosos, por unidade de área, na coroa do que na raiz. Como consequência, a camada odontoblástica apresenta o falso aspecto de pseudoestratificação na porção coronária (Figura 7.39) enquanto na raiz permanece com a aparência de uma única camada de células.

No dente formado, os odontoblastos podem estar sintetizando e secretando ou em estado de repouso.

Por serem células sintetizadoras e secretoras de proteínas, principalmente colágeno do tipo I, os odontoblastos apresentam as características típicas desse tipo de células, as quais foram mencionadas na seção correspondente à dentinogênese. No dente formado, os odontoblastos podem sintetizar e secretar ou estar em estado de repouso, quando então as organelas de síntese e secreção não são tão evidentes. Contudo, os odontoblastos completamente diferenciados, seja qual for o seu estado funcional, são células altamente polarizadas com seu núcleo localizado no polo proximal, adjacente à região subodontoblástica (Figura 7.40). O abundante retículo endoplasmático rugoso, que se dispõe em grande parte paralelamente ao longo eixo da célula, localiza-se na região lateral e supranuclear. O complexo de Golgi é muito desenvolvido e consiste em sáculos com distensões laterais, esféricas ou achatadas, constituindo grupos, cada um dos quais é formado por dois ou três sáculos achatados e curvados (Figura 7.41). A superfície convexa (face cis) está intimamente relacionada com as pequenas vesículas intermediárias derivadas do retículo endoplasmático rugoso. A superfície côncava (face trans), por outro lado, é o local em que se originam vesículas de secreção com conteúdo finamente granular ou filamentoso e lisossomos. Adjacentes às regiões do complexo de Golgi, são também encontradas pequenas vesículas cobertas, de 50 a 70 nm de diâmetro, e alguns lisossomos (Figura 7.8). As mitocôndrias estão uniformemente distribuídas no corpo celular dos odontoblastos, embora estejam geralmente próximas às cisternas de retículo endoplasmático rugoso. A extremidade distal do corpo celular é pobre em organelas, porém, apresenta numerosos lisossomos, bem como vesículas e vacúolos contendo material provavelmente endocitado. A região tem componentes do citoesqueleto bem desenvolvidos, representados por filamentos de actina, filamentos intermediários e microtúbulos. Estes elementos, apesar de serem encontrados em toda a célula, são numerosos e característicos da metade distal dos odontoblastos (Figura 7.42).

Os odontoblastos estabelecem numerosos contatos pelas junções intercelulares.

Os corpos celulares dos odontoblastos estabelecem contato entre si por numerosas junções intercelulares. Junções aderentes do tipo fáscia ou mácula encontram-se ao longo da sua superfície lateral, porém, sem constituir desmossomos. Entretanto, como estas junções são conspícuas nos odontoblastos, alguns autores as descrevem erroneamente

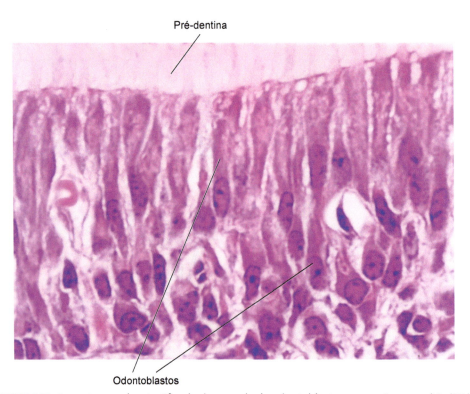

Pré-dentina

Odontoblastos

FIGURA 7.39 Aspecto pseudoestratificado da camada de odontoblastos na porção coronária (ML).

Capítulo 7 • Complexo Dentina-Polpa   155

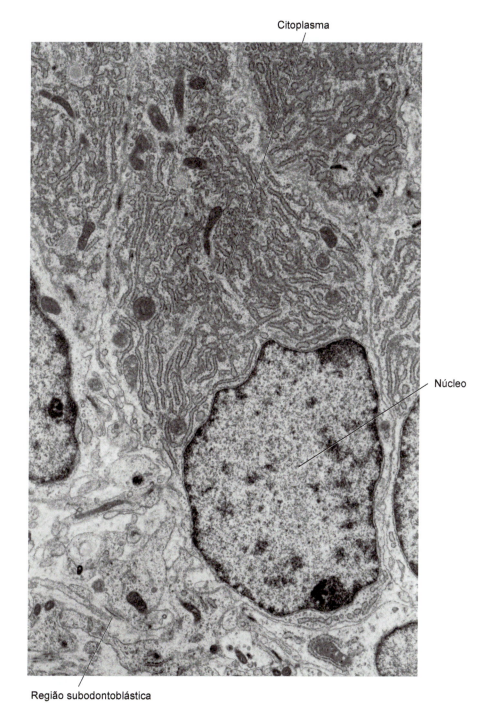

FIGURA 7.40 Odontoblasto completamente diferenciado com o seu núcleo localizado no polo proximal, em relação à região subodontoblástica (MET).

como desmossomos. Outro tipo juncional é constituído pelas inúmeras junções comunicantes. Na extremidade distal dos odontoblastos, característicos complexos juncionais são constituídos por algumas junções comunicantes e por numerosas junções aderentes, estas últimas em disposição zonular, isto é, rodeando a célula por inteiro. Assim, à semelhança de células epiteliais, uma típica trama terminal é observada na extremidade distal do corpo dos odontoblastos. Esses complexos juncionais apresentam também junções oclusivas, porém do tipo macular ou focal, e não zonular (Figura 7.43). Por essa razão, a camada de odontoblastos separa (compartimentaliza) parcialmente a dentina e a pré-dentina em relação à polpa, fenômeno que é estabelecido desde as fases iniciais da dentinogênese (Figuras 7.6 e 7.15).

O prolongamento é a porção do odontoblasto que permanece dentro dos túbulos dentinários.

O prolongamento odontoblástico contém poucas organelas citoplasmáticas, tendo, entretanto, um bem desenvolvido sistema de microtúbulos e filamentos que se dispõem seguindo seu o longo eixo. Os microtúbulos provavelmente

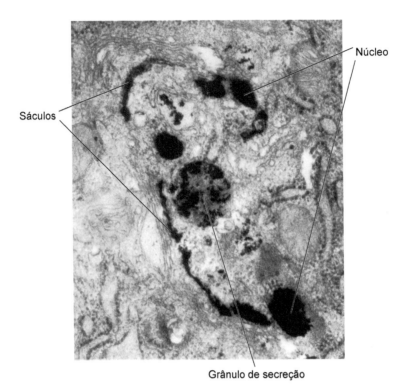

FIGURA 7.41 Complexo de Golgi de um odontoblasto cuja atividade da fosfatase ácida, em preto, representa a região de formação de lisossomos, evidenciada pela técnica citoquímica (MET).

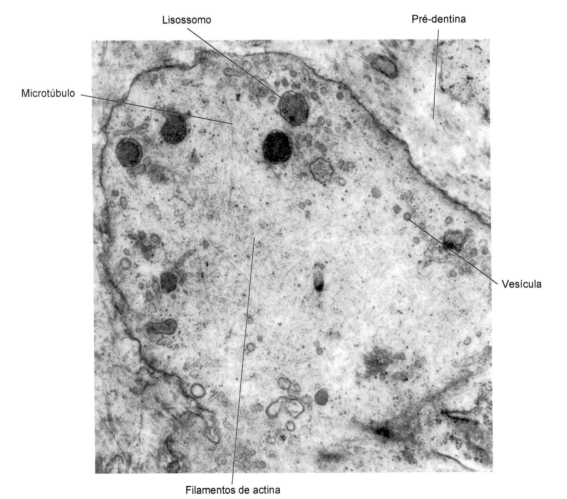

FIGURA 7.42 Base de um prolongamento odontoblástico em que são observados elementos do citoesqueleto e do sistema lisossômico (MET).

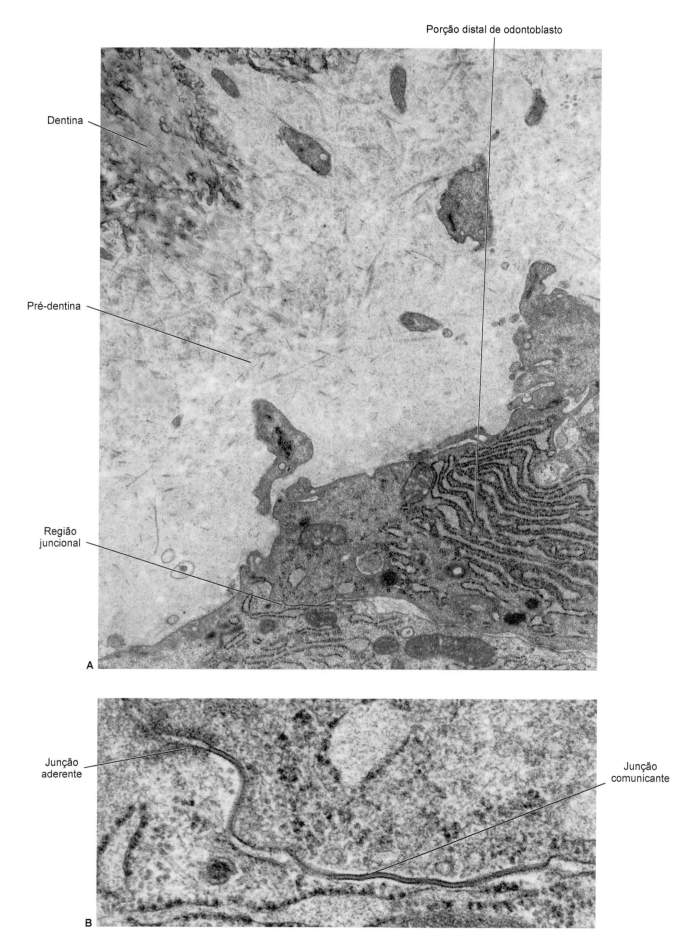

FIGURA 7.43 Porção distal de odontoblastos na qual aparece uma região juncional (**A**), que é observada em maior aumento (**B**) (MET).

participam no transporte de grânulos de secreção. Na sua base, o prolongamento tem também elementos do sistema endossômico-lisossômico e vesículas, o que sugere que nesta região ocorra a liberação de enzimas do tipo metaloproteinases na pré-dentina durante a dentinogênese, resultando na degradação e remoção de certos componentes (Figura 7.42). Após atravessar a pré-dentina, o prolongamento penetra no túbulo dentinário, contendo, às vezes, lisossomos no seu interior (Figura 7.44). O prolongamento tem maior diâmetro na sua base e afina-se progressivamente até sua extremidade.

Região subodontoblástica

Encontra-se, como indica seu nome, logo abaixo da camada de odontoblastos. Nesta região, diferenciam-se, ainda, duas zonas: uma mais periférica, denominada "zona pobre em células", e outra subjacente à anterior, próxima à região central da polpa, chamada "zona rica em células" (Figura 7.38).

Zona pobre em células

A zona pobre em células é atravessada por numerosos prolongamentos de células subjacentes, vasos e fibras nervosas.

Embora esta zona, chamada também "Weill", seja mesmo observada com poucas células ao microscópio de luz, daí sua denominação, na verdade é atravessada por numerosos prolongamentos das células subjacentes, os quais se ramificam muito, estabelecendo contatos entre eles e com as superfícies basais dos odontoblastos (Figuras 7.38 e 7.40). Esses contatos são representados principalmente por junções comunicantes e por algumas junções aderentes. Em dentes humanos, esta zona tem aproximadamente 40 μm de espessura, sobretudo na polpa coronária, em que é mais evidente. Além dos prolongamentos celulares mencionados anteriormente, esta zona apresenta numerosos vasos sanguíneos, os quais constituem o plexo capilar, cujas ramificações penetram até a camada odontoblástica, na qual estabelecem alças entre os odontoblastos (Figura 7.39). A zona pobre em células também é atravessada por fibras nervosas, principalmente do tipo amielínico, que se dirigem para a camada odontoblástica, podendo alcançar a pré-dentina e a parte inicial dos túbulos dentinários.

Zona rica em células

A zona rica em células é constituída principalmente por células indiferenciadas.

A zona rica em células é constituída pelos corpos das células que emitem seus prolongamentos para a zona acelular. Estas células têm, na sua maioria, forma bipolar, apresentando prolongamentos que se dirigem também para a região central da polpa. Embora algumas dessas células sejam fibroblastos (quase todos em estado de repouso), a maioria delas são células indiferenciadas (*stem cells*). Esta zona rica em células é muito mais distinguível na polpa coronária do que na porção pulpar radicular (Figura 7.45).

> **CORRELAÇÕES CLÍNICAS**
>
> O fato de a região subodontoblástica ser mais evidente na polpa coronária, que está relacionada com a porção do dente voltada para o meio bucal, indica a alta potencialidade desta região pulpar, especialmente no que se refere a processos de reparação e diferenciação de novas células quando as situações assim o requerem.

Região central da polpa

A região central da polpa é constituída por um tecido conjuntivo frouxo singular.

Sem considerar sua porção periférica (camada de odontoblastos e região subodontoblástica), a polpa dentária é constituída por tecido conjuntivo frouxo, porém singular,

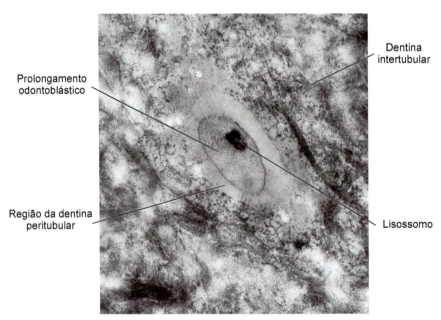

FIGURA 7.44 Prolongamento odontoblástico próximo à pré-dentina em que se observa um lisossomo em preto, evidenciado pela técnica citoquímica da fosfatase ácida (MET).

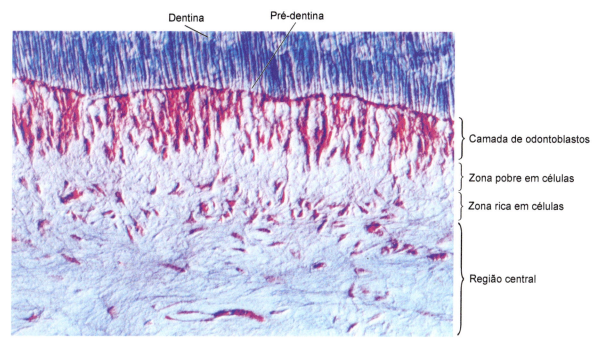

FIGURA 7.45 Componentes da periferia da polpa dentária em um dente formado (ML-Nomarski).

em razão de sua organização e localização, rodeada pela dentina. As células mais abundantes na região central da polpa são os fibroblastos, que apresentam seu característico aspecto fusiforme com um núcleo central ovoide e longos prolongamentos. No seu citoplasma, as típicas organelas de síntese e secreção de proteínas refletem sua capacidade de produção e renovação dos elementos da matriz extracelular, principalmente o colágeno. Na extensão total da polpa, os fibroblastos distribuem-se regularmente, podendo ser encontrados em diversos estados funcionais, isto é, ativos ou em repouso, constituindo neste último caso os fibrócitos (Figura 7.46).

Outro tipo celular da polpa é representado pelas células indiferenciadas (células-tronco), as quais são encontradas mesmo na polpa do dente completamente formado. Embora na sua maioria essas células façam parte da região subodontoblástica, elas são também detectadas no restante da polpa, principalmente adjacentes aos capilares sanguíneos.

Macrófagos e linfócitos, células típicas do sistema imunológico em geral, também constituem parte das células da região central da polpa, desempenhando principalmente funções de reconhecimento e processamento de antígenos, bem como a fagocitose de elementos necróticos. Outras células como os plasmócitos, não são componentes usuais da polpa dentária, aparecendo apenas nos casos de inflamação (pulpite) crônica.

A matriz extracelular da polpa é constituída por elementos fibrosos e por substância fundamental. O colágeno é o componente fibroso mais abundante. Apesar de ser encontrado ao longo de toda a polpa, sua distribuição não é uniforme. Assim, na polpa radicular as fibrilas colágenas estão dispostas mais densamente do que na polpa coronária, na qual elas são mais esparsas. Todavia, a polpa da coroa dos incisivos e caninos contém mais colágeno do que os pré-molares e molares. Embora a maior parte das fibrilas colágenas da polpa sejam do tipo I, têm sido também aí detectadas fibrilas colágenas do tipo III, que correspondem às fibras reticulares. Além disso, escassas fibras oxitalânicas têm sido identificadas na polpa coronária. Outro tipo de fibras, as elásticas, apenas fazem parte das paredes de vasos sanguíneos calibrosos.

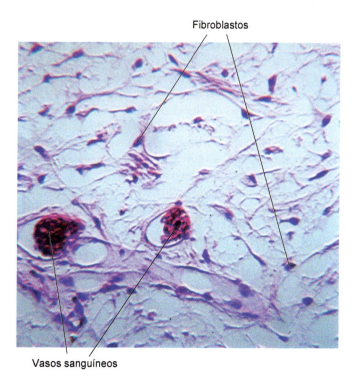

FIGURA 7.46 Região central da polpa em que aparecem numerosos fibroblastos (ML-Nomarski).

A substância fundamental, em razão de ser constituída por abundantes proteoglicanos, glicosaminoglicanos, glicoproteínas (entre elas a tenascina C e a trombospondina) e água, constitui um característico gel que embebe os elementos celulares e fibrilares descritos anteriormente.

> **CORRELAÇÕES CLÍNICAS**
>
> A remoção da polpa e, consequentemente, dos odontoblastos não acarreta a necrose da dentina, possibilitando, portanto, o tratamento endodôntico.

Inervação do dente e sensibilidade dentinopulpar

Nervos que contêm fibras sensoriais provenientes do nervo trigêmeo e ramos simpáticos do gânglio cervical superior penetram pelo forame apical e pelos forames acessórios como grossos feixes. Esses feixes, constituídos tanto por axônios mielínicos como amielínicos, atravessam a polpa do canal radicular, chegando, assim, até a câmara pulpar. Nessa região, ramificam-se profusamente em direção à periferia da polpa, especialmente na região subodontoblástica em que constituem um plexo nervoso característico denominado "plexo de Raschkow" (Figura 7.47).

Enquanto a maioria dos axônios termina no plexo subodontoblástico, alguns deles, desprovidos do revestimento da célula de Schwann, atravessam a camada de odontoblastos, alcançando a pré-dentina. Poucos axônios, ainda, penetram a porção inicial dos túbulos dentinários, ficando em íntimo contato com o prolongamento odontoblástico.

A maioria das fibras nervosas da polpa pertence a dois tipos: A-delta e C. As fibras A-delta são mielínicas, alcançam o plexo de Raschkow e a camada de odontoblastos e possuem um baixo limiar de sensibilidade. As fibras C são amielínicas, estão localizadas em todas as regiões da polpa e possuem um alto limiar de sensibilidade. Na polpa, como em outras fibras nervosas, a velocidade de transmissão do impulso nervoso está associada à presença de bainha de mielina ao redor dos axônios. A presença de mielina é maior na polpa dos dentes erupcionados e em oclusão do que nos dentes recém-erupcionados. Dessa maneira, alguns testes de vitalidade, como o elétrico, às vezes não refletem o verdadeiro estado pulpar quando aplicados em dentes muito jovens. Além disso, a polpa contém fibras pertencentes ao sistema nervoso autônomo, as quais regulam principalmente o fluxo sanguíneo pulpar.

A dor de origem dentinopulpar tem características especiais, sendo que até o momento não existem bases conclusivas para explicar sua exata natureza.

Seja qual for o estímulo no complexo dentina-polpa (bacteriano, térmico, mecânico ou químico), a sensibilidade é sempre traduzida como dor. Além disso, regiões diferentes da dentina têm graus de sensibilidade dolorosa também diferentes. Assim, maior sensibilidade dolorosa existe tanto na dentina superficial, próxima à junção amelodentinária, quanto na dentina profunda, próxima à polpa. Para explicar a sensibilidade dolorosa dentinária, têm sido formuladas três teorias, as quais serão brevemente comentadas a seguir.

A primeira delas considera que, por causa das finas fibras nervosas na porção inicial dos túbulos dentinários, os estímulos atingiriam diretamente essas terminações nervosas. Entretanto, esses axônios não são encontrados em todos os túbulos; além disso, quando são, os axônios estão restritos à porção inicial dos túbulos, não alcançando nem um terço da sua extensão. A grande sensibilidade dolorosa na dentina superficial não seria, portanto, compatível com essa teoria.

A segunda teoria propõe que o odontoblasto e o seu prolongamento funcionariam diretamente como receptores sensoriais. Uma das razões que levaram à formulação desta teoria é o fato de os odontoblastos serem originários da crista neural e de terem numerosas junções comunicantes. Desse modo, os odontoblastos manteriam certa capacidade de transdução de impulsos nervosos. Entretanto, ainda há dúvidas sobre a extensão do prolongamento odontoblástico, que aparentemente alcança apenas um terço do túbulo dentinário. Além disso, o potencial de membrana dos odontoblastos seria muito baixo para a transdução e propagação do impulso nervoso.

A terceira teoria, denominada "hidrodinâmica", é a mais cotada para explicar a sensibilidade dentinária. Esta baseia-se no fato de os túbulos dentinários estarem preenchidos pelo fluido dentinário, no espaço periodontoblástico, quando ocorre o prolongamento, ou na totalidade do túbulo e canalículos se não houver prolongamento na dentina superficial. Dessa maneira, uma vez atingida a dentina, os diversos estímulos produziriam leve movimentação desse líquido, gerando, com isso, ondas que acabariam alcançando as fibras nervosas da porção inicial dos túbulos e do plexo subodontoblástico. As junções oclusivas focais entre os odontoblastos, portanto não zonulares, possibilitariam a transmissão das ondas pelos espaços intercelulares para a região subodontoblástica. Esta teoria explica a razão pela qual a dentina superficial, na qual os túbulos dentinários são mais profusamente ramificados, é extremamente sensível, mesmo quando não há prolongamento odontoblástico e terminações nervosas nessa região.

Contudo, apesar de a teoria hidrodinâmica ser a que preenche mais os diversos aspectos envolvidos na sensibilidade dentinopulpar, é provável que, dependendo do estímulo e da região ou profundidade de dentina, vários mecanismos estejam envolvidos simultaneamente (Figura 7.48). Cumpre notar que túbulos abertos ou obliterados podem influenciar a sensibilidade da dentina.

> **CORRELAÇÕES CLÍNICAS**
>
> A intervenção em qualquer região da dentina é capaz de produzir dor, que pode ser de intensidade variável e também depender da condição da polpa.

Suprimento vascular da polpa

Artérias de pequeno calibre provenientes das artérias alveolares superior e inferior penetram na polpa pelo forame apical e pelos forames acessórios. Essas artérias atravessam longitudinalmente o canal radicular em direção à câmara pulpar, enviando pequenos ramos colaterais que chegam até a região subodontoblástica em que se ramificam profusamente, constituindo um plexo vascular.

Capítulo 7 • Complexo Dentina-Polpa 161

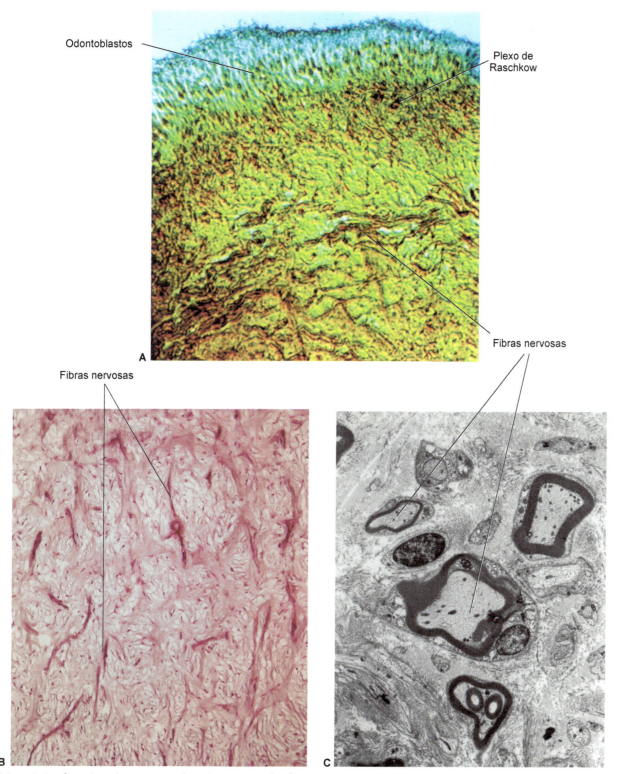

FIGURA 7.47 A. Periferia da polpa, mostrando a distribuição das fibras nervosas na região subodontoblástica formando o plexo de Raschkow, evidenciado pelo método da impregnação pela prata (ML-Nomarski). **B.** Fibras nervosas na região central da polpa (ML). **C.** Fibras nervosas mielínicas (MET).

Na câmara pulpar, as artérias se ramificam em arteríolas que se dirigem para a periferia da polpa em que capilares formam um característico plexo na região subodontoblástica. A partir dessa região, capilares muito finos atravessam a zona pobre em células, chegando até a camada odontoblástica, na qual formam alças entre os odontoblastos. Esses capilares, geralmente fenestrados, na camada odontoblástica são bastante evidentes durante a dentinogênese, razão pela qual se presume que estejam envolvidos no rápido transporte de nutrientes para os odontoblastos secretores (Figura 7.49). Uma vez que o dente completa sua formação, a quantidade dessas alças capilares entre os odontoblastos diminui, ficando a maioria restrita à região subodontoblástica.

162 Histologia e Embriologia Oral

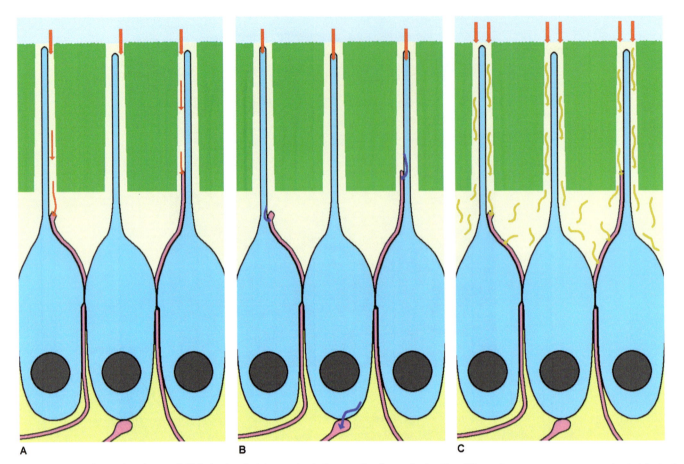

FIGURA 7.48 As três teorias da sensibilidade dentinária: teoria da inervação direta da dentina (**A**); teoria que sugere que o odontoblasto é o receptor direto dos estímulos (**B**); teoria hidrodinâmica, baseada na movimentação do fluido dentinário (**C**).

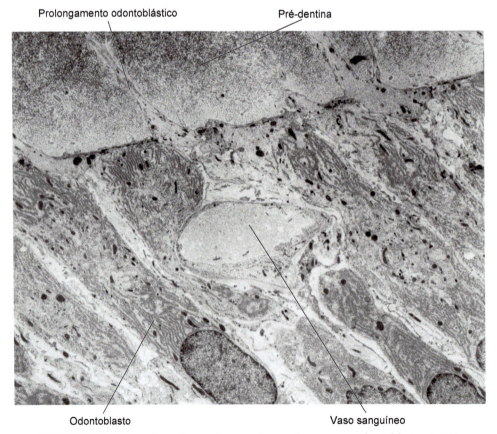

FIGURA 7.49 Vaso sanguíneo formando uma alça capilar entre os odontoblastos (MET).

Ocorrem numerosas anastomoses arteriovenosas na polpa coronária, sendo que o retorno venoso segue o mesmo percurso da porção arterial. Assim, numerosos vasos sanguíneos são observados nas diversas regiões da polpa (Figura 7.50). As veias atravessam longitudinalmente o canal radicular, recebendo os ramos da periferia da polpa radicular e saindo pelo forame apical e pelos forames acessórios.

Vasos linfáticos são também observados na polpa, originando-se na polpa coronária e dirigindo-se em direção ao forame apical. Uma vez no ligamento periodontal, eles se reúnem com os linfáticos, chegando posteriormente até os linfonodos submentonianos, submandibulares e cervical profundo.

> **CORRELAÇÕES CLÍNICAS**
>
> Com o avançar da idade, ocorre redução do volume da polpa, diminuição dos componentes celulares, aumento do colágeno, formação de massas calcificadas e redução dos suprimentos sanguíneo, linfático e nervoso.

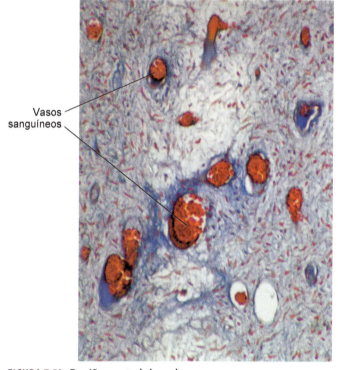

FIGURA 7.50 Região central da polpa com numerosos vasos sanguíneos (ML).

Leitura adicional

Aminoshariae A, Kulild JC. Current Concepts of Dentinal Hypersensitivity. J Endod. 2021;47(11):1696-1702.

Arana-Chavez VE, Katchburian E. Development of tight junctions between differentiating odontoblasts in early developing dentine as observed by freeze-fracture. Anat Rec. 1997;248(3):332-8.

Arana-Chavez VE, Massa LF. Odontoblasts: the cells forming and maintaining dentine. Int J Biochem Cell Biol. 2004;36(8):1367-73.

Bleicher F. Odontoblast physiology. Exp Cell Res. 2014;325(2):65-71.

Bränström M. The hydrodynamic theory of dentinal pain: sensation in preparations, caries and the dentinal crack. J Endod. 1986;12(10):453-7.

Burgess, AMC, Katchburian, E. Morphological types of epithelial-mesenchymal cell contacts in odontogenesis. J. Anat. 1982;135:577-584.

Butler WT, Brunn JC, Qin C. Dentin extracellular matrix (ECM) proteins: comparison to bone ECM and contribution to dynamics of dentinogenesis. Connect Tissue Res. 2003;44 Suppl 1:171-8.

Dorvee JR, Deymier-Black A, Gerkowics L, Veis A. Peritubular dentin, a highly mineralized, non-collagenous, component of dentin: isolation and capture by laser microdissection. Connect Tissue Res. 2014;55 Suppl 1:9-14.

Goldberg M, Kulkami AB, Young M, Boskey A. Dentin: structure, composition and mineralization. Front Biosci. 2011;3(2):711-35.

Joao SM, Arana-Chavez VE. Expression of connexin 43 and ZO-1 in differentiating ameloblasts and odontoblasts from rat molar tooth germs. Histochem Cell Biol 2003;119:21-26.

Katchburian E. Membrane-bound bodies as initiators of mineralization of dentine. J Anat. 1973;116(Pt 2):285-302.

Li B, Ouchi T, Cao Y, Zhao Z, Men Y. Dental-derived mesenchymal stem cells: State of the art. Front Cell Dev Biol. 2021;9:654559.

Liu M, Goldman G, Mac Dougall M, Chen S. BMP signaling pathway in dentin development and diseases. Cells. 2022;11(14):2216.

Magloire H, Maurin JC, Couble ML, Shibukawa Y, Tsumura M, Thivichon-Prince B et al. Topical review. Dental pain and odontoblasts: facts and hypotheses. J Orofac Pain. 2010;24(4):335-49.

Mjör IA, Nordahl I. The density and branching of dentinal tubules in human teeth. Arch Oral Biol. 1996 May;41(5):401-12.

Pashley DH. Dynamics of the pulpo-dentin complex. Crit Rev Oral Biol Med. 1996;7(2):104-33.

Rajan S, Ljunggren A, Manton DJ, Björkner AE, McCullough M. Post-mitotic odontoblasts in health, disease, and regeneration. Arch Oral Biol. 2020;109:104591.

Ruch JV, Lesot H, Bègue-Kirn C. Odontoblast differentiation. Int J Dev Biol. 1995;39(1):51-68

Smith AJ, Cassidy N, Perry H, Bègue-Kirn C, Ruch JV, Lesot H. Reactionary dentinogenesis. Int J Dev Biol. 1995;39(1):273-80.

Tenorio D, Reid AR, Katchburian E. Ultrastructural visualisation of proteoglycans in early unmineralised dentine of rat tooth germs stained with cuprolinic blue. J Anat. 1990;169:257-64.

Tziafas D. Basic mechanisms of cytodifferentiation and dentinogenesis during dental pulp repair. Int J Dev Biol. 1995;39(1):281-90.

Tziafas D, Kodonas K. Differentiation potential of dental papilla, dental pulp, and apical papilla progenitor cells. J Endod. 2010;36(5):781-9.

Zhang L, Chen Z. Autophagy in the dentin-pulp complex against inflammation. Oral Dis. 2018;24(1-2):11-13.

CAPÍTULO 8
Esmalte

O esmalte, a estrutura que recobre a coroa dos dentes, é o tecido mais mineralizado do organismo. Entretanto, diferentemente dos outros tecidos calcificados e mesmo dos outros tecidos dentários, o esmalte é formado por células epiteliais originadas do ectoderma. Além disso, quando totalmente formado e após a erupção do dente, é o único tecido mineralizado completamente acelular, isto é, o único que não mantém relação com as células que o formaram.

A natureza cristalina do esmalte deve-se ao seu alto conteúdo inorgânico.

A extrema dureza do esmalte deve-se ao seu alto conteúdo inorgânico (97%), representado por cristais de fosfato de cálcio sob a forma de hidroxiapatita, com quantidades de carbonato, sódio, magnésio, cloreto, potássio e flúor em meio a 1% de matriz orgânica de natureza basicamente proteica, com escassos carboidratos e lipídios, e 2% de água. Essas proporções se referem ao peso do esmalte. Entretanto, considerando o volume do esmalte, 85% é ocupado por mineral, 2% por matriz orgânica e 13% por água (Figura 8.1). Essa composição faz do esmalte um tecido extremamente friável, apesar de sua dureza. Por esse motivo, a dentina subjacente, um tecido mais resiliente, confere sustentação e reduz a possibilidade de fratura durante a mastigação. Embora a cor do esmalte varie do branco-acinzentado ao branco-amarelado, sua estrutura quase exclusivamente cristalina resulta em uma aparência translúcida. Quanto maior o grau de mineralização do esmalte, maior é sua natureza cristalina e, portanto, sua translucidez. Essa característica influencia na cor do dente, uma vez que a translucidez e a delgada espessura do esmalte (a espessura máxima é de 2,5 mm na região dos vértices das cúspides ou nas bordas incisais) possibilitam ver a cor amarelada da dentina subjacente.

> **CORRELAÇÕES CLÍNICAS**
>
> A cor mais branca dos dentes decíduos, se comparados com os correspondentes permanentes, deve-se à menor translucidez do esmalte. Todavia, os dentes permanentes, quando recém-erupcionados, também exibem uma cor branca. Com maior tempo de exposição na boca, o esmalte aumenta sua translucidez, por causa da maturação pós-eruptiva, deixando, então, aparecer mais a cor da dentina subjacente.

Desenvolvimento (amelogênese)

Os ameloblastos passam por várias fases funcionais durante a amelogênese.

Conforme mencionado no Capítulo 6, as células do epitélio interno do órgão do esmalte diferenciam-se em ameloblastos, as células que formarão o esmalte. Os pré-ameloblastos, entretanto, completam sua diferenciação em ameloblastos somente após a deposição da primeira camada de dentina. Assim, a formação propriamente dita do esmalte inicia-se durante a fase de coroa. Isso significa que, desde a fase em que são células indiferenciadas do epitélio interno do órgão do esmalte até que seja completada a formação e a maturação pré-eruptiva do esmalte, os ameloblastos passam por

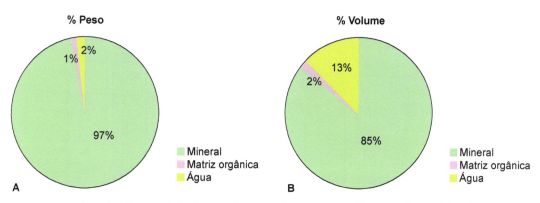

FIGURA 8.1 Composição do esmalte com relação ao peso (**A**) e ao volume (**B**) (em %).

fases sucessivas de desenvolvimento, as quais constituem o chamado "ciclo vital". Essas fases, que envolvem, portanto, o processo completo da amelogênese, são: morfogenética, de diferenciação, secretora, de maturação e protetora.

Fase morfogenética

O epitélio interno do órgão do esmalte determina a forma da coroa do dente.

Esta fase corresponde ao início do estágio de campânula, quando nas regiões dos vértices das futuras cúspides (ou borda incisal) do dente as células do epitélio interno do órgão do esmalte param de se dividir, determinando que a forma da coroa do dente seja estabelecida pela dobra desse epitélio (ver Figura 6.20). As células, que, até então, multiplicam-se por sucessivas divisões, são cúbicas, com núcleo ovoide, grande e central ou próximo à lâmina basal que as separa da papila dentária; o citoplasma tem numerosos ribossomos livres, polirribossomos, mitocôndrias esparsas e complexo de Golgi pouco desenvolvido, localizado na região adjacente ao retículo estrelado (Figura 8.2). Essas características sugerem que, nessa fase, o material sintetizado pelas células do epitélio interno é destinado principalmente a fins intracelulares, como, por exemplo, o desenvolvimento das organelas.

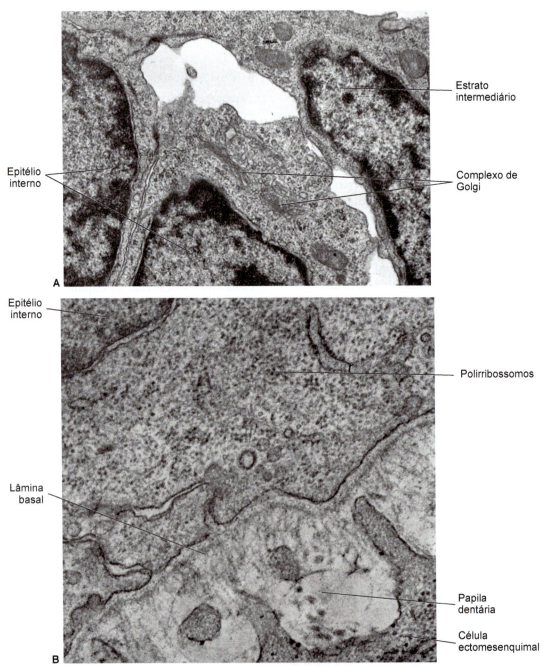

FIGURA 8.2 Células do epitélio interno do órgão do esmalte com a polaridade original. **A.** Polo adjacente ao estrato intermediário (MET). **B.** Polo adjacente à papila dentária. Observe o escasso citoplasma com predominância de polirribossomos (MET). (Reproduzida de Katchburian, Holt, 1972.)

Fase de diferenciação

Com a inversão da sua polaridade, as células do epitélio interno do órgão do esmalte tornam-se pré-ameloblastos.

Após o período de divisão, as células do epitélio interno do órgão do esmalte alongam-se, alcançando quase o dobro de sua altura original. Desse modo, as células que inicialmente eram cúbicas passam a ser cilíndricas. Coincidentemente, duas ou três camadas de células achatadas aparecem nitidamente localizadas entre as células do epitélio interno e o retículo estrelado, constituindo uma nova estrutura no órgão do esmalte, denominada "estrato intermediário" (Figura 8.3). Com o alongamento das células do epitélio interno, ocorre a inversão da polaridade: o núcleo localiza-se ao lado da célula, próximo ao recém-formado estrato intermediário, constituindo o novo polo proximal (ver Figura 6.21), enquanto o complexo de Golgi migra em sentido inverso, ou seja, para o lado próximo à papila dentária, determinando, por sua vez, o novo polo distal; desenvolvem-se, também, cisternas de retículo endoplasmático granular, as quais se orientam, paralelas, ao eixo longitudinal da célula. Esses eventos coincidem com o aparecimento de um citoesqueleto bem desenvolvido, constituído por numerosos microtúbulos orientados paralelamente ao longo eixo da célula (Figura 8.4). Nesse estágio do desenvolvimento, com a nova disposição do núcleo e das organelas, as células se denominam "pré-ameloblastos".

A diferenciação dos pré-ameloblastos ocorre gradualmente, até tornarem-se ameloblastos secretores.

Os pré-ameloblastos induzem a diferenciação das células da periferia da papila dentária pelos mecanismos que foram explicados no Capítulo 7. Enquanto isso, o processo de diferenciação dos futuros ameloblastos continua gradualmente, completando-se a diferenciação somente após a formação da primeira camada de matriz orgânica de dentina. A altura dos pré-ameloblastos aumenta mais um pouco, tornando-os células cilíndricas altas, com, aproximadamente, 30 μm; o complexo de Golgi e o retículo endoplasmático rugoso se desenvolvem ainda mais (Figura 8.5). A maioria das mitocôndrias localiza-se na região proximal. Inicia-se também a liberação de enzimas lisossomais pelo seu polo distal, que degradam e tornam descontínua a lâmina basal. Ao mesmo tempo, desenvolvem-se numerosos e curtos processos na superfície distal, que se projetam para a matriz de dentina, que, por sua vez, está apenas começando sua mineralização. Esses processos dos pré-ameloblastos formam contatos com processos de odontoblastos e com vesículas da matriz (Figura 8.6). Entre os pré-ameloblastos, estabelecem-se junções intercelulares comunicantes (*gap*), desmossomos e junções oclusivas (*tight*) nos dois polos celulares, formando, desse modo, os complexos juncionais proximais e distais (Figura 8.7). Após esses eventos, os pré-ameloblastos tornam-se ameloblastos diferenciados, prestes a secretar matriz de esmalte.

Fase secretora

Em razão da restrição da via intercelular, a formação do esmalte é exclusivamente controlada pelos ameloblastos.

No início desta fase, o órgão do esmalte é constituído pelo epitélio externo, o retículo estrelado, o estrato intermediário e os ameloblastos recém-diferenciados nas regiões dos vértices das futuras cúspides e bordas incisais. Entretanto, deve-se lembrar que, como a amelogênese começa nessas regiões e

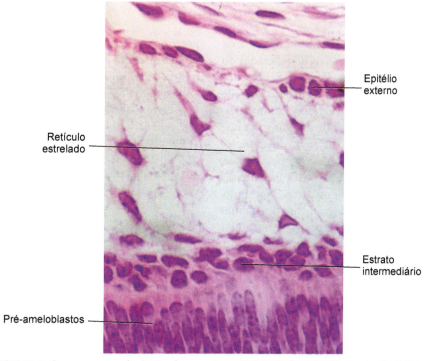

FIGURA 8.3 Componentes do órgão do esmalte no início da fase de diferenciação (ML).

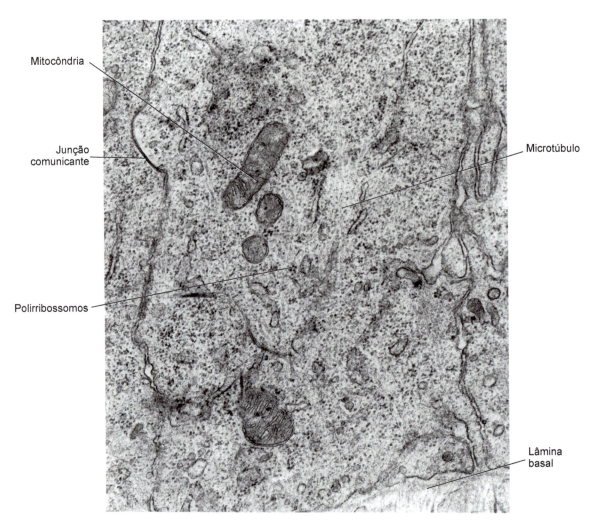

FIGURA 8.4 Polo distal de um pré-ameloblasto. Observe a predominância de polirribossomos e microtúbulos (MET). (Reproduzida de Katchburian, Holt, 1972.)

progride em direção à alça cervical, existe um gradiente de ameloblastos, pré-ameloblastos e células indiferenciadas do epitélio interno do órgão do esmalte (Figura 8.8). No início desta fase, todos os componentes do órgão do esmalte ligam-se entre si pelas junções intercelulares comunicantes (*gap*) e desmossomos; todavia, entre os ameloblastos recém-diferenciados, as junções oclusivas (*tight*) dos complexos juncionais distais, já observados entre pré-ameloblastos, desenvolvem-se ainda mais, passando a constituir extensas fileiras. Desse modo, a formação do esmalte e, sobretudo, sua mineralização são reguladas exclusivamente pelos ameloblastos, em razão da resultante restrição da via intercelular (Figura 8.9).

No início da fase secretora, os ameloblastos têm sua superfície distal plana.

A fase secretora marca o início da amelogênese propriamente dita: os ameloblastos já têm todas as características ultraestruturais das células sintetizadoras e secretoras de proteínas. Como foi demonstrado por radioautografia usando precursores, o retículo endoplasmático rugoso, constituído por numerosas cisternas, inicia a síntese das proteínas da matriz orgânica do esmalte. Seguem-se a condensação e o empacotamento do material no complexo de Golgi, sendo observados, posteriormente, grânulos de secreção envolvidos por membrana no citoplasma distal dos ameloblastos, contendo matriz orgânica (Figura 8.10). Rapidamente, esses grânulos migram para o polo distal e são liberados nos espaços intercelulares e sobre a dentina do manto, que nesta fase está consolidando seu processo de mineralização. As organelas, entretanto, estão dispostas de maneira singular nos ameloblastos secretores: o retículo endoplasmático rugoso é constituído por numerosas cisternas paralelas entre si e alinhadas seguindo o longo eixo do ameloblasto, localizando-se distalmente em relação ao complexo de Golgi (Figura 8.11), diferentemente do que é observado, em geral, nas células que sintetizam proteínas de exportação. A superfície distal dos ameloblastos, nos primeiros momentos da fase secretora, é mais ou menos plana, apresentando, porém, numerosas e curtas protrusões com aspecto de microvilos e invaginações (Figura 8.12).

Capítulo 8 · Esmalte **169**

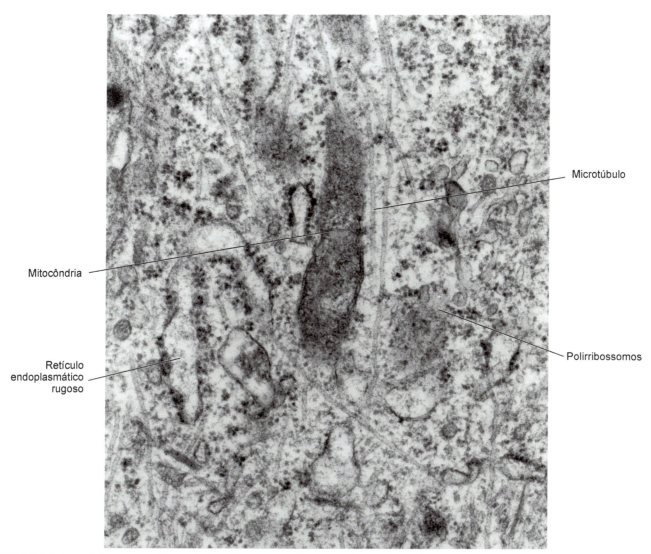

FIGURA 8.5 Pré-ameloblasto em diferenciação. Observe o exuberante citoesqueleto, com numerosos microtúbulos, ao redor do qual as organelas se desenvolvem (MET).

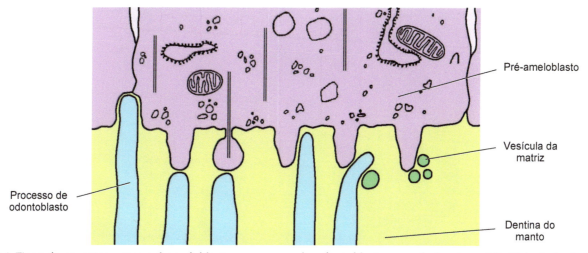

FIGURA 8.6 Tipos de contatos entre pré-ameloblastos, processos de odontoblastos e vesículas da matriz. (Adaptada de Burgess, Katchburian, 1982.)

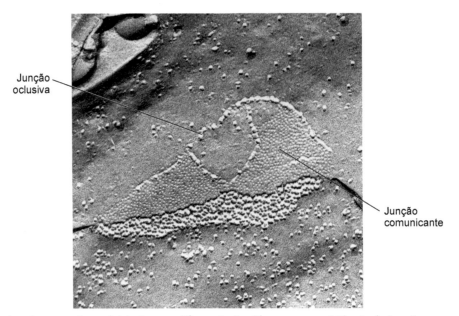

FIGURA 8.7 Região juncional entre pré-ameloblastos em diferenciação. Observe a coexistência de junções comunicantes e oclusivas (MET-Criofratura).

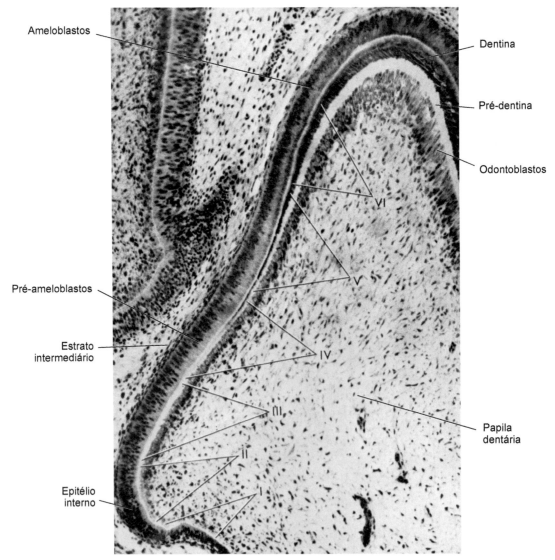

FIGURA 8.8 Germe dentário em fase de coroa. Observe os estágios progressivamente mais avançados da amelogênese, de I até VI (ML). (Reproduzida de Katchburian, Holt, 1972.)

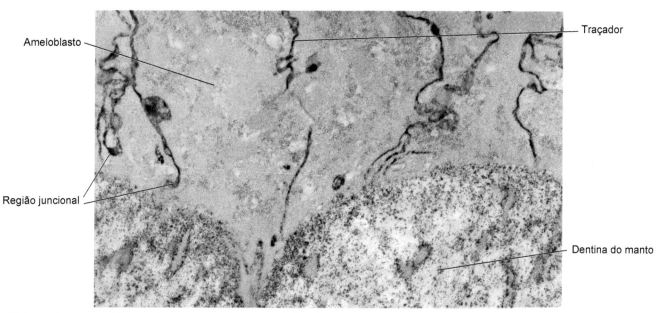

FIGURA 8.9 Germe dentário tratado com o traçador nitrato de lantânio. Observe que a passagem do lantânio entre os ameloblastos recém-diferenciados é detida pelos complexos juncionais distais. Em contraste, a dentina do manto em formação mostra-se com numerosas partículas do traçador, o qual penetrou entre os odontoblastos (MET).

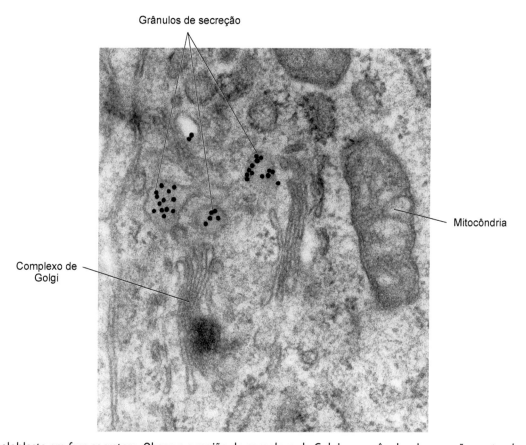

FIGURA 8.10 Ameloblasto em fase secretora. Observe a região do complexo de Golgi com grânulos de secreção contendo amelogenina, evidenciada por imunomarcação com partículas esféricas de ouro coloidal (MET). (Reproduzida de Arana-Chavez, Nanci, 2001.)

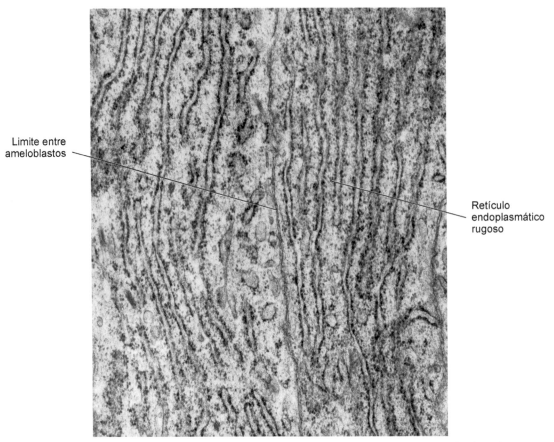

FIGURA 8.11 Porção do citoplasma de dois ameloblastos secretores justapostos. Note que o retículo endoplasmático rugoso se dispõe paralelamente ao longo eixo das células (MET).

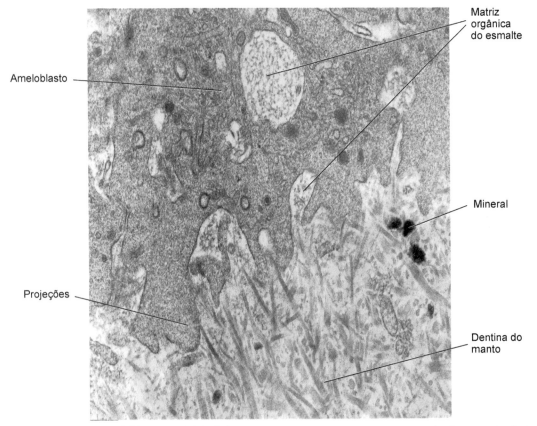

FIGURA 8.12 Extremidade distal de ameloblastos no início da fase secretora com numerosas e curtas projeções e ausência da lâmina basal. Observe pequenas regiões de matriz de esmalte recém-secretada com aspecto granular (MET).

A matriz orgânica do esmalte é constituída por proteínas distintas das que constituem as matrizes de natureza colágena.

A composição da matriz do esmalte é basicamente proteica, contendo carboidratos e lipídios. Deve-se salientar que as proteínas dessa matriz não são de natureza colágena, característica esta que a distingue da matriz dos outros tecidos mineralizados e que expressa claramente a origem não conjuntiva do esmalte. Classicamente eram reconhecidos dois grupos de proteínas na matriz de esmalte recém-secretada: as amelogeninas e suas isoformas, as mais abundantes e hidrofóbicas, ricas em prolina, e as enamelinas, que são fosfoproteínas glicosiladas acídicas. Nos últimos anos, foram identificados novos e vários tipos de proteínas, sendo agora considerados, portanto, também dois grandes grupos: as amelogeninas e as não amelogeninas. Neste segundo grupo, incluem-se as fosfoproteínas glicosiladas acídicas – enamelina e tufelina – e as glicoproteínas sulfatadas – ameloblastina e suas frações, amelina e bainhalina. Todavia, mais recentemente foram identificadas mais duas proteínas do esmalte, a amelotina e a apina (Tabela 8.1).

A mineralização do esmalte começa imediatamente após o início de secreção da matriz orgânica.

A mineralização inicial chega apenas até 15% do total da matriz recém-formada, sendo, portanto, o esmalte jovem constituído principalmente por componentes orgânicos. Os primeiros cristais de mineral, ou seja, de hidroxiapatita, são depositados em contato direto com a dentina do manto, que, neste estágio, forma uma camada mineralizada contínua (Figura 8.13 A). Desse modo, forma-se, inicialmente, uma primeira camada mais ou menos homogênea de esmalte, com os cristais de mineral alinhados perpendiculares à superfície de dentina. Por não serem observadas vesículas da matriz durante o início da mineralização do esmalte, acredita-se que sejam os cristais de fosfato de cálcio da dentina do manto os agentes nucleadores para desencadear esse processo no esmalte, em associação com algum componente da matriz do esmalte. A esse respeito, foi observado recentemente que a enamelina, pela sua característica acídica, liga-se às fibrilas colágenas da dentina do manto, estabelecendo estreita relação molecular entre esses dois tecidos e favorecendo a nucleação de mineral no esmalte a partir da dentina do manto mineralizada. Outros estudos recentes apontam para a capacidade da proteína tufelina como agente nucleador de mineral. A interação das duas fosfoproteínas acídicas da matriz do esmalte jovem, enamelina e tufelina, desencadearia, deste modo, o início da mineralização, ou seja, a formação dos característicos cristais em forma de fita. Nesse estágio, as moléculas de amelogenina se agregam, formando pequenos glóbulos de 20 nm de diâmetro, denominados "nanosferas"; estas se alinham helicoidalmente, orientando, dessa maneira, o crescimento dos cristais de mineral (Figura 8.13 B).

Após a deposição de uma delgada camada aprismática, os ameloblastos desenvolvem o processo de Tomes.

Como consequência da deposição da primeira camada de esmalte, que nos dentes humanos alcança cerca de 30 a 40 μm de espessura, os ameloblastos afastam-se em direção ao estrato intermediário, desenvolvendo uma curta projeção cônica a partir do seu citoplasma distal, o processo de Tomes (Figura 8.14). O aparecimento dessa nova estrutura no polo distal dos ameloblastos inicia a segunda parte da fase secretora, em razão de essas projeções passarem a comandar a orientação do esmalte em formação (Figura 8.15).

Nas regiões que contêm ameloblastos secretores, ocorre a involução dos demais elementos do órgão do esmalte.

Enquanto a camada de ameloblastos secreta ativamente e apresenta, no conjunto, sua porção distal com aspecto serrilhado, em razão dos processos de Tomes (Figura 8.16), os outros componentes do órgão do esmalte sofrem também algumas modificações: as células do estrato intermediário passam a exibir alta atividade da enzima fosfatase alcalina enquanto o retículo estrelado perde parte do seu material intercelular. Como consequência disso, a totalidade do órgão do esmalte, na região correspondente à matriz em formação, sofre colapso, tornando possível a aproximação entre a camada de ameloblastos e o epitélio externo e, portanto, entre os ameloblastos e o folículo dentário (Figura 8.17). Assim, o folículo representa a única fonte de nutrição, pois a dentina calcificada impede a passagem de nutrientes provenientes dos vasos sanguíneos da papila dentária. Os vasos do folículo dentário passam a constituir, portanto, a fonte de nutrientes dos ameloblastos para a secreção das moléculas da matriz e continuação do processo de mineralização. Além disso, neste estágio da amelogênese, vasos sanguíneos do folículo penetram na região do retículo estrelado pelas invaginações do epitélio externo, aproximando-se do estrato intermediário e dos ameloblastos (Figura 8.18).

TABELA 8.1 Componentes da matriz orgânica do esmalte com seu peso molecular.

Amelogeninas	cerca de 25 kDa
Não amelogeninas	
Fosfoproteínas glicosiladas acídicas	
Enamelina	143 kDa
Tufelina	60 kDa
Glicoproteínas sulfatadas	
Ameloblastina	62 kDa
Amelina	40 kDa
Bainhalina	13 a 17 kDa
Amelotina	20 kDa
Apina	28 kDa
Proteínas séricas (albumina)	

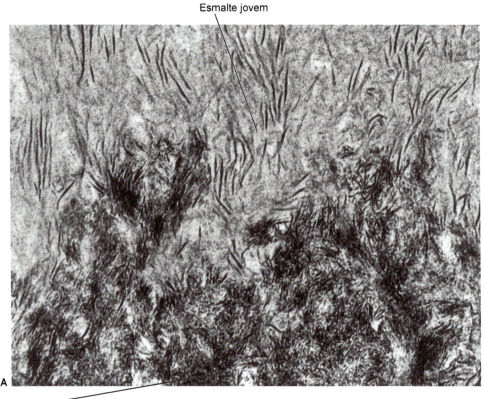
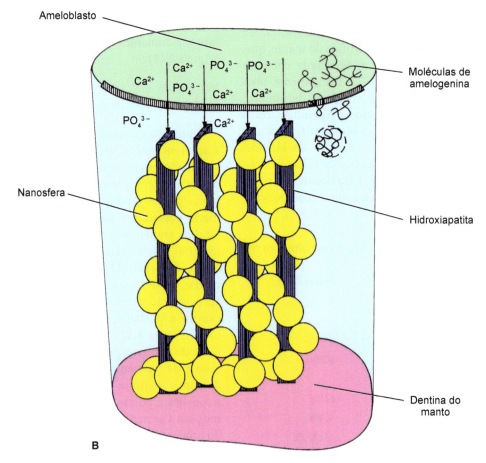

FIGURA 8.13 A. Esmalte recém-secretado e imediatamente mineralizado sobre a dentina do manto. Note que os finos cristais de hidroxiapatita estão rodeados por abundante matriz orgânica de aspecto granular (MET). **B.** Diagrama que mostra a relação entre nanosferas de amelogenina e os cristais de hidroxiapatita do esmalte. (Adaptada de Fincham, Simmer, 1997.)

Capítulo 8 • Esmalte 175

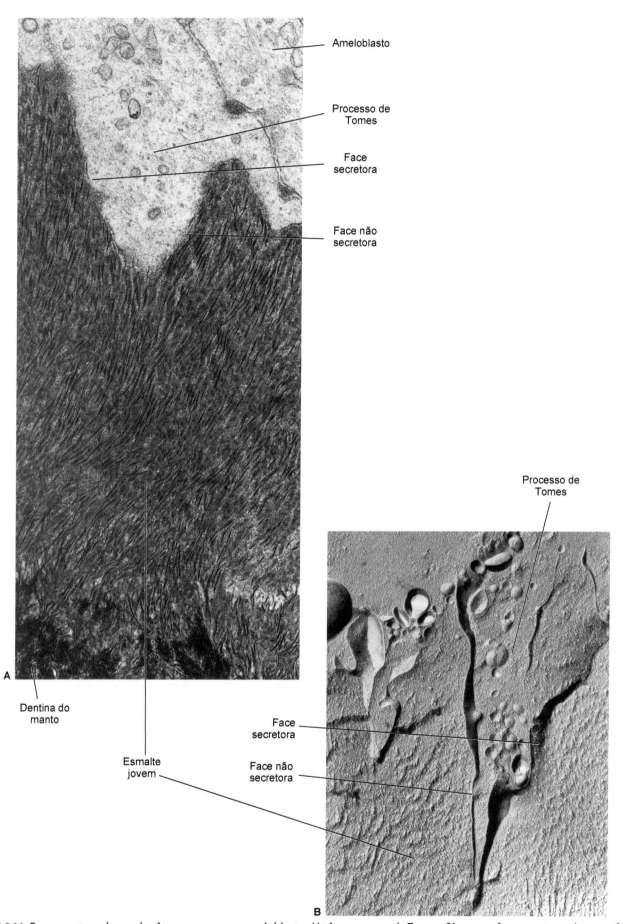

FIGURA 8.14 Fase secretora da amelogênese em que os ameloblastos já têm processo de Tomes. Observe a face secretora plana e a face não secretora côncava. (**A**, MET; **B**, MET-Criofratura.)

176 Histologia e Embriologia Oral

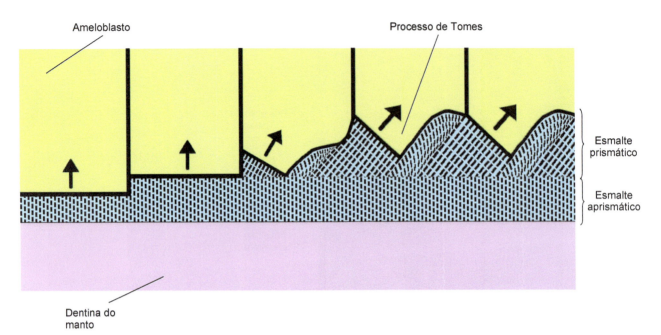

FIGURA 8.15 Início da formação do esmalte. Após a primeira camada de esmalte aprismático, os ameloblastos desenvolvem o processo de Tomes, mudam a direção da sua movimentação (*setas*) e iniciam a formação do esmalte prismático.

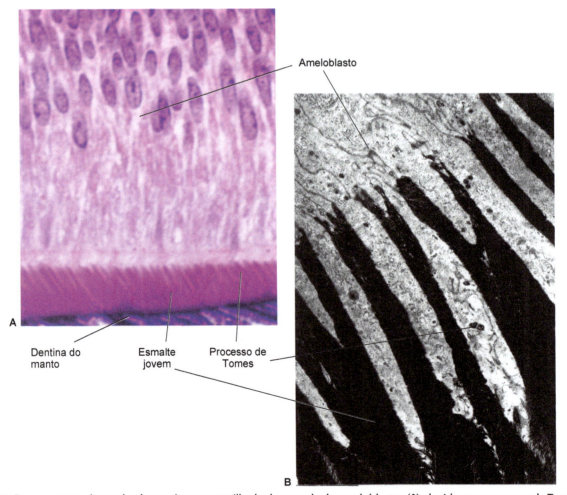

FIGURA 8.16 Fase secretora da amelogênese. Aspecto serrilhado da camada de ameloblastos (**A**), devido aos processos de Tomes, os quais são mais bem observados em **B**. (**A**, ML; **B**, MET.)

Capítulo 8 · Esmalte 177

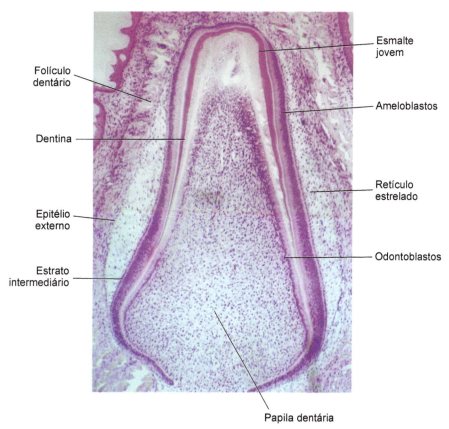

FIGURA 8.17 Germe dentário na fase de coroa. Observe o colapso do órgão do esmalte na região da cúspide na qual a amelogênese está mais avançada (ML).

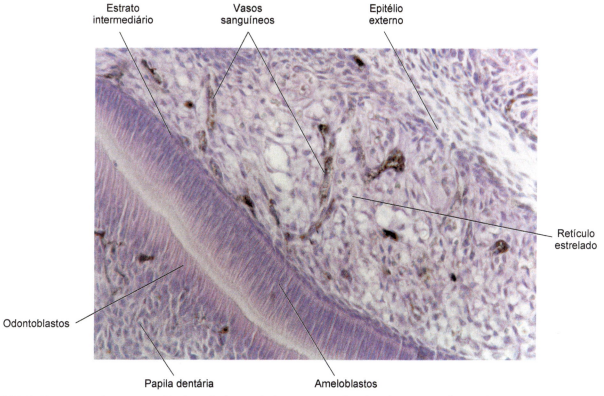

FIGURA 8.18 Vasos sanguíneos na região do retículo estrelado em germe dentário de um animal injetado com tinta nanquim (ML).

A formação do esmalte prismático ocorre pelos processos de Tomes.

Como foi mencionado, após o desenvolvimento dos processos de Tomes, os ameloblastos formam um esmalte estruturalmente diferente, constituído pelo arranjo dos cristais de mineral em unidades características denominadas "prismas", devido à mudança na movimentação dos ameloblastos durante a deposição da matriz e mineralização (Figura 8.15). Os processos de Tomes contêm grânulos de secreção, vesículas, túbulos, lisossomos, fagossomos e vesículas cobertas, bem como, em algumas regiões, profundas invaginações da membrana plasmática. Estabelece-se, assim, um desenvolvido sistema endossômico-lisossômico nos processos de Tomes. Todavia, é por meio de pequenas reentrâncias formadas em sua face plana secretora (superfície "S") que ocorre a liberação dos grânulos que contêm a matriz orgânica do esmalte (Figura 8.19); na face côncava do processo (superfície "N"), não ocorre secreção. O estabelecimento do sistema endossômico-lisossômico na porção distal do ameloblasto secretor, incluindo o processo de Tomes, está relacionado com a liberação de enzimas, do tipo metaloproteinases, entre elas a enamelisina (MMP-20) e a serino-protease, para o esmalte jovem, promovendo a degradação parcial e a reabsorção de moléculas da matriz (Figura 8.20). Com o avançar da secreção, os outros componentes do órgão do esmalte, ou seja, o estrato intermediário, o retículo estrelado e o epitélio externo completam seu colapso, passando a compor uma só estrutura constituída por duas ou três camadas de células pavimentosas, que se localiza em posição adjacente à camada ameloblástica. Os processos de involução dos componentes do órgão do esmalte ocorrem, provavelmente, por mecanismos de morte celular programada – apoptose (Figura 8.21).

Ao finalizar a fase secretora, o ameloblasto não mais apresenta processo de Tomes.

A formação do esmalte, seguindo o padrão descrito anteriormente, continua até a deposição das últimas camadas; após, não há mais o processo de Tomes na superfície distal do ameloblasto. Entretanto, mais algumas finas camadas sem prismas podem ser ainda depositadas, estabelecendo o esmalte aprismático superficial.

Fase de maturação

A degradação e a remoção da matriz orgânica possibilitam o crescimento dos cristais de mineral.

Após a deposição da fina camada superficial de esmalte aprismático, os ameloblastos reduzem sua altura, diminuindo suas organelas relacionadas com síntese e secreção, por meio de mecanismos de autofagia. Desse modo, os ameloblastos mostram-se, nesta fase de maturação, como células cilíndricas

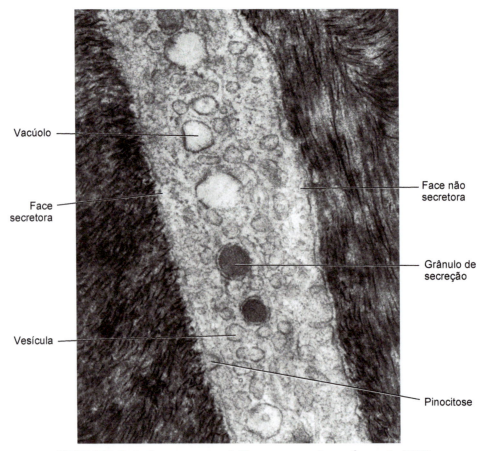

FIGURA 8.19 Parte de um processo de Tomes no esmalte em formação (MET).

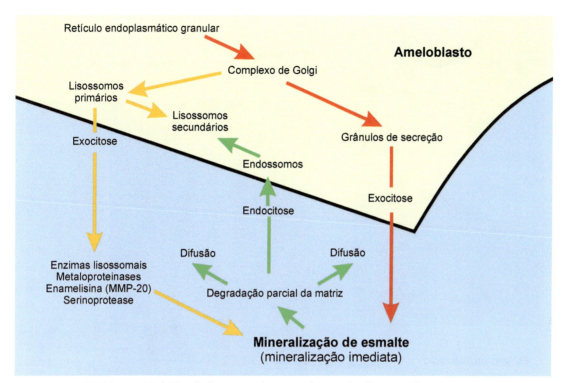

FIGURA 8.20 Dinâmica da formação da matriz de esmalte durante a fase secretora.

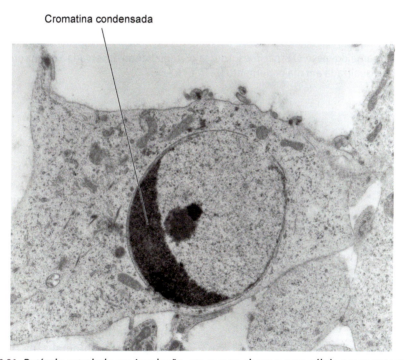

FIGURA 8.21 Retículo estrelado em involução, em que se observa uma célula em apoptose (MET).

baixas, apresentando sua superfície distal lisa (Figura 8.22) ou com dobras, assemelhando-se, neste último caso, à borda estriada das células clásticas. Enquanto os primeiros estão envolvidos na remoção de elementos orgânicos e água, os últimos participam no rápido bombeamento de íons cálcio e fosfato para a matriz, tornando possível também o rápido crescimento dos cristais de hidroxiapatita (Figura 8.23).

Além disso, nesta fase, o alto conteúdo inicial de amelogeninas é reduzido pela degradação, provavelmente, pela ação de metaloproteinases. Esse evento é importante para o aumento do componente mineral, já que as amelogeninas em cultura inibem o crescimento de cristais. Tem sido observado que os cristais de mineral em forma de fitas, após o início da remoção de matriz orgânica, aumentam rapidamente de largura em

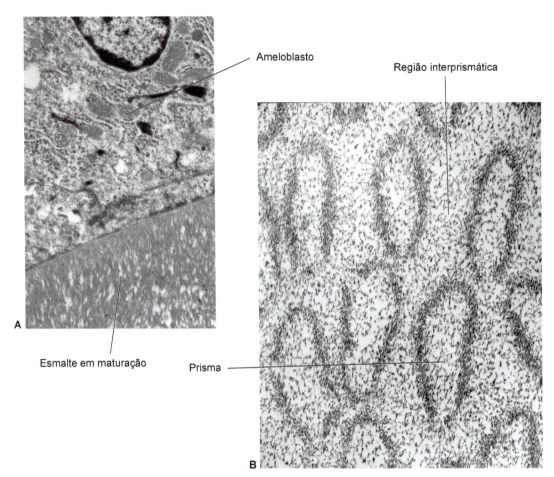

FIGURA 8.22 Fase de maturação da amelogênese. O espécime foi descalcificado, sendo observada a matriz orgânica remanescente (**A**) após a retirada da fase mineral, que é visualizada em maior aumento (**B**) (MET).

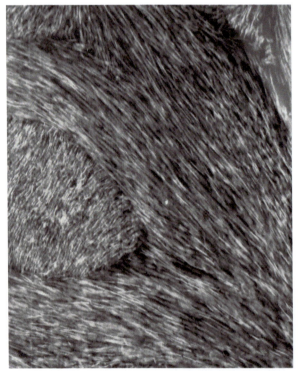

FIGURA 8.23 Cálcio detectado nos cristais (linhas brancas) no esmalte jovem examinado no microscópio de perda de energia de elétrons (EELS).

em mais ou menos duas ou três vezes, enquanto sua espessura aumenta mais lentamente, alcançando, porém, na sua mineralização, dimensões quase oito vezes maiores que as iniciais. O aumento no tamanho dos cristais é acompanhado pela fusão de vários deles, de modo que no início da fase de maturação existem, aproximadamente, 1.200 cristalitos por μm^2 e no esmalte recém-erupcionado, cerca de 500 cristalitos por μm^2. A existência simultânea de dois grupos de ameloblastos e, sua alternância são responsáveis pelos eventos cíclicos de remoção de elementos orgânicos e o influxo para a matriz de íons cálcio e fosfato e outros, como o fluoreto. Contudo, como a fase secretora, a fase de maturação também se inicia nas camadas mais profundas, na região da junção amelodentinária, e termina quando a superfície externa é completamente mineralizada (Figura 8.24).

CORRELAÇÕES CLÍNICAS

A utilização de flúor de várias maneiras resulta em um esmalte mais resistente em razão da sua incorporação na estrutura do cristal de apatita.

Cumpre ressaltar que na mineralização do esmalte, diferentemente do que ocorre no osso, na dentina e no cemento, os componentes orgânicos não se mineralizam. Assim, na fase de maturação, as proteínas são degradadas e removidas para que ocorra o crescimento dos cristais. Portanto, a permanência das proteínas do esmalte impede a completa mineralização do esmalte, podendo este apresentar defeitos na sua estrutura e, especialmente, no seu grau de mineralização.

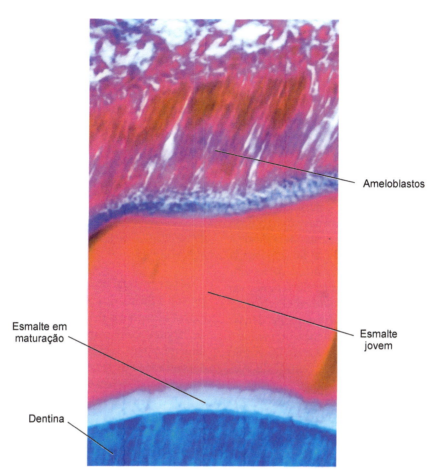

FIGURA 8.24 Fase de maturação da amelogênese. A camada mais profunda está em estágio intermediário de maturação, enquanto o restante do esmalte jovem apresenta-se intensamente corado em razão de abundante matriz orgânica (ML).

CORRELAÇÕES CLÍNICAS

A crescente detecção clínica da hipomineralização molar-incisivo (HMI) que acomete os primeiros molares e incisivos permanentes é um exemplo de alterações que ocorrem na amelogênese, especialmente na fase de maturação. O esmalte mostra-se frágil, apresentando a criança sensibilidade dentinária e, por vezes, áreas de dentina exposta.

Esta fase corresponde, na verdade, à denominada "maturação pré-eruptiva", pois, uma vez na cavidade oral, o esmalte aumenta seu conteúdo mineral, em razão dos íons presentes na saliva, evento denominado "maturação pós-eruptiva".

Fase de proteção

O epitélio reduzido recobre o esmalte maduro até a erupção do dente.

Uma vez completada a maturação do esmalte, os ameloblastos perdem a ondulação da sua superfície distal, a qual se torna definitivamente lisa. A altura das células diminui ainda mais, o que as transforma em células cúbicas, que secretam um material semelhante ao da lâmina basal localizada entre as células do epitélio externo e o folículo dentário adjacente. Esse material é depositado sobre o esmalte recém-formado. Todavia, são formados hemidesmossomos que ligam os ameloblastos a essa lâmina basal, na qual está também presente a proteína amelotina. Externamente a esta camada de células, os outros componentes do órgão do esmalte, que já na fase de maturação mostravam-se francamente reduzidos, nesta fase, perdem por completo sua identidade. Estabelece-se assim, com a camada de ameloblastos protetores, o epitélio reduzido do esmalte, estrutura que reveste a coroa do dente até sua erupção na cavidade oral, separando-a do conjuntivo adjacente (ver Figura 9.49). Como será estudado no Capítulo 9, esse epitélio reduzido contribui para a formação do epitélio juncional da gengiva.

Com a exposição do esmalte na cavidade oral e o avançar da idade, ocorrem modificações químicas e estruturais. Essas modificações incluem perda de água, diminuição do conteúdo orgânico e aumento da cristalinidade.

CORRELAÇÕES CLÍNICAS

Caso o epitélio reduzido perca a sua continuidade, o esmalte ficará em contato com o folículo dentário que rodeia o dente em erupção. Nesse caso, pode haver a reabsorção dessa área de esmalte por meio de células clásticas ou a deposição de um tecido mineralizado semelhante ao cemento, a partir de células do folículo dentário.

Estrutura

O esmalte tem estrutura prismática.

O esmalte maduro tem a maior parte da sua espessura constituída por unidades estruturais em forma de barras denominadas "prismas". As zonas periféricas dessas barras, chamadas "regiões interprismáticas", completam a estrutura cristalina do esmalte.

Prismas

Prismas e regiões interprismáticas são determinados pela orientação dos cristais de mineral. Os prismas são barras ou colunas mais ou menos cilíndricas que se estendem desde a estreita camada de esmalte aprismático, que foi depositada em contato com a dentina do manto ao início da amelogênese, até a superfície externa do esmalte. Entretanto, em algumas regiões superficiais, os prismas são recobertos por esmalte aprismático. Os cristais de hidroxiapatita densamente empacotados dispõem-se seguindo mais ou menos o longo eixo do prisma. Porém, a exata orientação no sentido longitudinal apenas se mantém na região central do eixo (Figura 8.25). Daí para a periferia do prisma, a orientação dos cristais muda, mostrando uma inclinação progressiva quanto mais se aproxima do limite do prisma (Figura 8.26 A).

O encontro de cristais da periferia de um prisma com grupos de cristais dos outros prismas adjacentes ou da região interprismática, os quais têm orientação diferente, leva à identificação da denominada "bainha" (Figura 8.26 B). As outras zonas do esmalte são, então, as regiões interprismáticas nas quais cristais de hidroxiapatita apresentam-se também densamente empacotados, preenchendo as zonas entre as regiões centrais dos prismas (Figura 8.27). Embora se acreditasse no contrário há algum tempo, não há diferença entre o conteúdo mineral dos prismas e o das regiões interprismáticas; há diferença apenas no que se refere à orientação dos cristais.

A fase mineral do esmalte é constituída por grandes cristais de hidroxiapatita.

A fase mineral do esmalte é constituída por fosfato de cálcio sob a forma de cristais de hidroxiapatita com aspecto de barras hexagonais de 20 a 60 nm de espessura e 30 a 90 nm de largura, com comprimento variável. Apesar da grande dimensão, têm, basicamente, a mesma constituição daqueles encontrados nos tecidos mineralizados de natureza conjuntiva, embora estejam embebidos em uma escassa matriz orgânica em forma de gel, que ocupa apenas 3% do volume total do esmalte, e em água, que ocupa 12% do volume do esmalte.

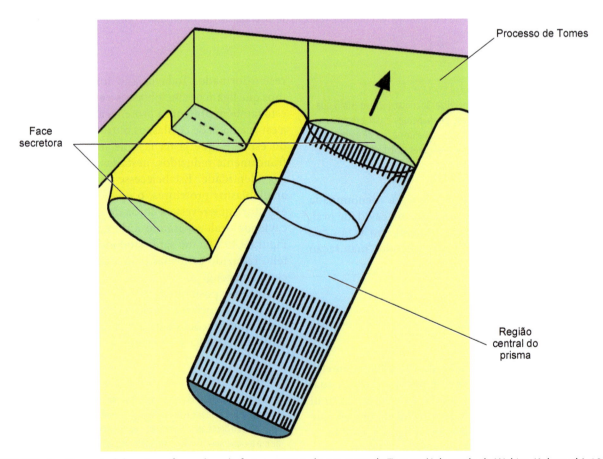

FIGURA 8.25 Região central do prisma formado pela face secretora do processo de Tomes. (Adaptada de Wakita, Kobayashi, 1983.)

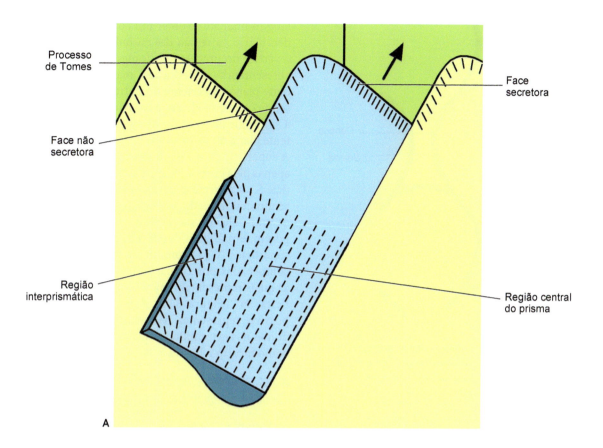

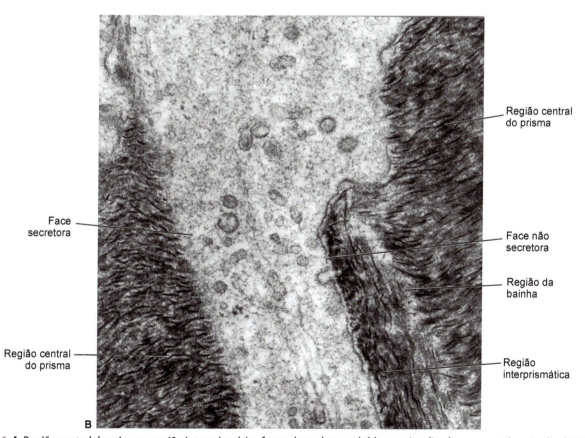

FIGURA 8.26 A. Região central do prisma e região interprismática formadas pelos ameloblastos visualizados em corte longitudinal. **B.** Observe parte do processo de Tomes com suas faces secretora e não secretora e as consequentes região central do prisma e região interprismática (MET). (**A**, adaptada de Wakita, Kobayashi, 1983.)

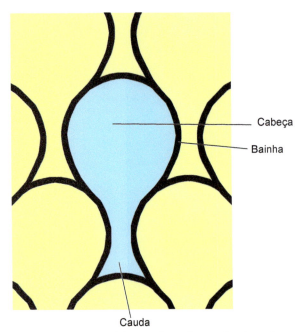

FIGURA 8.27 Corte transversal do esmalte ao longo eixo dos prismas, formando, no conjunto, imagens que se assemelham a orifícios de fechadura, aparência que originou as clássicas denominações de cabeça, cauda e bainha dos prismas.

No esmalte maduro, algumas das proteínas remanescentes têm disposição preferencial.

De acordo com o que foi citado anteriormente, a diferença entre prismas e regiões interprismáticas reside apenas nas distintas orientação e disposição dos cristais. Isso significa que a proporção de matriz orgânica remanescente é similar em todas as regiões, embora as diferentes proteínas tenham, em alguns casos, disposição preferencial. Um exemplo disso é a presença de uma das glicoproteínas sulfatadas na região da bainha dos prismas, por essa razão denominada "bainhalina". Além disso, embora os prismas sejam considerados barras com formato cilíndrico, eles não são retilíneos, apresentando leves ondulações ao longo do seu percurso desde as proximidades do limite com a dentina até a superfície externa. A disposição dos prismas é um pouco difícil de ser compreendida sem se saber como eles se formam.

> **CORRELAÇÕES CLÍNICAS**
>
> O condicionamento ácido provoca no esmalte um desgaste superficial, formando saliências e reentrâncias. Dessa maneira, formam-se regiões de microrretenção cuja característica depende da orientação dos prismas (Figura 8.28).

Os prismas são formados somente pela face plana do processo de Tomes.

Apesar de os processos de Tomes serem considerados projeções cônicas da porção distal dos ameloblastos, na verdade, eles têm face ou vertente plana, enquanto as outras são curvadas (côncavas). Quando um germe dentário é cortado seguindo uma orientação paralela ao seu eixo longitudinal até se obter um corte vertical ao limite amelodentinário na região das cúspides, pode ser observado que o vértice do processo de Tomes não é localizado no centro, apresentando-se deslocado, mais próximo do lado da vertente plana. A vertente do outro lado é levemente curvada, sendo que, após chegar à base do processo, a curvatura volta a se dirigir em sentido distal para se encontrar com a vertente plana do processo de Tomes do ameloblasto adjacente. A superfície secretora do processo de Tomes é representada apenas pela curta vertente plana, sendo denominada "superfície S"; a superfície curvada da outra vertente não secreta, sendo denominada "superfície N" (Figura 8.26). Já quando os ameloblastos são cortados também longitudinalmente, porém, em ângulo de 90° em relação ao corte anterior, as superfícies "S" encontram-se planas e horizontais, sendo contornadas por curtas vertentes côncavas não secretoras, as quais representam, na verdade, a continuação das superfícies "N" (Figura 8.29). Com base nessas observações, é possível representar tridimensionalmente os processos de Tomes nas extremidades distais dos ameloblastos secretores, como mostra a Figura 8.30.

A disposição dos cristais que formam os prismas deve-se à direção da movimentação dos ameloblastos durante a fase secretora.

Durante a deposição da matriz orgânica e dos cristais de mineral apenas pela superfície "S", os ameloblastos recuam contínua e centrifugamente, seguindo uma direção que forma um ângulo de 90° com o plano da superfície "S". Por essa razão, os cristais depositam-se adotando uma disposição paralela entre si apenas na frente das superfícies "S", tornando-se inclinados nas regiões correspondentes às superfícies "N". Estabelecem-se, assim, respectivamente, os prismas e as regiões interprismáticas (Figura 8.26). Todavia, com uma representação tridimensional dos processos de Tomes, e de suas respectivas superfícies "S" e "N", pode ser entendida a formação das estruturas denominadas "cabeça" e "cauda dos prismas" (Figuras 8.26 A e 8.27). Os prismas são levemente ondulados desde a junção amelodentinária até a superfície externa, razão pela qual diversos planos de corte do esmalte resultam em aparências de "ferradura" ou de "orifício de fechadura", como mostra a Figura 8.31. Além disso, a orientação dos prismas na região cervical dos dentes decíduos é horizontal, enquanto nos dentes permanentes os prismas dessa região são inclinados em sentido apical (Figura 8.32).

> **CORRELAÇÕES CLÍNICAS**
>
> A utilização de instrumentos rotatórios no esmalte provoca a formação de uma camada amorfa denominada *smear-layer*, que recobre os prismas (Figura 8.33).

Estrias ou linhas incrementais de Retzius

A formação do esmalte segue um padrão incremental.

Durante a formação do esmalte, ocorrem períodos de repouso, que se refletem na formação de linhas incrementais de crescimento, denominadas "estrias" ou "linhas de Retzius".

Capítulo 8 · Esmalte 185

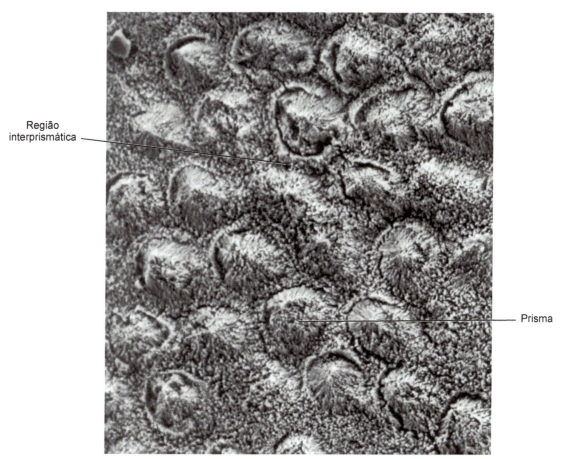

FIGURA 8.28 Aspecto da superfície do esmalte após condicionamento ácido (MEV). (Cortesia do Dr. M. Fava.)

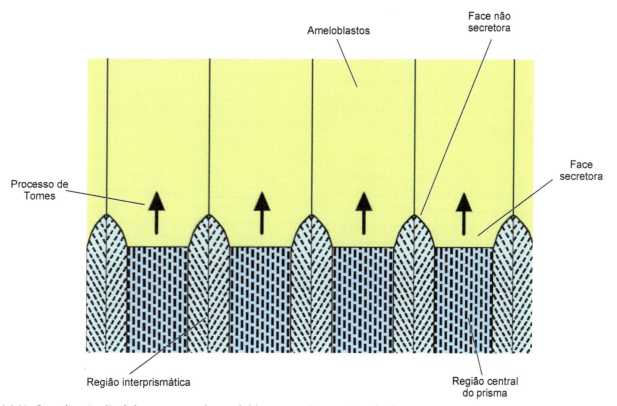

FIGURA 8.29 Corte longitudinal de um grupo de ameloblastos, porém, em ângulo de 90° com relação àquele da Figura 8.26 A. A face secretora, quando observada deste ponto de vista, não ocupa toda a largura do processo. As setas indicam a direção da movimentação dos ameloblastos.

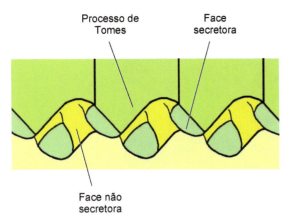

FIGURA 8.30 Processos de Tomes com suas faces planas secretoras e côncavas não secretoras representados em três dimensões. (Adaptada de Wakita, Kobayashi, 1983.)

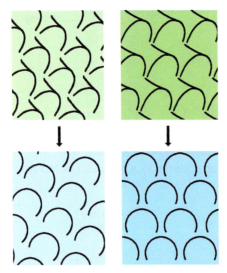

FIGURA 8.31 Dependendo da orientação do plano de corte dos prismas, indicado pelas setas, estes podem apresentar aparência de ferradura (*à esquerda*) ou de orifícios de fechadura (*à direita*). (Adaptada de Wakita, Kobayashi, 1983.)

Embora costumem ser consideradas zonas hipomineralizadas em relação ao restante do esmalte, as linhas refletem a mudança de direção dos ameloblastos durante a formação dos prismas. Após os períodos de repouso, os ameloblastos recomeçam a deposição de matriz, com a consequente mineralização inicial, mudando levemente de direção. Dessa maneira, aparecem linhas que nas preparações longitudinais de dentes desgastados são escuras (Figura 8.34), dando a falsa impressão de serem hipomineralizadas.

> **CORRELAÇÕES CLÍNICAS**
>
> Distúrbios sistêmicos nas crianças podem afetar o processo de amelogênese, resultando em períodos de repouso mais prolongados e, portanto, em linhas de Retzius mais evidentes. Desse modo, a linha neonatal, que se forma por ocasião do nascimento, constitui uma linha de Retzius acentuada.

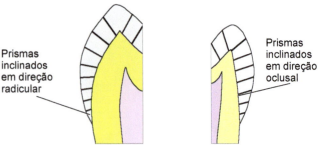

FIGURA 8.32 Orientação dos prismas em dentes permanentes (*à esquerda*) e em dentes decíduos (*à direita*). Observe a diferença na região cervical do esmalte.

As linhas de Retzius seguem uma orientação oblíqua desde a junção amelodentinária até a superfície externa, com exceção dos vértices das cúspides e das bordas incisais, nas quais não alcançam a superfície (Figura 8.35). Nos cortes transversais, as linhas de Retzius aparecem como anéis concêntricos que se assemelham ao padrão das camadas dos tecidos do tronco de uma árvore. Em geral, a distância entre as linhas incrementais de Retzius é muito variável, tendo sido observados intervalos entre 4 e 150 μm.

Estriações transversais

Os prismas apresentam leves constrições transversais.

Embora os períodos de repouso na secreção do esmalte gerem as estrias ou linhas de Retzius, em algumas regiões de esmalte desgastado são observadas também leves estriações que aparecem transversais em relação ao longo eixo dos prismas. Como diariamente são formados cerca de 4 μm de esmalte, essas estriações transversais poderiam representar o ritmo circadiano na produção do esmalte pelos ameloblastos. Em contrapartida, outras hipóteses sobre o significado dessas estriações têm sido formuladas: micrografias eletrônicas de varredura, às vezes, mostram leves constrições nos prismas (Figura 8.36 B), as quais poderiam ser observadas na microscopia de luz como estriações (Figura 8.36 A). Por outro lado, pelo fato de as regiões interprismáticas estarem separadas por, aproximadamente, 4 μm, prismas cortados obliquamente poderiam ser observados como estriações transversais. Contudo, a dificuldade em se obterem cortes de esmalte devidamente orientados compromete a exata interpretação dessas estriações observadas nas preparações por desgaste.

Bandas de Hunter-Schreger

As bandas de Hunter-Schreger representam apenas um fenômeno óptico.

Como foi mencionado, os prismas não seguem um trajeto retilíneo da junção amelodentinária até a superfície. O trajeto sinuoso que seguem faz com que, quando observadas preparações por desgaste em sentido longitudinal de dentes não descalcificados, os prismas apareçam cortados em

Capítulo 8 · Esmalte 187

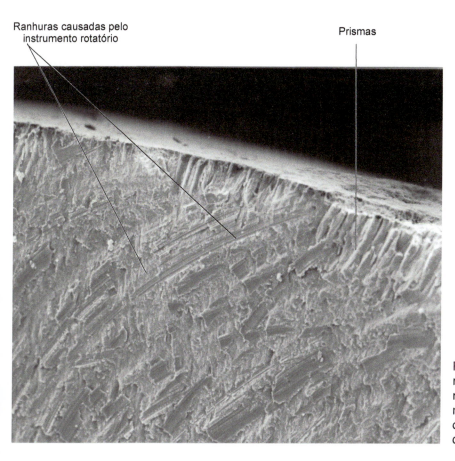

FIGURA 8.33 Parede de um preparo cavitário no esmalte após utilização de um instrumento rotatório. Observe que a maioria dos prismas não é visível por estarem encobertos por uma camada amorfa (*smear-layer*) (MEV). (Cortesia dos Doutores M. A. Luz e N. Garone-Netto.)

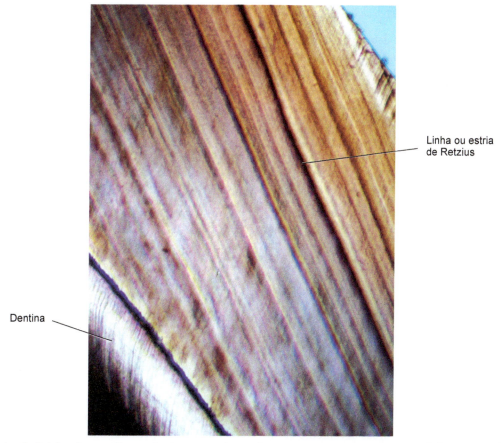

FIGURA 8.34 Estrias de Retzius do esmalte em dente preparado por desgaste, em que aparecem como linhas escuras (ML-Nomarski).

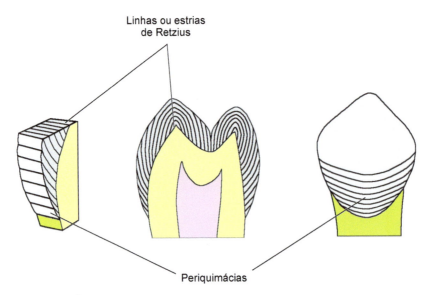

FIGURA 8.35 Estrias ou linhas de Retzius e periquimácias. As estrias de Retzius são visualizadas na figura central em um dente cortado longitudinalmente. Na figura da esquerda, observam-se as extremidades externas das estrias, formando as periquimácias. Na figura da direita, as periquimácias são visualizadas pela face vestibular.

planos diferentes nas regiões em que ocorrem as leves curvaturas. Desse modo, ocorre desvio da luz incidente durante a observação ao microscópio de luz, originando bandas claras e escuras denominadas "Hunter-Schreger".

Esmalte nodoso

Os prismas entrecruzam-se nos vértices das cúspides.

As leves curvaturas dos prismas, que determinam seu trajeto sinuoso, não interferem no arranjo nas superfícies laterais da coroa do dente nem nas vertentes das cúspides. Entretanto, nas regiões dos vértices das cúspides, alguns prismas entrecruzam-se irregularmente uns com os outros desde a junção amelodentinária até a superfície externa do vértice da cúspide, constituindo a região denominada "esmalte nodoso" (Figura 8.37).

Tufos, lamelas e fusos

São três estruturas sempre encontradas no esmalte, originadas em diversas fases da amelogênese que se detectam nas preparações de dente desgastado, principalmente em cortes transversais.

Os tufos do esmalte são áreas levemente hipomineralizadas que contêm a proteína tufelina.

Os tufos do esmalte ou tufos adamantinos são assim denominados por causa da aparência que lembra tufos de grama. Entretanto, na realidade, são finas e curtas fitas onduladas que se originam na junção amelodentinária, alcançando no máximo um terço da espessura do esmalte. Como as preparações por desgaste têm espessura considerável, a ondulação dessas áreas levemente hipomineralizadas resulta na aparência de tufos (Figura 8.38).

Uma proteína acídica foi identificada nestas regiões, razão pela qual foi denominada "tufelina".

As lamelas são regiões hipomineralizadas que chegam à superfície externa.

As lamelas são também áreas hipomineralizadas em forma de fita, porém, estas são mais longas, alcançando frequentemente a superfície externa do dente. Por essa razão, nas preparações por desgaste as lamelas parecem verdadeiras rachaduras do esmalte (Figura 8.39).

Os tufos e as lamelas representam áreas levemente hipomineralizadas em relação ao restante do esmalte, possivelmente geradas durante os momentos finais da fase de maturação. Todavia, ambos seguem a direção dos prismas, sendo, por essa razão, mais bem observados em cortes transversais de dentes.

Os fusos do esmalte são continuações dos túbulos dentinários.

Os fusos do esmalte ou fusos adamantinos originam-se nos primeiros momentos da amelogênese, na fase de diferenciação. Quando os odontoblastos em diferenciação começam a secreção da matriz orgânica da dentina do manto e a lâmina basal torna-se descontínua, alguns dos seus processos penetram entre dois pré-ameloblastos em diferenciação, invadindo, portanto, a região do futuro esmalte. Quando começa a fase secretora, os ameloblastos secretam a matriz do esmalte que logo inicia sua mineralização. Desse modo, forma-se esmalte em volta da extremidade mais distal do processo do odontoblasto. Assim, os fusos adamantinos não são mais que a continuação dos túbulos dentinários (Figura 8.40). Os fusos adamantinos são mais frequentes nas regiões dos vértices das cúspides e seguem uma orientação perpendicular à junção amelodentinária.

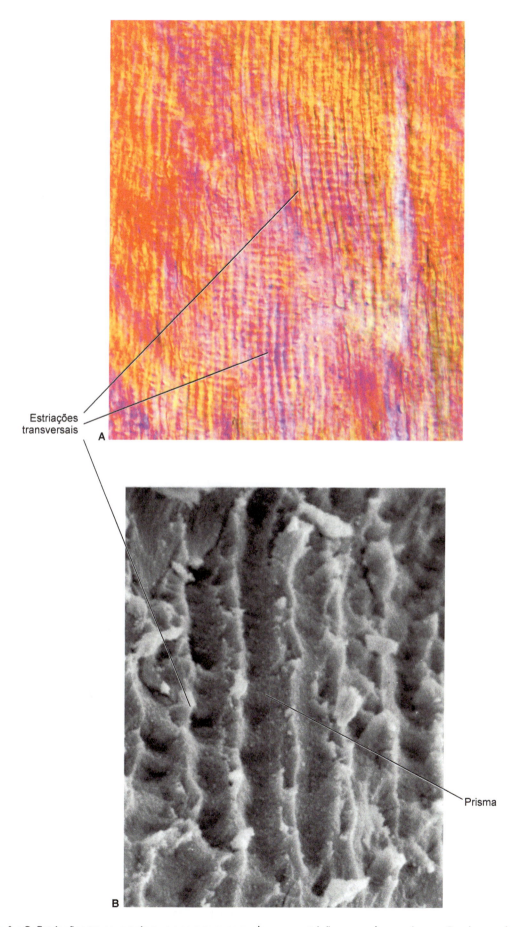

FIGURA 8.36 **A** e **B**. Estriações transversais que aparecem como leves constrições quando os prismas são observados longitudinalmente (ML-Nomarski). Dente preparado por desgaste (**A**); MEV (**B**).

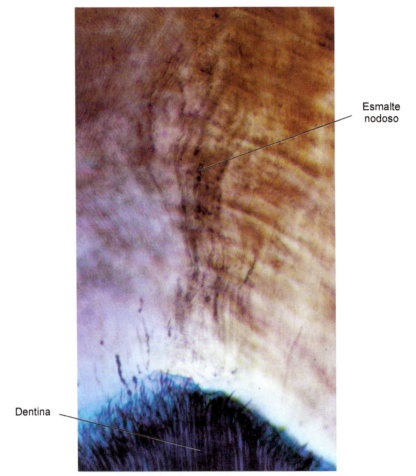

FIGURA 8.37 Esmalte nodoso formado pelo entrecruzamento dos prismas na região da cúspide em dente preparado por desgaste (ML-Nomarski).

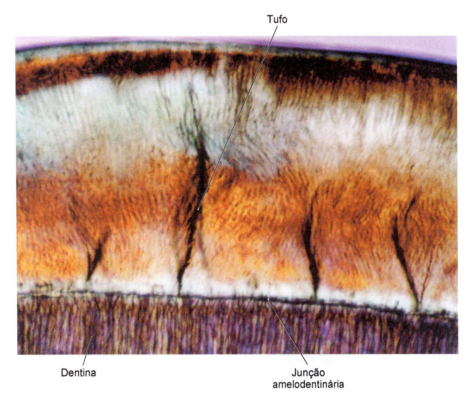

FIGURA 8.38 Tufos do esmalte, em dente preparado por desgaste, que se originam na junção amelodentinária e alcançam um terço ou a metade da espessura do esmalte (ML-Nomarski).

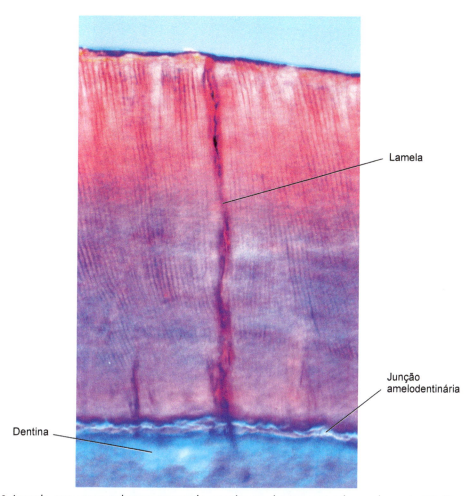

FIGURA 8.39 Lamela que ocupa toda a espessura do esmalte em dente preparado por desgaste (ML-Nomarski).

Estruturas superficiais | Periquimácias e esmalte aprismático

Microscopicamente, a superfície do esmalte é irregular.

Embora clinicamente a superfície do esmalte de um dente recém-erupcionado apareça lisa e brilhante, microscopicamente essa superfície apresenta-se irregular. Regiões mais ou menos lisas de esmalte aprismático alternam-se com outras nas quais é possível distinguir a parte mais externa dos prismas e das regiões interprismáticas com diversos graus de irregularidade (Figura 8.41). Todavia, observam-se algumas depressões que correspondem ao local em que estava o processo de Tomes no final da fase secretora (Figura 8.42). Além disso, na metade cervical detectam-se as periquimácias, as quais, como o esmalte aprismático, serão descritas separadamente.

As periquimácias representam a parte superficial das linhas de Retzius.

Como pode ser observado nas Figuras 8.35 e 8.43, nas regiões cervical e média da coroa as linhas de Retzius terminam na superfície externa do dente. Ao serem observadas externamente, correspondem a leves depressões lineares no sentido horizontal, que causam leves ondulações na superfície externa do esmalte. Essas linhas denominam-se periquimácias e são mais acentuadas quanto mais próximas estão do colo do dente. As periquimácias são facilmente observadas ao microscópio eletrônico de varredura, sobretudo em dentes recém-erupcionados (Figura 8.44). Uma vez na boca, com o desgaste funcional da superfície do esmalte, as periquimácias tendem a desaparecer.

O esmalte aprismático é encontrado tanto em dentes decíduos quanto em permanentes.

Em muitas regiões do esmalte superficial, os cristais não se dispõem constituindo prismas ou regiões interprismáticas, mas formando uma camada de estrutura mais ou menos homogênea denominada "esmalte aprismático". Nesta, os cristais estão alinhados paralelamente entre si e perpendicularmente à superfície externa (Figura 8.45). Como já foi mencionado, o esmalte aprismático é formado por ameloblastos que não mais apresentam processo de Tomes.

O esmalte aprismático forma uma camada mais regular nos dentes decíduos do que nos permanentes. Assim, nos dentes decíduos recém-erupcionados a espessura média é de, aproximadamente, 7 μm, enquanto nos dentes permanentes varia de 4 a 5 μm, podendo alcançar até 8 ou 9 μm em algumas regiões. Uma vez na cavidade oral, a espessura do esmalte aprismático diminui em razão do desgaste funcional.

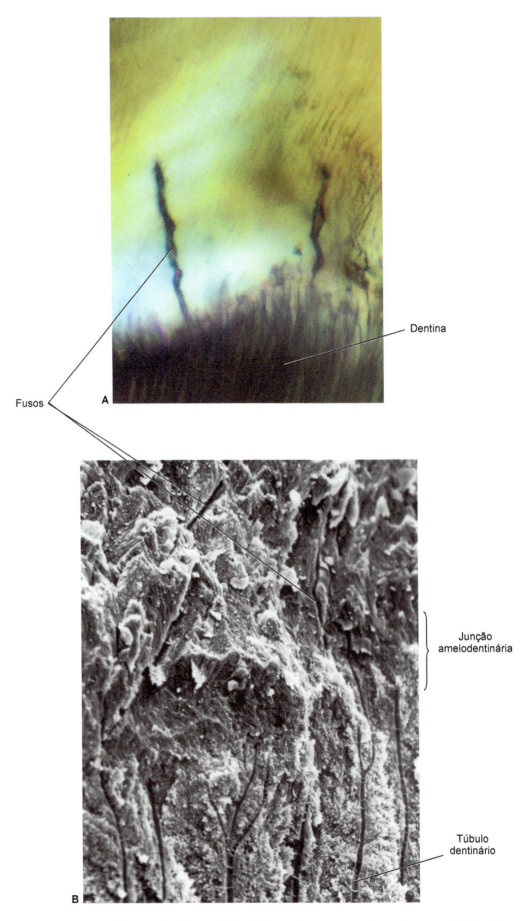

FIGURA 8.40 **A.** Fusos do esmalte, originando-se na junção amelodentinária em dente preparado por desgaste (ML). **B.** Observe que os fusos representam a continuação, no esmalte, de alguns túbulos dentinários (MEV).

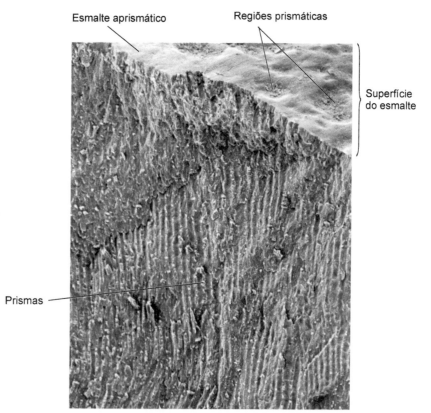

FIGURA 8.41 Região superficial do esmalte. Na porção do esmalte fraturado, são claramente observados os prismas, enquanto na superfície alternam-se regiões lisas de esmalte aprismático e regiões irregulares nas quais acabam os prismas (MEV).

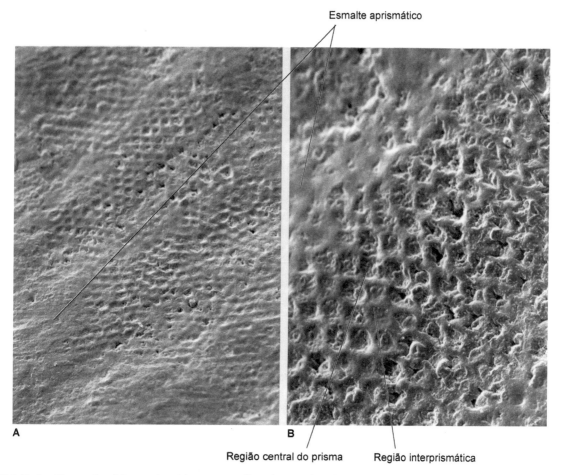

FIGURA 8.42 Regiões aprismática e prismática na superfície do esmalte observadas em menor (**A**) e maior aumento (**B**) (MEV).

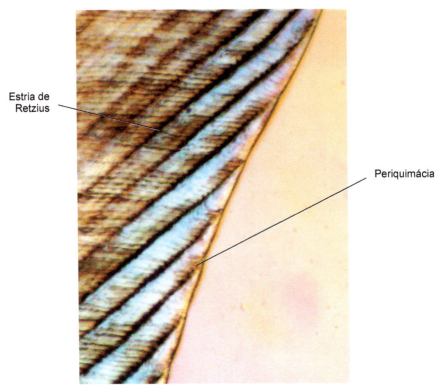

FIGURA 8.43 Estrias de Retzius, em dente preparado por desgaste, terminando na superfície externa, formando as periquimácias (ML-Nomarski).

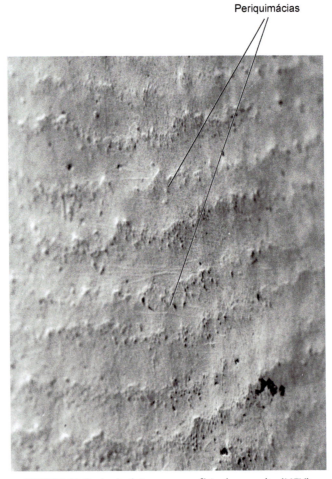

FIGURA 8.44 Periquimácias na superfície do esmalte (MEV).

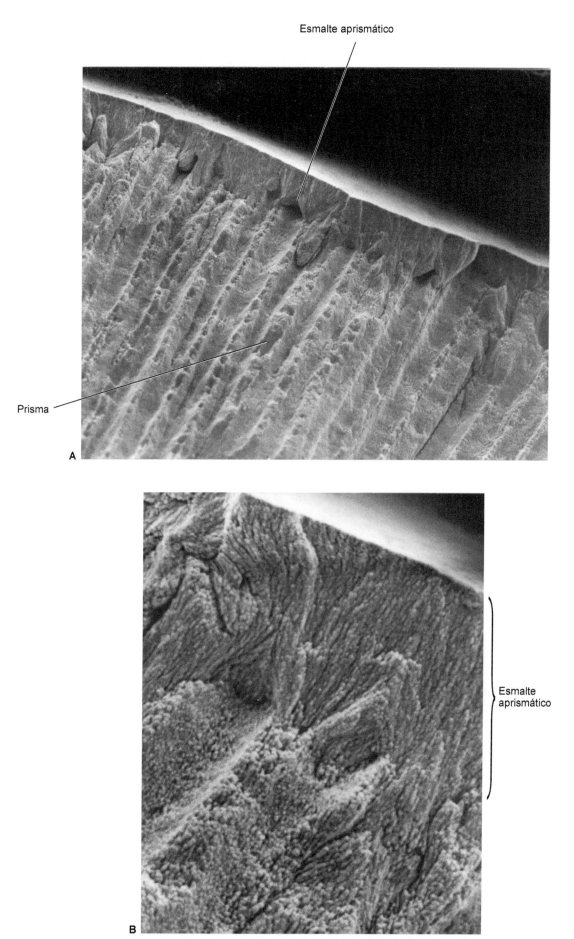

FIGURA 8.45 Camada de esmalte aprismático observada em menor (**A**) e maior aumento (**B**) (MEV). (Cortesia do Dr. M. Fava.)

> **CORRELAÇÕES CLÍNICAS**
>
> A fina espessura do esmalte aprismático de apenas poucos micrômetros, mesmo nos dentes decíduos, torna desnecessária a indicação, às vezes dada, do aumento do tempo de condicionamento ácido nesses dentes.

O biofilme (placa bacteriana) recobre praticamente todos os dentes erupcionados.

Além das estruturas superficiais formadas durante o desenvolvimento, o esmalte é recoberto em praticamente todos os dentes erupcionados pela película adquirida. Esta película é constituída por macromoléculas da saliva que aderem firmemente à superfície do esmalte. O biofilme (placa bacteriana) forma-se na superfície do esmalte em virtude de complexas interações dos constituintes da saliva, principalmente bactérias, que aderem firmemente à película adquirida, formando várias camadas. Embora a estrutura do biofilme varie de acordo com a região do dente, basicamente é constituído por um grande número de bactérias do tipo cocos, bacilos e filamentos. Juntamente com esse conteúdo bacteriano, existem filamentos de polissacarídios, macromoléculas de origem salivar e do sangue, íons e moléculas menores. As bactérias estão organizadas em forma de microcolônias (Figura 8.46).

Durante a mastigação ou mesmo pela escovação, o biofilme pode ser removido, sendo que ele pode rapidamente se reformar. A deposição de mineral no biofilme origina a estrutura denominada "cálculo".

> **CORRELAÇÕES CLÍNICAS**
>
> O processo de cárie está intimamente relacionado com o biofilme e resulta na destruição do esmalte pela desmineralização dos cristais de mineral dos prismas.

Junção amelodentinária

Esmalte e dentina relacionam-se por uma superfície muito ondulada.

A superfície de contato entre o esmalte e a dentina subjacente, denominada "junção amelodentinária", é bastante ondulada, característica que garante a imbricação íntima entre os dois tecidos dentários. Essa ondulação, que, geralmente, tem uma amplitude de 10 a 12 µm, provém das leves concavidades da superfície dentinária (Figura 8.47). Nessa região, originam-se os tufos, as lamelas e os fusos adamantinos.

> **CORRELAÇÕES CLÍNICAS**
>
> A forte adesão entre esmalte e dentina na junção amelodentinária faz com que, em casos de fratura, os dois tecidos não se separem. De fato, a linha de fratura continua envolvendo os dois tecidos.

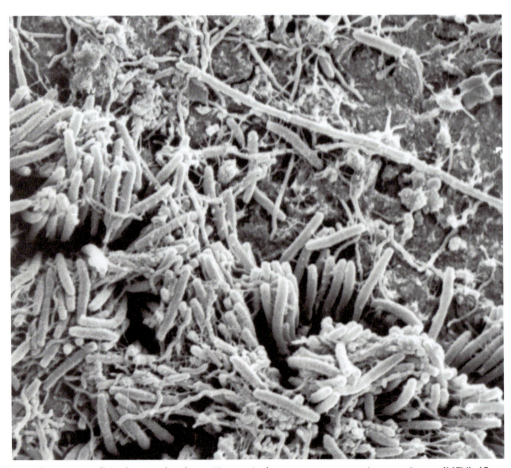

FIGURA 8.46 Biofilme sobre a superfície do esmalte da região cervical com numerosos microrganismos (MEV). (Cortesia dos Doutores S. S. Carneiro e J. H. Todescan.)

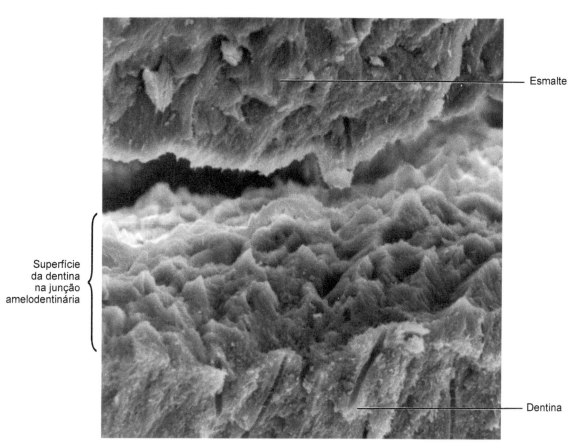

FIGURA 8.47 Junção amelodentinária em que o esmalte foi destacado da dentina. Observe as elevações e depressões características da junção (MEV).

Leitura adicional

Arana-Chavez VE, Nanci, A. High-resolution immunocytochemistry of noncollagenous matrix proteins in rat mandibles processed with microwave irradiation. J Histochem Cytochem, 2001;49:1099-109.

Baba O, Takahashi N, Terashima T, Li W, DenBesten PK, Takano Y. Expression of alternatively spliced RNA transcripts of amelogenin gene exons 8 and 9 and its end products in the rat incisor. J Histochem Cytochem. 2002;50(9):1229-36.

Bartlett JD, Simmer JP. New perspectives on amelotin and amelogenesis. J Dent Res. 2015 May;94(5):642-4.

Bartlett JD, Smith CE, Hu Y, Ikeda A, Strauss M, Liang T et al. MMP20-generated amelogenin cleavage products prevent formation of fan-shaped enamel malformations. Sci Rep. 2021;11(1):10570.

Bronckers AL. Ion transport by ameloblasts during amelogenesis. J Dent Res. 2017;96(3):243-53.

Burgess AM, Katchburian E. Morphological types of epithelial-mesenchymal cell contacts in odontogenesis. J Anat. 1982;135(Pt 3):577-84.

Fincham AG; Simmer JP. Amelogenin proteins of developing dental enamel. Ciba Found Symp. 1997;205:118-30.

Ganss B, Abbarin N. Maturation and beyond: proteins in the developmental continuum from enamel epithelium to junctional epithelium. Front Physiol. 2014;5:371.

João SM, Arana-Chavez VE. Tight junctions in differentiating ameloblasts and odontoblasts differentially express ZO-1, occludin, and claudin-1 in early odontogenesis of rat molars. Anat Rec A Discov Mol Cell Evol Biol. 2004;277(2):338-43.

Josephsen K, Takano Y, Frische S, Praetorius J, Nielsen S, Aoba T et al. Ion transporters in secretory and cyclically modulating ameloblasts: a new hypothesis for cellular control of preeruptive enamel maturation. Am J Physiol Cell Physiol. 2010;299(6):C1299-307.

Katchburian E, Holt SJ. Role of lysosomes in amelogenesis. Nature. 1969;223(5213):1367-8.

Katchburian E, Holt SJ. Studies on the development of ameloblasts. I. Fine structure. J Cell Sci. 197;11(2):415-47.

Lacruz RS, Smith CE, Moffatt P, Chang EH, Bromage TG, Bringas P Jr et al. Requirements for ion and solute transport and pH regulation during enamel maturation. Cell Physiol. 2012;227(4):1776-85.

Nanci A, Zalzal S, Lavoie P, Kunikata M, Chen W, Krebsbach PH et al. Comparative immunochemical analyses of the developmental expression and distribution of ameloblastin and amelogenin in rat incisors. J Histochem Cytochem. 1998;46(8):911-34.

Pandya M, Diekwisch TGH. Amelogenesis: Transformation of a protein-mineral matrix into tooth enamel. J Struct Biol. 2021;213(4):107809.

Robinson C, Brookes SJ, Shore RC, Kirkham J. The developing enamel matrix: nature and function. Eur J Oral Sci. 1998;106 Suppl 1:282-91.

Sasaki T. Cell biology of tooth enamel formation. In: Myers HM. Monographs in Oral Science. Basel: Ed. Karger; 1990. p. 1.

Simmer JP, Papagerakis P, Smith CE, Fisher DC, Rountrey AN, Zheng L et al. Regulation of dental enamel shape and hardness. J Dent Res. 2010;89(10):1024-38.

Smith CE. Cellular and chemical events during enamel maturation. Crit Rev Oral Biol Med. 1998;9(2):128-61.

Wakita M, Kobayashi S. The three dimensional structure of Tomes' processes and development of the microstructural organization of tooth enamel. In: Suga S. Mechanisms of tooth enamel formation. Tokyo: Quintessence Publishing Co.; 1983. p. 65.

Zalzal SF, Smith CE, Nanci A. Ameloblastin and amelogenin share a common secretory pathway and are cossecreted during enamel formation. Matrix Biol. 2008;27(4):352-9.

CAPÍTULO 9
Periodonto

O periodonto é constituído pelas estruturas que participam na sustentação dos dentes na maxila e na mandíbula, podendo ser divididas em duas partes: a primeira constituída pelo cemento, o ligamento periodontal e o osso alveolar, e a segunda, pela gengiva. As primeiras estruturas são responsáveis pela ancoragem do dente no alvéolo, formando, portanto, o periodonto de inserção ou de sustentação. A gengiva, por sua vez, recobre a crista do processo alveolar e estabelece continuidade do epitélio da mucosa oral com o colo do dente pelo epitélio juncional, sendo chamada, por isso, "periodonto marginal" ou "de proteção" (Figura 9.1).

Periodonto de inserção ou de sustentação

O cemento, o ligamento periodontal e o osso alveolar constituem uma unidade estrutural e funcional entre o dente e o alvéolo; têm a mesma origem ectomesenquimal do folículo e dependem da formação da dentina radicular e da bainha radicular epitelial de Hertwig. Feixes de fibras colágenas do ligamento se inserem no cemento e no osso alveolar, formando as fibras de Sharpey. Embora o desenvolvimento desses tecidos seja descrito separadamente, é importante ressaltar que ocorrem simultaneamente, daí a íntima relação que as estruturas apresentam uma vez formadas (Figura 9.2).

Cemento

O cemento é semelhante ao tecido ósseo, porém, os fenômenos de reabsorção e neoformação ocorrem com pouca intensidade.

O cemento é um tecido conjuntivo mineralizado que recobre a dentina radicular, tendo como principal função a inserção das fibras do ligamento periodontal na raiz do dente. Embora algumas vezes seja considerado como parte do dente, o cemento não é uma estrutura dentária. Desenvolve-se a partir do folículo dentário, uma estrutura que não faz parte do germe dentário propriamente dito (constituído pelo órgão do esmalte e pela papila dentária). Em contrapartida, por ser depositado sobre a raiz, uma vez mineralizado, adere firmemente. Desse modo, quando um dente é extraído, o cemento permanece recobrindo a superfície externa da raiz, causando a falsa impressão de fazer parte do dente.

O cemento é muito semelhante ao tecido ósseo: tem, aproximadamente, 60% de mineral; sua matriz orgânica é constituída principalmente por colágeno do tipo I e por um grupo de proteínas não colágenas (osteopontina, sialoproteína óssea etc.); suas células, cementoblastos e cementócitos, são similares aos osteoblastos e osteócitos, respectivamente. Em contraste, a matriz orgânica do cemento contém a proteína de adesão cementária e pequenas quantidades de fibronectina, esta última associada a algumas das fibras colágenas

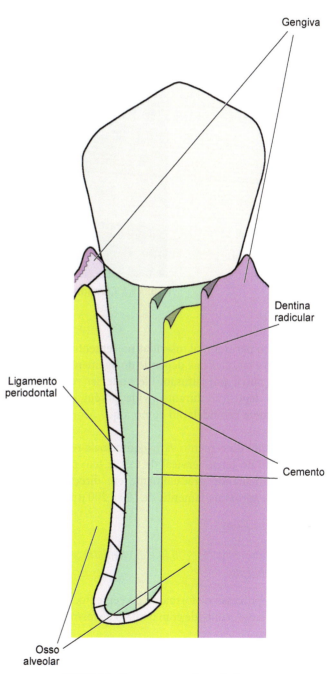

FIGURA 9.1 Componentes do periodonto.

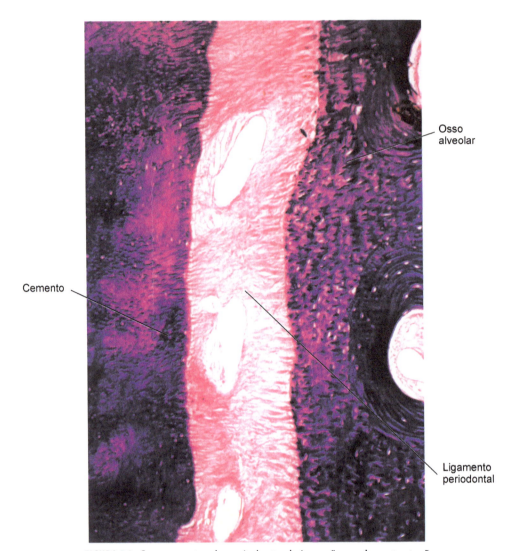

FIGURA 9.2 Componentes do periodonto de inserção ou de sustentação.

do ligamento periodontal inseridas no cemento. O cemento é um tecido avascular que depende do ligamento periodontal para se nutrir por difusão. Ele pode ser reabsorvido e sofrer lenta deposição durante a vida; porém, esses eventos não constituem remodelação como a que ocorre no tecido ósseo.

A espessura do cemento varia conforme a região. Assim, é muito fino no terço cervical da raiz, e tem cerca de 30 a 50 µm, aumentando gradualmente em direção ao ápice, alcançando, aproximadamente, de 180 a 200 µm.

Desenvolvimento

Células ectomesenquimais do folículo dentário se diferenciam em cementoblastos.

O início do processo de formação do cemento, denominado "cementogênese", coincide com o início da formação radicular do dente.

Antes da formação do cemento propriamente dito, ocorre a formação de uma fina camada mineralizada, denominada "camada hialina", responsável pela forte adesão do cemento à dentina radicular. A diferenciação das células ectomesenquimais da papila dentária em odontoblastos é induzida pelas células da camada interna do diafragma epitelial, possivelmente pela secreção de amelogeninas ou de pequenos peptídeos derivados do gene da amelogenina. Durante o início da formação da dentina do manto radicular, as células da bainha preservam sua membrana basal, ao contrário do que ocorre com as células epiteliais (ameloblastos) na coroa. A membrana basal permanece até que as células da bainha comecem a se separar. Quando se inicia a fragmentação da bainha epitelial de Hertwig, as células ectomesenquimais do folículo dentário entram em contato com a raiz em formação, pelos espaços que aparecem entre as células epiteliais da bainha. Desse modo, as primeiras fibrilas colágenas se inserem na região da membrana basal, a qual começa a se mineralizar, estabelecendo a camada hialina (Figura 9.3). As células ectomesenquimais diferenciam-se em cementoblastos e fibroblastos (ver mais adiante), exibindo organelas de síntese e secreção muito desenvolvidas. Imediatamente após sua diferenciação, os cementoblastos e fibroblastos sintetizam e secretam matriz orgânica do cemento, constituída

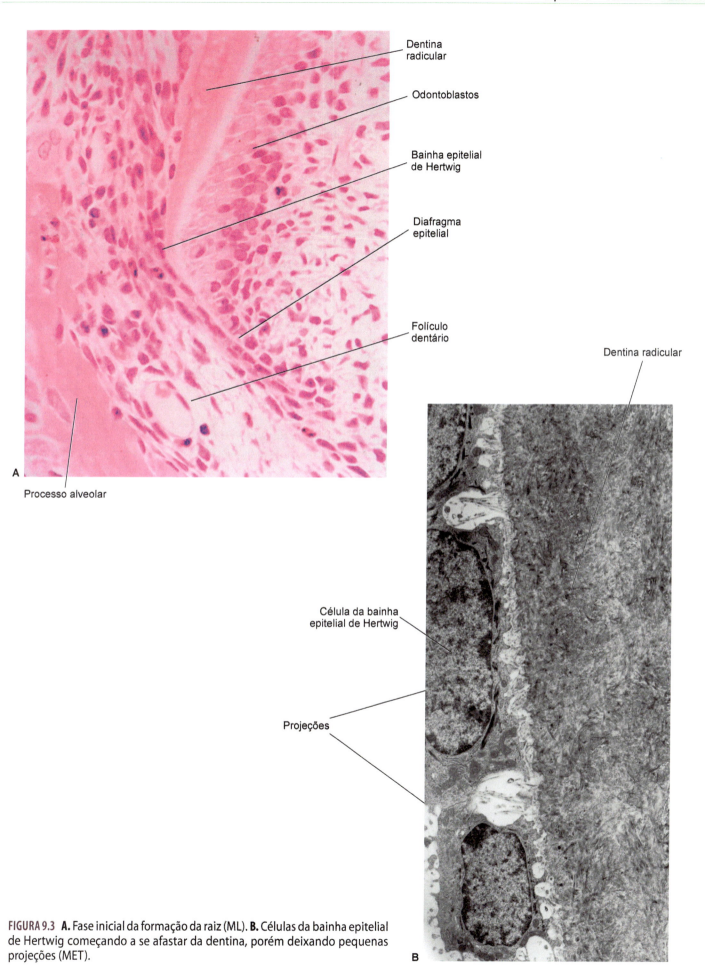

FIGURA 9.3 A. Fase inicial da formação da raiz (ML). **B.** Células da bainha epitelial de Hertwig começando a se afastar da dentina, porém deixando pequenas projeções (MET).

principalmente por fibrilas colágenas e outras moléculas. A mineralização do cemento ocorre pela deposição de fosfato de cálcio na forma de hidroxiapatita, à semelhança do tecido ósseo e da dentina, porém, sem vesículas da matriz.

A maior parte das fibras colágenas do cemento acelular são fibras de Sharpey, produzidas pelos fibroblastos do ligamento periodontal.

Como já mencionado, os três componentes do periodonto de inserção são formados simultaneamente. Isso significa que, durante o início da cementogênese, inicia-se também a formação das fibras do ligamento periodontal e do osso alveolar do lado externo do folículo dentário. Interações das células ectomesenquimais por meio de receptores de membrana (integrinas) com moléculas da matriz extracelular são as responsáveis pelo desencadeamento da diferenciação de cementoblastos, fibroblastos e osteoblastos para a formação simultânea dos três componentes do periodonto de inserção. Por essa razão, fibroblastos diferenciados também a partir de células ectomesenquimais do folículo depositam fibrilas, que se arranjam de maneira oblíqua em relação à superfície da dentina radicular (Figura 9.4). Essas fibrilas formam a maior parte do cemento das regiões da raiz mais próximas do colo do dente, apesar de não serem originadas dos cementoblastos e de serem consideradas, portanto, extrínsecas ao cemento. Entre elas, observa-se escassa matriz orgânica, esta sim formada pelos cementoblastos. Com a deposição de cemento sobre toda a superfície radicular, as células da bainha de Hertwig em fragmentação aparecem afastadas da dentina, constituindo grupos celulares denominados "restos epiteliais de Malassez". Esses restos são observados no ligamento periodontal, afastados do cemento, porém mais próximos que do osso alveolar (Figura 9.5). Durante os eventos iniciais da formação dos componentes do periodonto ocorre morte celular programada (apoptose), tanto nas células epiteliais quanto nas células ectomesenquimais. A formação de cemento ocorre por aposição, sendo que, durante a formação das primeiras camadas de cemento, na altura do futuro terço cervical da raiz, tanto os fibroblastos que formam os feixes de fibras colágenas extrínsecas quanto os cementoblastos recuam ao secretarem essa matriz, não sendo aprisionados por ela. Por esse motivo, o cemento dessa região é denominado "acelular".

As fibrilas colágenas do cemento celular são oriundas tanto dos fibroblastos quanto dos cementoblastos.

Quando a formação da dentina radicular alcança, aproximadamente, a metade da raiz, os cementoblastos recém-diferenciados passam a secretar maior quantidade de matriz orgânica que nas regiões cervicais nas quais a secreção dessas células é mínima (Figura 9.6). Além disso, nessa época o dente encontra-se em franco processo de erupção,

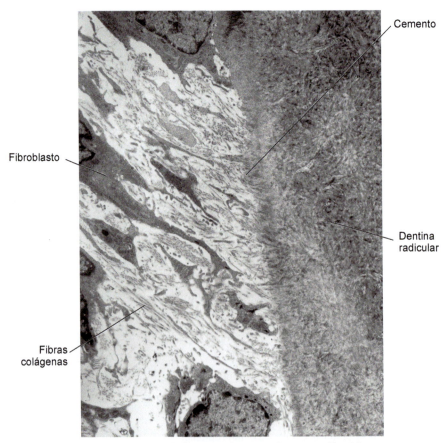

FIGURA 9.4 Fase inicial da formação do cemento acelular de fibras extrínsecas. Observe os fibroblastos, que são responsáveis pela secreção da matriz (MET).

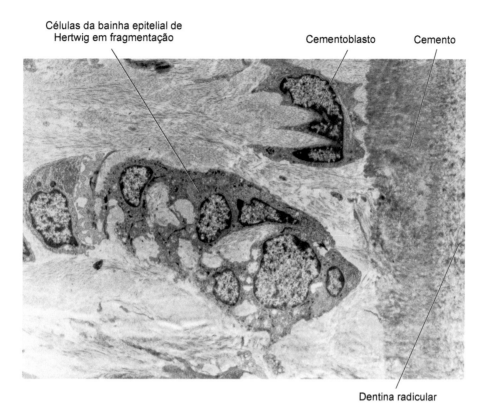

FIGURA 9.5 Fragmentação da bainha epitelial de Hertwig e início da formação dos restos epiteliais de Malassez (MET).

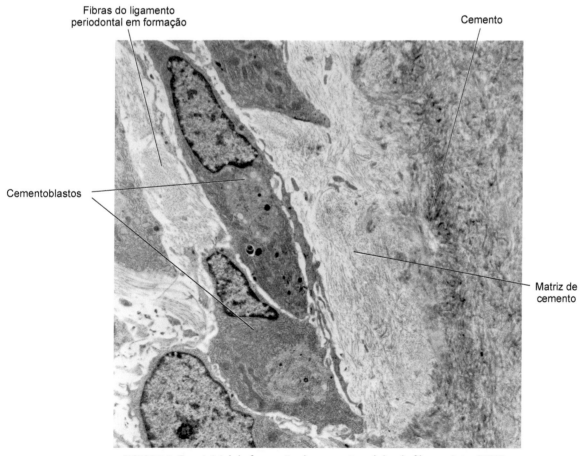

FIGURA 9.6 Fase inicial da formação do cemento celular de fibras mistas (MET).

propiciando a mais rápida secreção de matriz orgânica dessa região. Durante esse processo, cementoblastos ficam aprisionados na matriz, tornando-se cementócitos, de modo semelhante ao que ocorre com os osteócitos no tecido ósseo. Esse padrão de formação do cemento nos terços médio e apical da raiz, denominado "cemento celular", resulta em uma matriz contendo fibras mistas, isto é, fibras extrínsecas originadas a partir dos fibroblastos do ligamento periodontal e fibras intrínsecas formadas pelos próprios cementoblastos.

Embora já tenha sido mencionado que, no terço cervical, predomina o cemento acelular de fibras extrínsecas e, no terço apical, o cemento celular de fibras mistas, a partir do terço médio, diversas regiões apresentam camadas alternadas desses dois tipos de cemento.

Estrutura

Tipos de cemento

Como foi mencionado no desenvolvimento do cemento, a camada hialina, de 1 a 2 μm de espessura, é responsável pela adesão do cemento à dentina radicular. Anteriormente, esta camada foi considerada um tipo de dentina (camada hialina de Hopewell-Smith), ou uma variedade de cemento (cemento intermediário) ou mesmo uma camada semelhante ao esmalte aprismático. Entretanto, estudos recentes indicam que a camada hialina é formada nos estágios que precedem o início da cementogênese, porém, por ser posteriormente encoberta pelo cemento depositado sobre a dentina radicular, não é mais observada no dente formado.

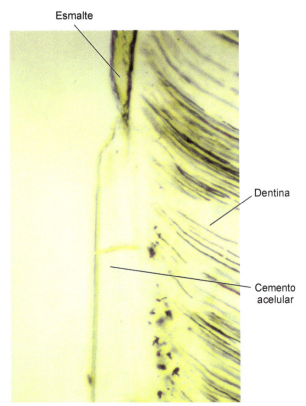

FIGURA 9.7 Aspecto vítreo do cemento acelular de fibras extrínsecas observado em dente preparado por desgaste (ML).

> **CORRELAÇÕES CLÍNICAS**
>
> A adesão do cemento à dentina radicular por meio da camada hialina, que se forma somente no desenvolvimento radicular, explica a dificuldade de se conseguir a neoformação de cemento sobre dentina raspada/alisada no tratamento da doença periodontal, bem como na reparação de áreas reabsorvidas na raiz, quando a reabsorção ultrapassa o cemento, atingindo a dentina radicular, no caso da movimentação ortodôntica.

Cemento acelular (de fibras extrínsecas)

O aspecto homogêneo do cemento acelular deve-se à sua mineralização uniforme.

O cemento acelular, encontrado no terço cervical de todos os dentes, tem matriz bastante fibrosa, constituída por grossos feixes de fibras colágenas produzidas pelos fibroblastos do ligamento periodontal durante o desenvolvimento do periodonto de inserção. Quando observado em preparações por desgaste, isto é, não descalcificadas, apresenta um aspecto homogêneo, vítreo, quase transparente (Figura 9.7). Por outro lado, quando examinado em cortes descalcificados, é claramente observada sua típica aparência de feixes colágenos regularmente dispostos (Figura 9.8). Essas porções das fibras do ligamento periodontal que ficaram inseridas no cemento, denominadas "fibras de Sharpey", sofrem um processo muito uniforme de mineralização, daí o aspecto homogêneo do cemento acelular (Figura 9.9). Podem ser observadas neste tipo de cemento tênues linhas incrementais, em razão da existência de períodos de repouso durante sua formação, após o que a direção dos feixes de fibras extrínsecas pode mudar. Na borda do cemento mineralizado existe uma camada pouco distinta de matriz orgânica não mineralizada, denominada "cementoide", junto à qual estão fibroblastos em vez de cementoblastos, como geralmente é descrito (Figura 9.10).

Embora este tipo de cemento esteja recobrindo o terço cervical da dentina radicular de todos os dentes, sua extensão é maior nos incisivos que nos molares, ou seja, o cemento acelular decresce no sentido anteroposterior do arco dentário. Além disso, mesmo nas regiões nas quais predomina o cemento celular, forma-se uma camada, geralmente única, de cemento acelular.

> **CORRELAÇÕES CLÍNICAS**
>
> A exposição da porção cervical da raiz resulta na perda da fina camada de cemento acelular, ocasionando a exposição da dentina com consequente hipersensibilidade da região.

Cemento celular (de fibras mistas)

Os cementócitos residem em lacunas individuais, à semelhança dos osteócitos no tecido ósseo.

A partir do terço médio da raiz e nas áreas de furcação dos dentes bi ou trirradiculares, o cemento que recobre a dentina radicular é do tipo celular de fibras mistas, apresentando maior espessura que o tipo acelular. Assim, além de

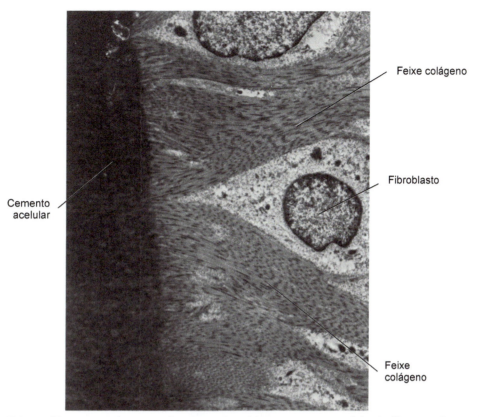

FIGURA 9.8 Feixes colágenos regularmente dispostos e inseridos no cemento acelular de fibras extrínsecas (MET).

haver lacunas contendo cementócitos e numerosos canalículos percorridos pelos prolongamentos dessas células (Figura 9.11), sua matriz orgânica é constituída por fibrilas colágenas produzidas tanto pelos cementoblastos quanto por fibroblastos do ligamento durante a formação do periodonto de inserção. Outra característica que o faz diferente do cemento acelular é a mineralização incompleta das fibras de Sharpey (Figura 9.12). Por esse motivo, nas preparações descalcificadas, essas fibras extrínsecas, mais numerosas nas camadas superficiais que nas profundas, aparecem caracteristicamente visíveis no interior do cemento. Além disso, a alternância mencionada de camadas de cemento celular e acelular nos terços médio e apical, às vezes, é caracterizada por uma fina e irregular camada externa de cemento acelular de fibras extrínsecas (Figura 9.13).

No cemento celular de fibras mistas, há também o cementoide, que é recoberto por uma camada contínua de cementoblastos, geralmente em estado de repouso (Figura 9.14). Essa camada, por meio de espaços ou canais entre as células, torna possível a passagem de fibras do ligamento que se inserem no cemento mineralizado, à semelhança do osso alveolar. Células clásticas não são normalmente observadas na superfície do cemento; entretanto, quando ocorrem estímulos excessivos, como na movimentação ortodôntica, essas células aparecem, acarretando reabsorção do cemento (Figura 9.15).

Cemento celular (de fibras intrínsecas)

Este tipo de cemento não se forma durante o desenvolvimento do dente. O fato de os três tecidos que constituem o periodonto de inserção se desenvolverem simultaneamente resulta na incorporação, em maior ou menor proporção, de fibras extrínsecas durante a cementogênese. Por isso, a formação de um tipo de cemento constituído apenas pelo produto dos cementoblastos só é possível quando os dois tecidos, cemento e ligamento periodontal, já estão formados. Isso significa que o cemento celular de fibras intrínsecas exclusivas é originado só em casos de reparação, geralmente após reabsorção cementária ou na compensação dos desgastes oclusais funcionais (Figuras 9.16 e 9.17).

Células

Cementoblastos

Os cementoblastos são responsáveis pela formação da matriz intrínseca do cemento.

Os cementoblastos são as células que sintetizam a matriz orgânica de natureza intrínseca do cemento. Como a matriz é constituída por 90% de fibras colágenas do tipo I, os cementoblastos ativos apresentam forma arredondada ou ovalada, com citoplasma basófilo, assemelhando-se aos osteoblastos. Sua ultraestrutura revela abundante retículo endoplasmático rugoso, complexo de Golgi muito desenvolvido e numerosas vesículas de secreção, características estas comuns às células que sintetizam e secretam proteínas (Figuras 9.6 e 9.18).

No dente formado, os cementoblastos ficam justapostos ao cementoide, porém, em estado de repouso, apresentando, dessa maneira, forma achatada com quantidade reduzida de organelas (ver Figura 9.14). Estes cementoblastos, entretanto, podem retomar sua atividade de síntese e secreção de matriz orgânica.

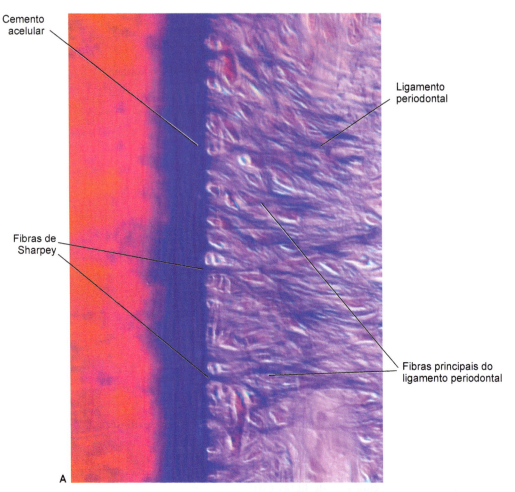
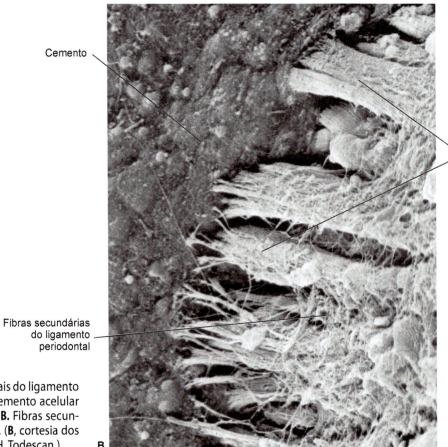

FIGURA 9.9 A. Fibras principais do ligamento periodontal inseridas no cemento acelular de fibras extrínsecas (ML). **B.** Fibras secundárias do ligamento (MEV). (**B**, cortesia dos Doutores S. S. Carneiro e J.H. Todescan.)

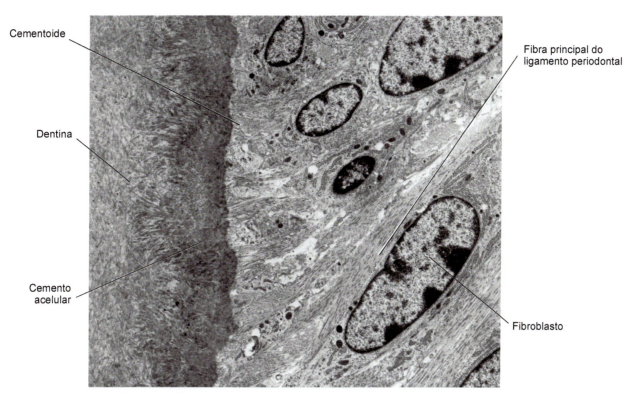

FIGURA 9.10 Fibroblastos intercalados com fibras principais do ligamento periodontal, adjacentes ao cemento acelular de fibras extrínsecas (MET).

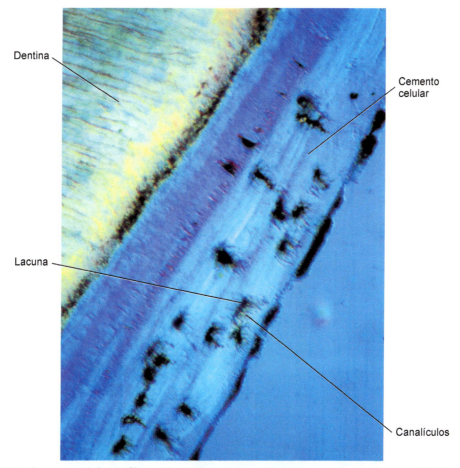

FIGURA 9.11 Cemento celular de fibras mistas observado em dente preparado por desgaste (ML-Nomarski).

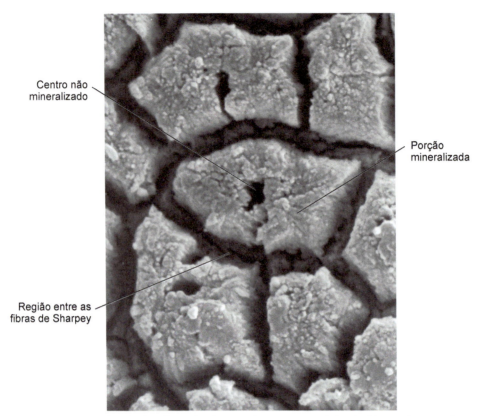

FIGURA 9.12 Aparência da porção mineralizada das fibras de Sharpey do cemento celular de fibras mistas, após a remoção do material orgânico (MEV).

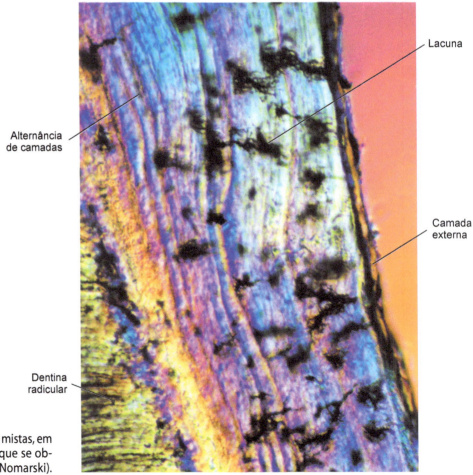

FIGURA 9.13 Cemento celular de fibras mistas, em dente preparado por desgaste, em que se observa a alternância de camadas (ML-Nomarski).

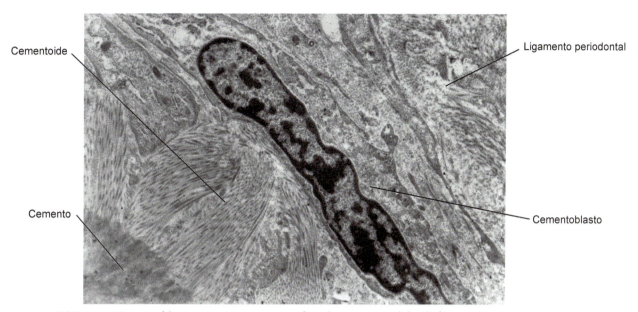

FIGURA 9.14 Cementoblasto em repouso na superfície do cemento celular de fibras mistas (MET).

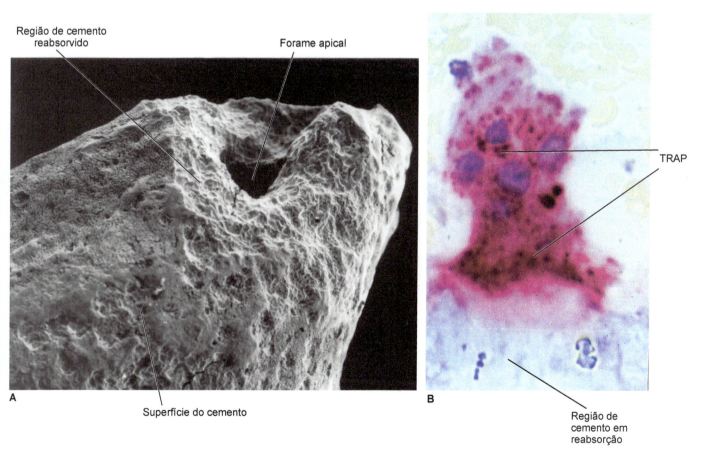

FIGURA 9.15 A. Reabsorção de cemento após movimentação ortodôntica (intrusão) com força excessiva (MEV). **B.** Região de reabsorção do cemento, em que se observa célula clástica (odontoclasto) positiva para fosfatase ácida resistente ao tartarato (TRAP) (ML).

210 Histologia e Embriologia Oral

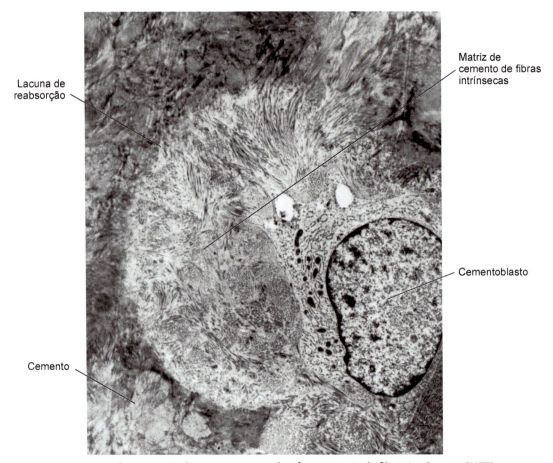

FIGURA 9.16 Região de reparação do cemento na qual se forma matriz de fibras intrínsecas (MET).

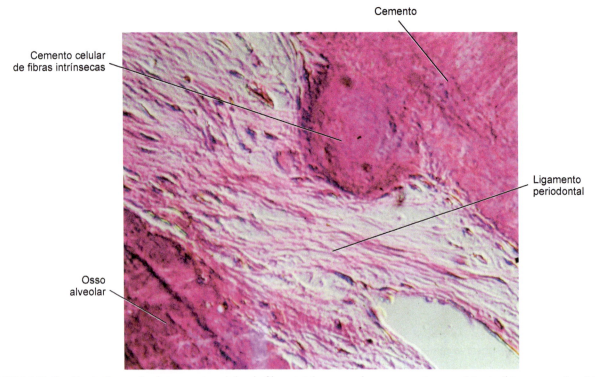

FIGURA 9.17 Região de formação de cemento celular de fibras intrínsecas sobre o cemento preexistente (hipercementose) (ML).

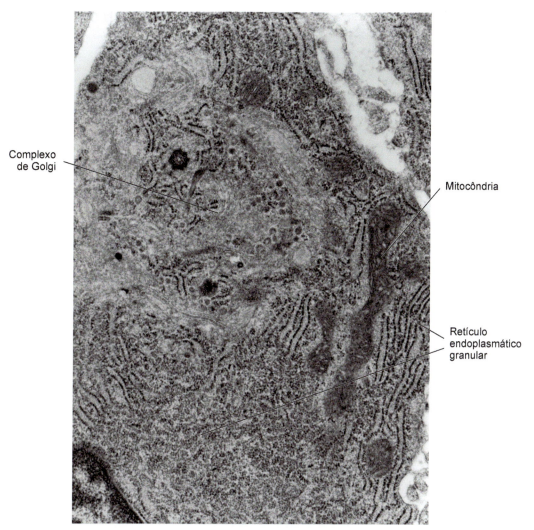

FIGURA 9.18 Organelas principais de um cementoblasto em atividade secretora (MET).

Cementócitos

A nutrição dos cementócitos ocorre pela difusão de substâncias provenientes do ligamento.

Os cementócitos são os cementoblastos que ficaram aprisionados na matriz do cemento durante sua formação. Como os osteócitos do tecido ósseo, células com as quais apresentam muitas semelhanças, os cementócitos têm numerosos prolongamentos que estabelecem comunicação com os das células adjacentes pelos canalículos. Os cementócitos são células com pouca atividade metabólica, que apresentam, por isso, poucas organelas no seu citoplasma (Figura 9.19).

Como a vitalidade dos cementócitos depende da difusão dos nutrientes essenciais a partir dos vasos sanguíneos do ligamento periodontal, a maioria dos canalículos, com seus prolongamentos, dirige-se para a superfície externa do cemento (Figura 9.20).

Limite amelocementário

Apesar de o cemento não ser um tecido dentário propriamente dito, seu limite com o esmalte determina a separação entre a coroa e a raiz do dente. Essas duas estruturas podem relacionar-se de três maneiras (Figura 9.21). Em aproximadamente 30% dos dentes, encostam borda a borda, quando aparentemente não houve nenhuma alteração durante seu desenvolvimento. Em 60% dos casos, o cemento recobre parte do esmalte, pois, durante a fase de erupção do dente, parte do epitélio reduzido do esmalte se rompe, expondo uma porção do esmalte próxima à região cervical, possibilitando que cementoblastos formem uma fina camada de cemento sobre o esmalte (Figura 9.22). Em 10% dos dentes, os dois tecidos não se encontram, deixando uma faixa exposta de dentina radicular; isso ocorre em razão da não fragmentação da bainha de Hertwig, que permanece cobrindo a dentina dessa zona, impedindo a formação do cemento acelular.

CORRELAÇÕES CLÍNICAS

Por constituir a separação anatômica entre a coroa e a raiz do dente, o limite amelocementário é importante em alguns procedimentos clínicos. No diagnóstico periodontal, por exemplo, medidas para determinar o aumento de volume da gengiva e/ou a profundidade das bolsas periodontais tomam o limite amelocementário como ponto referencial.

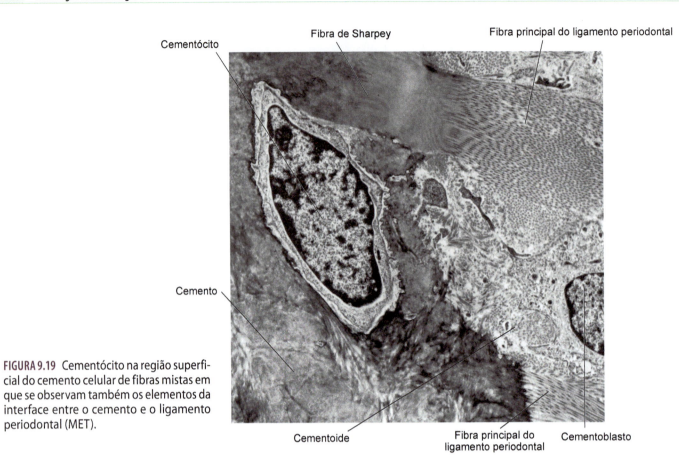

FIGURA 9.19 Cementócito na região superficial do cemento celular de fibras mistas em que se observam também os elementos da interface entre o cemento e o ligamento periodontal (MET).

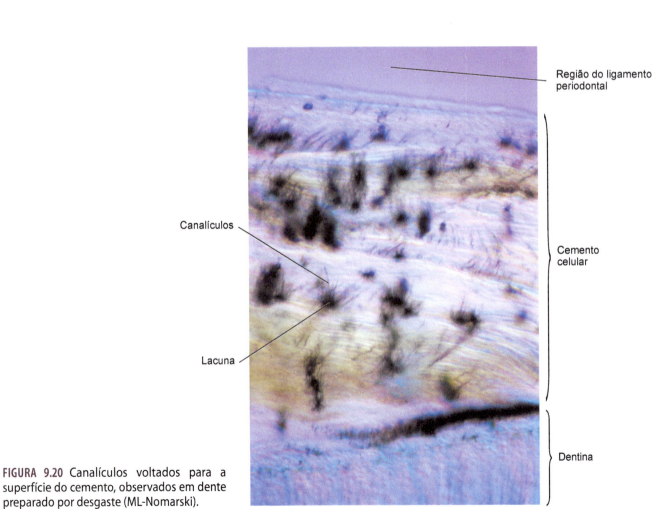

FIGURA 9.20 Canalículos voltados para a superfície do cemento, observados em dente preparado por desgaste (ML-Nomarski).

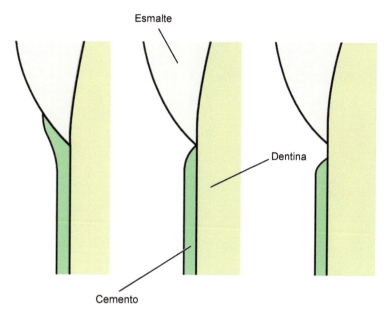

FIGURA 9.21 Tipos de relação entre o esmalte e o cemento no limite amelocementário.

Ligamento periodontal

O ligamento periodontal é um tecido conjuntivo frouxo atravessado por grossos feixes colágenos que se inserem no cemento e no osso alveolar.

O ligamento periodontal é um tecido conjuntivo não mineralizado interposto entre os dois componentes mineralizados do periodonto de inserção, isto é, o cemento e o osso alveolar, estabelecendo, dessa maneira, a articulação entre o dente e seu respectivo alvéolo (Figuras 9.2 e 9.23). Por essa razão, o "espaço" preenchido pelo ligamento, entre o cemento e o osso alveolar, é chamado "espaço periodontal" e, como tal, é observado nas radiografias dentais. Por ser um tecido não mineralizado, o ligamento periodontal amortece as forças mastigatórias e, pelos seus receptores sensoriais proprioceptivos, desempenha importante papel na acomodação dos arcos dentários durante os movimentos funcionais mastigatórios do sistema estomatognático.

A espessura do ligamento periodontal varia de acordo com a região ao longo da raiz do dente e, em geral, diminui à medida que a pessoa se torna mais velha. Desse modo, nos dentes de indivíduos jovens a espessura média é de 0,21 mm, sendo que nos terços cervical, médio e apical da raiz o ligamento periodontal tem espessuras de 0,23 mm, 0,17 mm e 0,24 mm, respectivamente. Em idosos, a espessura do ligamento diminui, tendo como média 0,15 mm.

Como será visto adiante, embora em geral o ligamento periodontal seja considerado por alguns autores um tecido conjuntivo denso, ele é na realidade um tecido conjuntivo frouxo atravessado em toda sua extensão por feixes grossos de fibras colágenas que se inserem tanto no cemento quanto no processo alveolar (Figura 9.23).

Desenvolvimento

Os fibroblastos do ligamento se diferenciam de células ectomesenquimais do folículo dentário.

O ligamento periodontal, derivado do folículo dentário, começa seu desenvolvimento imediatamente após o início da formação da raiz do dente. Como foi mencionado durante a descrição da cementogênese, quase simultaneamente com a diferenciação de algumas células ectomesenquimais do folículo dentário em cementoblastos, ocorre a diferenciação de outras células da região central do folículo em fibroblastos. Estas células se dispõem obliquamente, com uma extremidade voltada para o osso, localizada mais cervicalmente, e outra voltada para o cemento em formação, mais apicalmente. Esses fibroblastos recém-diferenciados formam a matriz extracelular do ligamento periodontal. Além disso, do lado do cemento, os fibroblastos são responsáveis pela formação das fibras extrínsecas, especialmente no cemento acelular da região cervical. Do lado oposto, os fibroblastos do ligamento formam as fibras que ficarão inseridas no osso alveolar (Figura 9.24).

Como a formação do ligamento periodontal ocorre durante a formação da raiz do dente e, portanto, durante o processo eruptivo, os feixes de fibrilas colágenas sofrem mudanças em seu arranjo e sua disposição à medida que se formam. A orientação dos fibroblastos e, consequentemente, dos feixes colágenos no terço cervical muda notadamente durante a rizogênese e a erupção. Assim, a estrutura final do ligamento periodontal somente é alcançada após o término da erupção, quando o dente entra em contato com o seu antagonista e recebe as forças funcionais correspondentes.

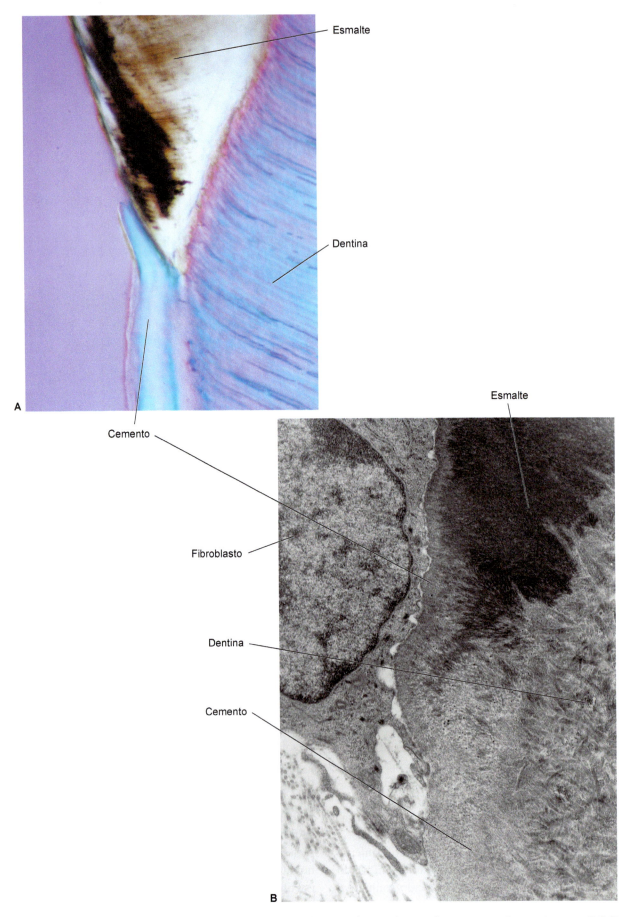

FIGURA 9.22 A. Cemento acelular de fibras extrínsecas recobrindo parte do esmalte em dente preparado por desgaste (ML-Nomarski). **B.** Formação da camada inicial de cemento sobre o esmalte (MET).

Capítulo 9 · Periodonto 215

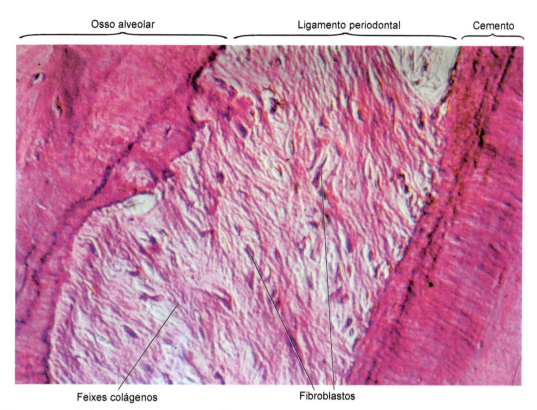

FIGURA 9.23 Ligamento periodontal interposto entre os dois componentes mineralizados do periodonto de inserção (ML-Nomarski).

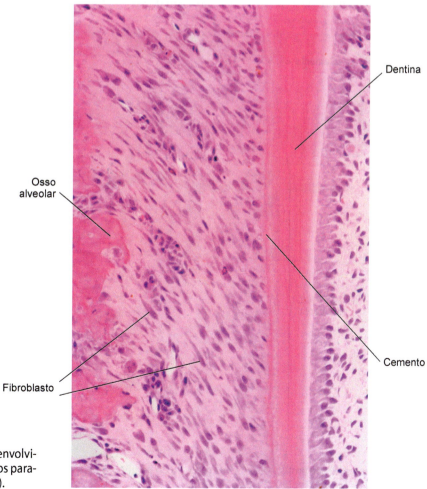

FIGURA 9.24 Ligamento periodontal em desenvolvimento em que os fibroblastos estão alinhados paralelamente entre si e em direção oblíqua (ML).

Estrutura

Células

Como o ligamento periodontal é um tecido conjuntivo frouxo, atravessado pelos feixes de fibras principais, suas células mais abundantes são os fibroblastos. Todavia, o ligamento periodontal é um tipo de tecido conjuntivo em que ocorre rápida renovação (*turnover*) e remodelação dos componentes da matriz (Figura 9.25), razão pela qual os fibroblastos periodontais são característicos do ligamento. Há também outros tipos celulares, como: células indiferenciadas (células-tronco mesenquimais), restos epiteliais de Malassez e as células que margeiam os dois tecidos adjacentes, isto é, cementoblastos e odontoclastos (cementoclastos) próximos ao cemento; osteoblastos, células de revestimento ósseo e osteoclastos próximos ao osso alveolar. Além disso, há outras células do tecido conjuntivo em geral, bem como elementos do sistema imune.

Fibroblastos

Os fibroblastos do ligamento estão envolvidos na formação e degradação do colágeno.

Os fibroblastos do ligamento periodontal apresentam forma alongada, fusiforme, com núcleo ovoide e vários processos citoplasmáticos de diversos tamanhos (Figura 9.26). Por serem as células responsáveis pela formação do colágeno e das outras moléculas da matriz, os fibroblastos têm retículo endoplasmático rugoso e complexo de Golgi muito desenvolvidos, bem como numerosos grânulos de secreção. Entretanto, além dessas e de outras organelas como mitocôndrias e elementos do citoesqueleto, os fibroblastos podem apresentar vacúolos citoplasmáticos de natureza lisossômica contendo fragmentos de fibrilas colágenas e enzimas hidrolíticas que incluem proteinases.

Essas características são compatíveis com as observações que mostram que o fibroblasto periodontal está envolvido na formação e destruição das fibras colágenas, sendo assim responsável pela renovação do colágeno (Figura 9.27). Os fibroblastos se dispõem no ligamento periodontal com seu longo eixo seguindo a orientação dos feixes de fibras principais. Seus longos processos citoplasmáticos estabelecem contatos juncionais aderentes e principalmente comunicantes com os prolongamentos dos fibroblastos adjacentes, que, às vezes, rodeiam parte dos feixes de fibras colágenas (Figura 9.28). São também células ricas em fosfatase alcalina e têm capacidade contrátil e migratória importantes durante o desenvolvimento, movimentação e reparação do ligamento.

Células indiferenciadas

No ligamento periodontal do dente formado, há algumas células ectomesenquimais que possibilitam a diferenciação, quando necessário, de novas células de natureza conjuntiva. Estruturalmente, por serem essas células muito pequenas e fusiformes, apresentam aspecto de fibroblastos inativos e localizam-se, principalmente, próximas aos vasos sanguíneos (Figura 9.29). É provável que essas células continuem como precursoras dos fibroblastos do ligamento, bem como dos cementoblastos e osteoblastos no dente formado.

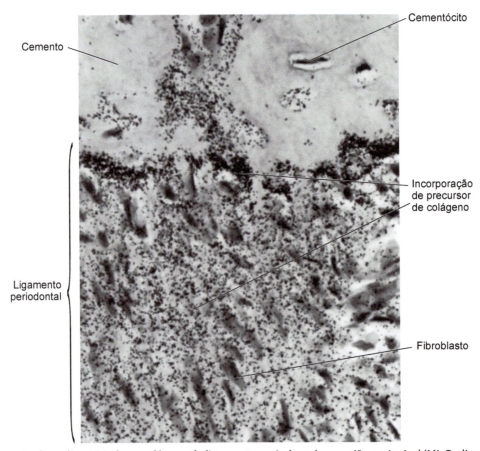

FIGURA 9.25 Incorporação de prolina triciada no colágeno do ligamento periodontal, na região periapical (ML-Radioautografia). (Cortesia do Doutor F. Fava de Moraes.)

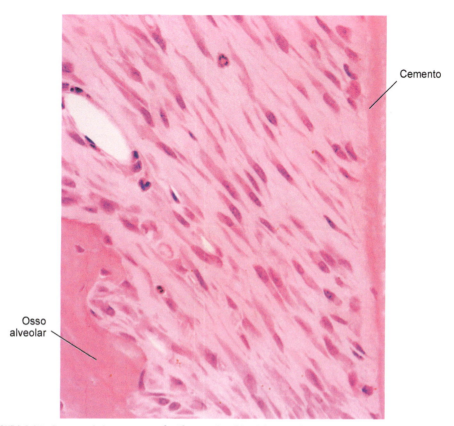

FIGURA 9.26 Característico aspecto fusiforme dos fibroblastos do ligamento periodontal (ML).

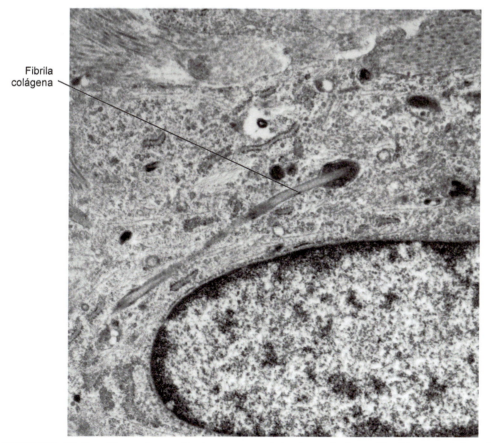

FIGURA 9.27 Fibrila colágena internalizada em um vacúolo alongado de um fibroblasto periodontal (MET).

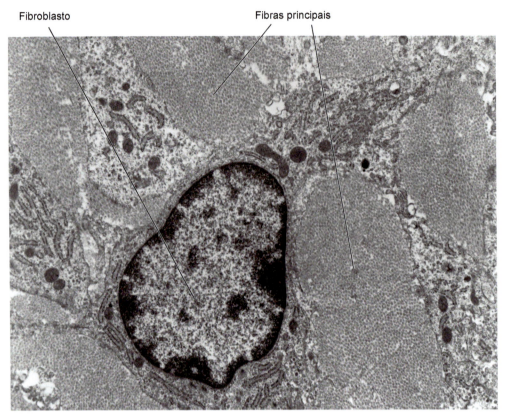

FIGURA 9.28 Fibroblasto periodontal em corte transversal entre os feixes de fibras principais, também observados em corte transversal (MET).

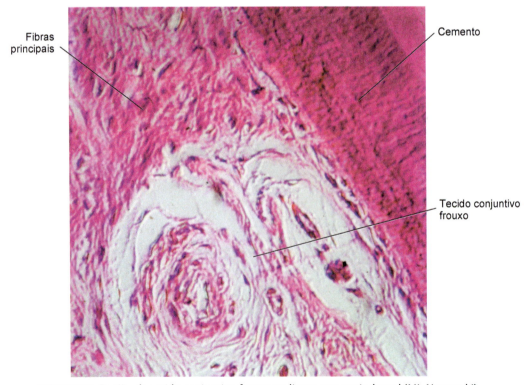

FIGURA 9.29 Região de tecido conjuntivo frouxo no ligamento periodontal (ML-Nomarski).

Restos epiteliais de Malassez

Como mencionado no Capítulo 6, durante a formação da raiz do dente permanecem grupos de células epiteliais, como resultado da fragmentação da bainha radicular epitelial de Hertwig (Figura 9.4). Essas células epiteliais localizam-se no terço do ligamento periodontal próximo ao cemento e são unidas entre si por desmossomos, agrupando-se em pequenos cordões rodeados por uma lâmina basal contínua.

Os restos epiteliais de Malassez permanecem durante toda a vida do indivíduo; suas células apresentam núcleo esférico e poucas organelas no citoplasma (Figura 9.30). Embora de função desconhecida, as células epiteliais podem ser ativadas quando do estabelecimento de processos inflamatórios no ligamento periodontal, podendo proliferar e desenvolver cistos periodontais laterais ou periapicais, segundo sua localização.

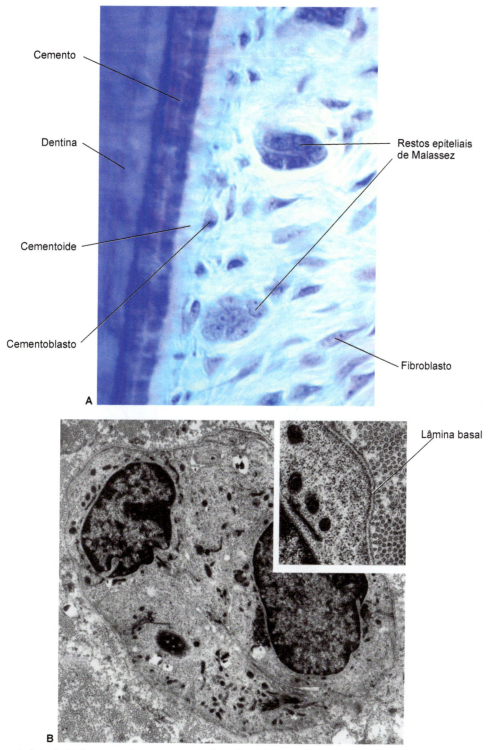

FIGURA 9.30 A. Restos epiteliais de Malassez no ligamento periodontal, porém, próximos ao cemento. (ML.) **B.** Resto epitelial de Malassez, e, no detalhe, a lâmina basal separando as células epiteliais do restante do ligamento periodontal. (MET.)

Matriz extracelular

Como mencionado anteriormente, o ligamento periodontal é um tecido conjuntivo semelhante aos do tipo frouxo de outros locais do organismo, porém atravessado por grossos feixes de fibras colágenas que constituem as fibras principais do ligamento. Desse modo, se removêssemos essas fibras, restaria um tecido conjuntivo frouxo, muito celular, ricamente vascularizado e inervado (Figuras 9.23 e 9.29). Entretanto, os componentes da matriz do ligamento no seu conjunto são extremamente dinâmicos, pois precisam se adaptar constantemente às mudanças de posição do dente.

O componente básico da parte fibrilar do ligamento é o colágeno do tipo I. Assim, há fibrilas colágenas com 50 a 70 nm de diâmetro na matriz extracelular, de maneira isolada ou agrupada, constituindo fibras com 0,2 a 0,3 μm de diâmetro visíveis ao microscópio de luz. Além disso, as fibras podem, por sua vez, formar os feixes característicos do ligamento chamados "fibras principais".

Fibras principais do ligamento

Os feixes colágenos que se inserem do cemento ao osso alveolar atravessando o ligamento constituem as fibras principais.

A denominação ligamento provém do grande número de feixes de fibras principais componentes. Deve-se notar, de início, que é errôneo considerar cada feixe de fibra principal um ligamento. Outro conceito errôneo é supor que um feixe de fibras principais que se insere no cemento e no osso alveolar é constituído por fibras e fibrilas do mesmo comprimento que o feixe como um todo. Na verdade, o feixe é formado por fibras e fibrilas que se entrelaçam lado a lado e umas à continuação das outras. As fibras principais são, assim, os componentes mais característicos do ligamento periodontal. Elas recebem sua denominação segundo a orientação e a região da raiz na qual se encontram inseridas (Figura 9.31). Desse modo, são distinguidos cinco grupos de fibras principais:

- *Grupo de fibras da crista alveolar*: os feixes inserem-se no cemento logo após o limite amelocementário, dirigem-se obliquamente em sentido apical e inserem-se na crista do processo alveolar. Assim, a inserção cementária dos feixes deste grupo localiza-se mais cervicalmente que a inserção óssea
- *Grupo de fibras horizontais*: localizado na continuação do grupo anterior, em sentido apical. Após sua inserção no cemento, os feixes dirigem-se para o osso alveolar, formando ângulo reto com a superfície radicular
- *Grupo de fibras oblíquas*: constituído pelo maior número de feixes (que cobrem cerca de dois terços do comprimento

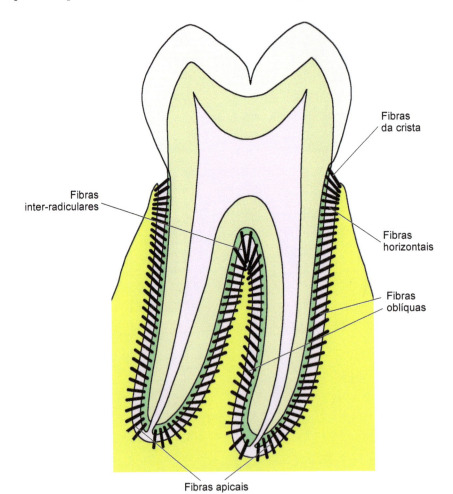

FIGURA 9.31 Distribuição dos grupos de fibras principais do ligamento periodontal visualizados em corte longitudinal em relação ao dente, no sentido mesiodistal.

da raiz), os quais apresentam uma inclinação em sentido inverso ao do grupo da crista, isto é, sua inserção cementária é mais apical que sua inserção óssea
- *Grupo de fibras apicais*: constituído pelos feixes que, após sua inserção no cemento que recobre o ápice do dente, dirigem-se radial e divergentemente para o osso alveolar
- *Grupo de fibras inter-radiculares*: encontrado apenas na região de furcação dos dentes com duas ou mais raízes. Os feixes deste grupo dirigem-se, radial e convergentemente, desde o cemento até a crista óssea do septo inter-radicular.

Embora as orientações mencionadas anteriormente determinem as correspondentes denominações dos grupos de fibras principais, quando as raízes são cortadas transversalmente em seus respectivos alvéolos, constata-se que a divergência dos feixes do cemento para o processo alveolar não é uniforme, não se mantendo o mesmo ângulo entre todos eles. Desse modo, enquanto alguns feixes dirigem-se seguindo um sentido horário, outros o fazem em sentido anti-horário, entrecruzando-se entre eles, como mostra a Figura 9.32.

Um aspecto importante sobre as fibras principais do ligamento periodontal está relacionado com as porções inseridas no cemento e no osso alveolar, as fibras de Sharpey. Essas fibras representam a evidência estrutural que explica a função de ancoragem do dente no seu alvéolo, desempenhada pelo periodonto de inserção. As fibras de Sharpey, ao ficarem incluídas nas matrizes do cemento e do osso, que subsequentemente mineralizam, acabam também mineralizando-se, seja totalmente, como ocorre no cemento acelular, ou parcialmente, como ocorre no cemento celular e no osso alveolar (Figura 9.33).

Fibras secundárias do ligamento
No tecido conjuntivo frouxo localizado entre os feixes de fibras principais do ligamento periodontal, existem outras fibras e fibrilas colágenas chamadas também "fibras secundárias". Essas fibras, além de não se entrelaçarem, constituindo feixes grossos, não apresentam uma orientação regular como as fibras principais, sendo encontradas geralmente rodeando os elementos vasculares e nervosos (ver Figuras 9.9 B e 9.29). Outros tipos de colágeno são também encontrados, tais como os III, V, VI e XII.

Fibras oxitalânicas
As fibras oxitalânicas são estruturalmente semelhantes às fibras elásticas em desenvolvimento. São constituídas por fibrilas muito finas com 15 nm de espessura, as quais não têm estriações transversais, contendo duas moléculas de fibrilinas 1 e 2, porém, sem a proteína elastina. As fibras oxitalânicas do ligamento periodontal distribuem-se entre as fibras colágenas e mantêm estreita relação com os vasos sanguíneos, razão pela qual se acredita que, durante a deformação funcional do ligamento, as fibras oxitalânicas sirvam de ancoragem para os vasos e participem, desse modo, na regulação do fluxo sanguíneo (Figura 9.34).

Substância fundamental
A parte não fibrilar da matriz extracelular do ligamento periodontal, isto é, a substância fundamental, apresenta as características comuns às dos outros tecidos conjuntivos. Assim, é constituída principalmente por proteoglicanos e glicosaminoglicanos, glicoproteínas e alguns lipídios, além de outras macromoléculas e grande quantidade de água. Acredita-se que a substância fundamental, além do seu papel estrutural, também participe do conjunto das funções do ligamento, incluindo o amortecimento das forças aplicadas sobre o complexo dente-periodonto.

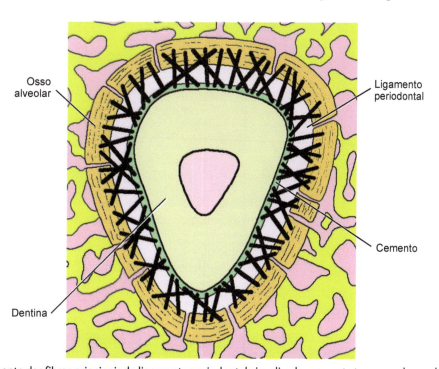

FIGURA 9.32 Entrecruzamento das fibras principais do ligamento periodontal visualizadas em corte transversal em relação à raiz de um dente.

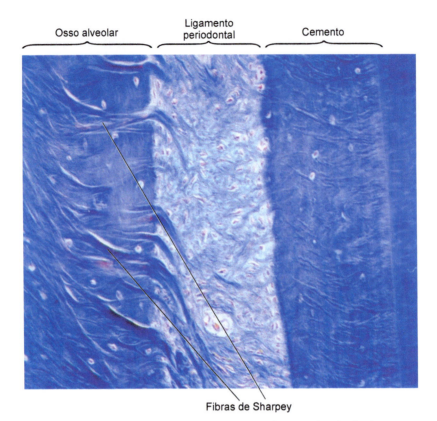

FIGURA 9.33 Fibras de Sharpey no interior do osso alveolar (ML).

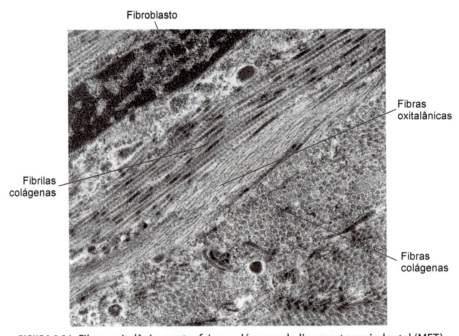

FIGURA 9.34 Fibras oxitalânicas entre feixes colágenos do ligamento periodontal (MET).

Suprimentos vascular e nervoso

A grande vascularização do ligamento periodontal reflete alto metabolismo e rápida renovação dos seus componentes.

O ligamento periodontal é bem mais vascularizado que a maioria dos tecidos conjuntivos de outras regiões do organismo. A maior parte dos vasos que irrigam o ligamento periodontal penetra pela região apical, no fundo do alvéolo, e provém de ramos laterais da artéria dentária, antes que esta atravesse o forame apical em direção à polpa dentária. Um segundo grupo é constituído pelas artérias perfurantes, ramos laterais das artérias interalveolar e inter-radicular que nutrem o processo alveolar e que penetram no ligamento pelas várias perfurações da parede do alvéolo. Além disso, poucos ramos das artérias periosteais que nutrem a tábua externa cortical, após irrigarem a gengiva, penetram na porção cervical do ligamento, chegando até a lâmina própria da gengiva livre.

Uma vez no ligamento periodontal, as artérias que ficam mais próximas do osso alveolar do que do cemento seguem seu padrão de ramificação até capilares, continuando depois com a parte venosa do sistema vascular (Figura 9.35). No ligamento, são observadas numerosas anastomoses arteriovenosas, as quais têm sido interpretadas como reservatórios de volume sanguíneo necessários para a manutenção da pressão hidrostática característica do ligamento periodontal. A drenagem linfática segue a trajetória do sistema venoso.

A capacidade sensorial do ligamento está relacionada com o controle da acomodação dos arcos dentários durante os movimentos funcionais.

Quanto à sua inervação, o ligamento periodontal recebe ramos do nervo dentário, os quais penetram na região apical e se dirigem por todo o ligamento até a margem gengival. Outro grupo de nervos, porém menos numeroso, penetra lateralmente no ligamento, proveniente do osso alveolar, seguindo a trajetória das artérias perfurantes, e ramifica-se em sentido apical e cervical. Essas fibras nervosas têm dupla origem: do núcleo mesencefálico e do gânglio trigêmeo. Os axônios provenientes do núcleo mesencefálico estão envolvidos no controle da posição da mandíbula, pelas vias de reflexos inconscientes e propriocepção. As fibras nervosas do gânglio trigêmeo são responsáveis pela sensação consciente, isto é, dor e pressão.

No ligamento periodontal, encontram-se fibras nervosas de diversos diâmetros, sendo as grandes mielínicas e as pequenas tanto amielínicas quanto mielínicas. Essas fibras resultam em terminações nervosas de vários tipos, dependendo da região. Assim, terminações de Ruffini e corpúsculos encapsulados são encontrados no terço apical, enquanto fibras nociceptivas são encontradas em todas as regiões. O sistema autônomo, principalmente simpático, está representado pela inervação associada aos vasos sanguíneos.

Osso alveolar

O osso alveolar é a parte da maxila e da mandíbula que constitui, com o ligamento periodontal e o cemento, o sistema de ancoragem do dente no alvéolo. Entretanto, como existe certa confusão de terminologia e definição entre osso alveolar, processo alveolar e osso basal da maxila ou mandíbula, segue-se um esclarecimento a esse respeito.

Osso basal, processo alveolar e osso alveolar são porções de origem e funções diferentes.

O osso basal ou de sustentação, que constitui o corpo da mandíbula e da maxila, inicia sua formação enquanto o germe dental encontra-se nas primeiras fases da odontogênese. A formação desse osso, portanto, é independente do desenvolvimento dos dentes. Quando o germe dentário se encontra na fase de campânula, é rodeado por uma porção de osso, que em geral envolve completamente o germe, formando, assim, a cripta óssea. Esse osso, denominado "processo alveolar", forma-se devido ao desenvolvimento do dente. Todavia, na fase de raiz da odontogênese, após o início da dentinogênese radicular, começa a formação do periodonto de inserção do dente. Desse modo, simultaneamente com o cemento e o ligamento periodontal, outra porção de tecido ósseo é formada, desta vez, sobre o osso do processo alveolar já existente, ou seja, as paredes laterais da cripta. Esse novo osso que incorpora as fibras principais do ligamento é o denominado "osso alveolar" ou osso alveolar propriamente dito, como preferem denominá-lo alguns autores para enfatizar que esta é a porção do osso que faz parte do periodonto de inserção do dente.

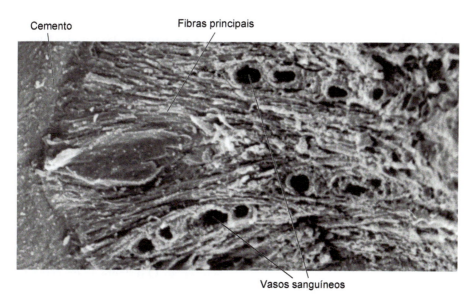

FIGURA 9.35 Vasos sanguíneos no ligamento periodontal (MEV).

Quando o dente é extraído, o osso alveolar é reabsorvido rapidamente, enquanto o restante do processo alveolar reabsorve-se mais lentamente até desaparecer com o tempo.

> **CORRELAÇÕES CLÍNICAS**
>
> A diminuição da altura do rebordo, ou seja, perda de osso do processo alveolar, restando apenas o osso basal ou de sustentação, é uma característica das regiões edêntulas do arco dentário.

Dessa maneira, pode-se dizer que a maxila e a mandíbula têm basicamente duas partes: o osso basal e o processo alveolar. Este último é constituído pelas tábuas ou corticais externa e interna (vestibular e lingual/palatina), o osso alveolar que forma as paredes do alvéolo dentário e o osso esponjoso que fica entre ambos. Todavia, as corticais unem-se ao osso alveolar nas cristas alveolares, próximas ao colo do dente. A Figura 9.36 ilustra a localização das porções ósseas, tomando como exemplo a região anterior da mandíbula.

Desenvolvimento

Como foi mencionado anteriormente, a primeira porção óssea que se forma é a correspondente ao osso basal, que começa a se formar em torno da sexta semana de desenvolvimento do embrião, quando a maioria dos germes dentários está na fase de botão.

Como tanto a maxila quanto a mandíbula (apenas com exceção do côndilo e de pequenas regiões da sínfise) desenvolvem-se por ossificação intramembranosa, o primeiro evento observado é a condensação do ectomesênquima nas regiões correspondentes. O fator indutor desencadeante deste processo foi discutido durante muito tempo. Na mandíbula, por exemplo, a cartilagem de Meckel foi relacionada com esse papel. Entretanto, foi demonstrado que interações epitélio-ectomesênquima nessas regiões são responsáveis pela iniciação do desenvolvimento do osso basal tanto na maxila quanto na mandíbula. A cartilagem de Meckel desempenha, então, apenas função de suporte enquanto o corpo da mandíbula é formado; posteriormente essa cartilagem é reabsorvida.

A formação do osso basal continua com o aparecimento de trabéculas de osso primário ou imaturo que se anastomosam enquanto os processos maxilares e mandibular crescem como um todo. Desse modo, por volta da fase de capuz da odontogênese, o osso do processo alveolar é constituído por trabéculas de osso imaturo que rodeiam o germe dentário, formando a base e as paredes laterais da cripta óssea. Quando ocorre a fase de campânula, o processo alveolar acaba por rodear completamente o germe, perdendo este sua ligação com a lâmina dentária e, portanto, com o epitélio oral. Forma-se, assim, o teto da cripta óssea. Isso é considerado essencial para proteção das regiões correspondentes às futuras cúspides do dente, pois logo após a formação do teto da cripta começam os eventos de diferenciação de odontoblastos e ameloblastos e o início da formação de dentina e esmalte. Entretanto, a permanência das delgadas trabéculas do teto da cripta é muito curta, e logo aparecem osteoclastos para reabsorvê-las; primeiro, para possibilitar o crescimento da coroa do dente pela aposição de dentina e especialmente de esmalte, durante a fase de coroa, e, depois, para tornar possível a erupção do dente, coincidindo com a fase de raiz (ver Figura 6.19).

A formação do osso alveolar a partir do folículo dentário se inicia simultaneamente com a formação do cemento e do ligamento periodontal.

Entre o osso que forma as paredes da cripta e o germe (órgão do esmalte e papila), há o folículo dentário, um tecido ectomesenquimal que rodeia o germe na sua totalidade até o início da fase de raiz (Figura 9.37). A partir das células ectomesenquimais da porção externa do folículo, diferenciam-se osteoblastos e iniciam a formação de novo tecido ósseo sobre o osso preexistente das paredes laterais da cripta. A formação do osso alveolar tem início simultaneamente com a formação do cemento e do ligamento periodontal. Durante o desenvolvimento do osso alveolar, parte das fibras principais do ligamento, originadas a partir dos fibroblastos, vai sendo incorporada na matriz óssea, constituindo, assim, as fibras de Sharpey, de maneira similar à que ocorre durante a cementogênese (Figura 9.24). A deposição do osso alveolar ocorre com alguns períodos de repouso, originando, portanto, linhas incrementais paralelas à parede do alvéolo (Figura 9.38).

Estrutura

Somente o osso alveolar (propriamente dito) será aqui descrito, pois é a estrutura que constitui parte do periodonto de inserção. O restante do processo alveolar, ou seja, o osso compacto das corticais externa e interna e o osso esponjoso, é semelhante à estrutura óssea geral já descrita no Capítulo 3.

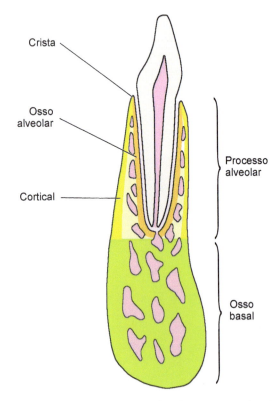

FIGURA 9.36 Relações entre osso alveolar, processo alveolar e osso basal.

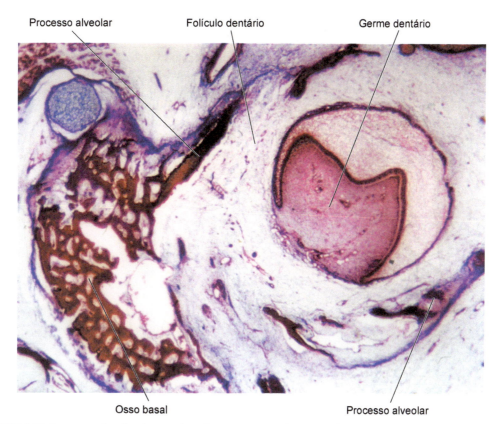

FIGURA 9.37 Processo alveolar desenvolvendo-se em torno do germe dentário, a partir do osso basal (ML).

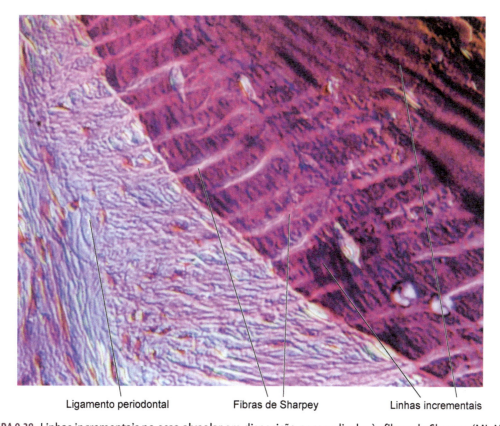

FIGURA 9.38 Linhas incrementais no osso alveolar em disposição perpendicular às fibras de Sharpey (ML-Nomarski).

O osso alveolar é extremamente dinâmico, respondendo rapidamente a estímulos que induzem formação e reabsorção.

Enquanto na parte mais profunda do osso alveolar (que tem continuidade com o osso esponjoso) existem alguns sistemas de Havers, sua maior parte, voltada para o ligamento periodontal, é constituída por lamelas paralelas. Em geral, a estrutura básica do osso alveolar é semelhante ao tecido ósseo de outras regiões do organismo, isto é, com numerosos osteócitos alojados em lacunas e comunicados por meio de prolongamentos nos canalículos que percorrem a matriz mineralizada. Sua característica principal, entretanto, reside nos inúmeros feixes de fibras colágenas nele inseridas, orientados perpendicularmente à superfície, ou seja, as fibras de Sharpey, que lhe conferem um aspecto fasciculado (por essa razão, é também chamado "osso fasciculado"). As fibras do osso alveolar propriamente ditas, intrínsecas, são perpendiculares às fibras de Sharpey, extrínsecas (Figuras 9.38 e 9.39). A superfície do osso alveolar voltada para o ligamento está recoberta por uma camada de osteoblastos ou células

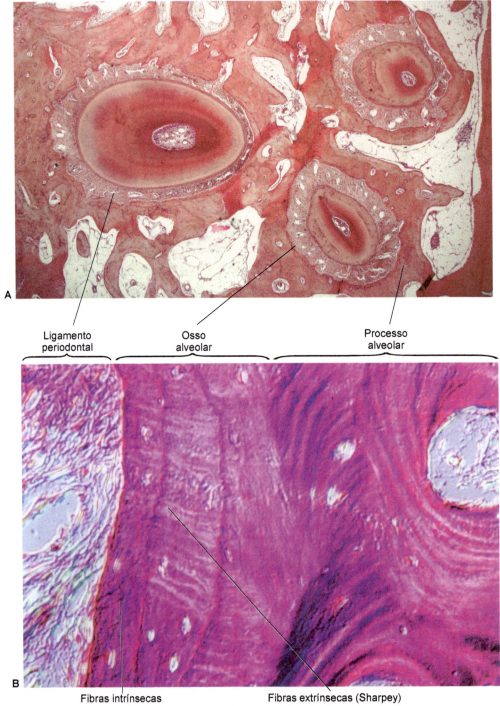

FIGURA 9.39 **A.** Corte transversal de um molar mostrando as raízes e sua relação com o periodonto de inserção e o restante do processo alveolar (ML). **B.** A relação entre osso alveolar e processo alveolar é mais bem observada em maior aumento da parede alveolar (ML-Nomarski).

de revestimento ósseo justapostos (dependendo do estado funcional destas células). Entre duas ou mais células existem túneis pelos quais passam os feixes de fibras principais que ficam em íntimo contato com a membrana das células (Figura 9.40). Em regiões de reabsorção óssea, são encontrados osteoclastos na superfície óssea.

CORRELAÇÕES CLÍNICAS

A movimentação ortodôntica é possível, principalmente, em virtude da maior plasticidade do tecido ósseo em relação ao cemento. Assim, no lado da pressão predomina reabsorção óssea, enquanto no lado da tração ocorre principalmente neoformação (aposição) óssea. A remodelação do ligamento periodontal acompanha esses eventos.

O osso alveolar propriamente dito, cuja espessura varia entre 0,1 e 0,4 mm, é observado em radiografias com maior radiopacidade que o osso esponjoso adjacente, sendo, por essa razão, denominado "lâmina dura" nas descrições radiológicas (Figura 9.41). Essa radiopacidade, entretanto, é provocada pela superposição, e não porque tenha maior grau de mineralização que o osso esponjoso. Além disso, o osso alveolar não constitui uma camada contínua, pois é atravessado por numerosas aberturas que passam da medula óssea do osso esponjoso subjacente ao ligamento periodontal, por meio das quais cruzam numerosos vasos sanguíneos e fibras nervosas (Figura 9.42). Por conter muitas perfurações, o osso alveolar é também denominado "lâmina cribriforme".

Geralmente, o osso alveolar propriamente dito tem maior espessura nas paredes distais dos alvéolos dos pré-molares e molares, em razão da migração fisiológica mesial dos dentes que gera uma lenta deposição de osso nessas regiões.

CORRELAÇÕES CLÍNICAS

A grande plasticidade do tecido ósseo do complexo processo alveolar/osso alveolar possibilita a colocação de implantes biocompatíveis, como de titânio, que resulta na integração osso-implante. Esse fenômeno, denominado "osseointegração", consiste em uma espécie de anquilose em que a interface osso-implante é constituída por proteínas não colágenas adesivas, como a osteopontina e a sialoproteína óssea, não se formando, dessa maneira, ligamento (Figura 9.43).

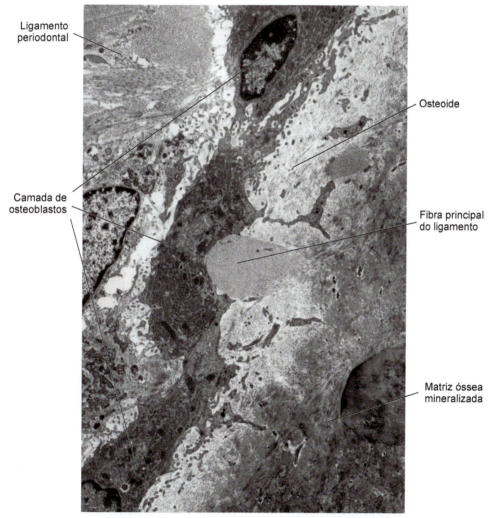

FIGURA 9.40 Superfície do osso alveolar em que se observa uma camada contínua de osteoblastos. Observe uma fibra principal do ligamento periodontal atravessando um túnel formado por um osteoblasto em relação ao osteoide (MET).

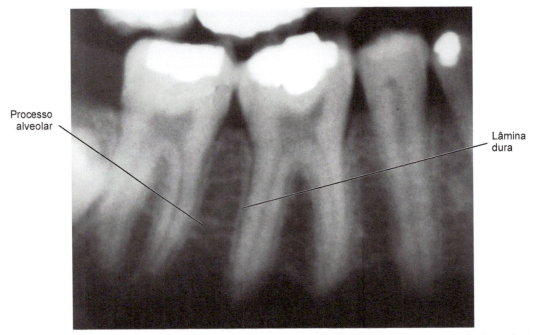

FIGURA 9.41 Radiografia da região posterior da mandíbula em que se observa o osso alveolar como uma linha bem distinta e radiopaca (clara), denominada "lâmina dura". (Cortesia do Dr. A. L. Casa.)

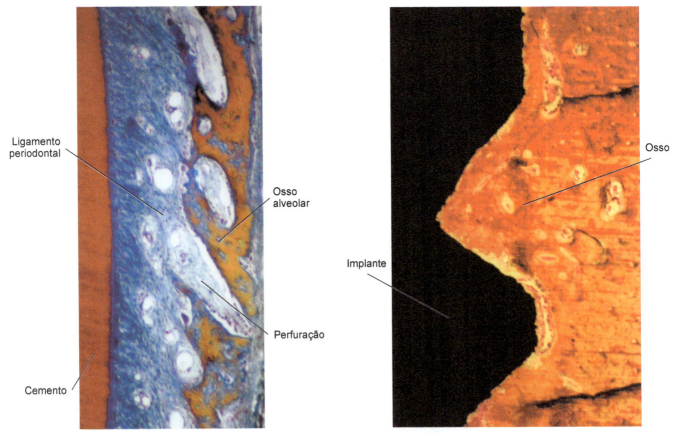

FIGURA 9.42 Numerosas perfurações no osso alveolar comunicando as cavidades medulares com o ligamento periodontal (ML).

FIGURA 9.43 Interface entre osso e um implante de titânio, demonstrando a osseointegração. (Cortesia do Dr. T. Siqueira.)

Periodonto marginal ou de proteção (gengiva)

O periodonto marginal ou de proteção, conhecido também como gengiva, divide-se clinicamente em três porções: gengiva marginal ou livre, gengiva inserida e gengiva papilar ou interdentária. Apesar de a gengiva, em geral, ser parte da mucosa oral (mucosa mastigatória), as gengivas marginal e papilar fazem também parte do periodonto, constituindo o denominado "periodonto marginal" ou "de proteção", e por essa razão são descritas nesta seção. A porção inserida da gengiva já foi abordada no Capítulo 4.

A gengiva marginal ou gengiva livre constitui uma espécie de banda ou colar que rodeia o colo do dente no nível do limite amelocementário. Nas superfícies vestibular e lingual, ela tem forma piramidal com sua vertente externa voltada para a cavidade oral, compreendida entre o vértice da margem gengival e a depressão que segue o contorno do dente. Essa distância é de 1,2 mm na dentição decídua e 1,5 a 1,8 mm na dentição permanente. O lado voltado para o dente é constituído por dois segmentos: o sulco gengival e o epitélio juncional (Figura 9.44).

Desenvolvimento

O epitélio juncional é formado pela fusão do epitélio reduzido com o epitélio da mucosa oral.

Durante a fase de proteção da amelogênese, enquanto o dente erupciona, o esmalte torna-se recoberto pelo epitélio reduzido. Os ameloblastos protetores têm forma cúbica e compõem uma lâmina basal entre eles e a superfície do esmalte, estabelecendo hemidesmossomos. Os outros componentes do epitélio reduzido, isto é, as células que constituíam o estrato intermediário, o retículo estrelado e o epitélio externo do órgão do esmalte, adotam forma achatada, apresentando todos o mesmo aspecto e constituindo de duas a três camadas de células.

Quando o dente em erupção alcança o epitélio oral, as células do epitélio reduzido do órgão do esmalte que recobrem a borda incisal (ou os vértices das cúspides) fundem-se com as células basais do epitélio que reveste a mucosa oral. Nesse momento, e enquanto o dente atravessa o epitélio oral, as células do epitélio reduzido continuam recobrindo o esmalte na região próxima ao limite amelocementário. Os ameloblastos protetores tornam-se, porém, achatados, com o seu longo eixo paralelo à superfície do esmalte. Com o avançar da erupção e o aparecimento de parte da coroa na cavidade oral, o epitélio que recobria essas regiões do esmalte descama, ficando apenas nas regiões lateral e cervical da coroa. Como os ameloblastos protetores não mais têm capacidade de divisão, progressivamente descamam, ficando, portanto, as outras células do epitélio reduzido, especialmente as do estrato intermediário, como as responsáveis pela proliferação do epitélio juncional, que só conclui sua estruturação, aproximadamente, 1 ano após o dente ter alcançado posição funcional na cavidade oral (Figura 9.45). Durante esse período, os outros componentes da gengiva, isto é, o epitélio do sulco, o epitélio da gengiva marginal e a lâmina própria subjacente, desenvolvem também sua estrutura definitiva, formando os feixes de fibras colágenas principais da gengiva. Na estruturação final de todos os componentes da gengiva e do periodonto em geral, participam os estímulos decorrentes da função que o dente está desempenhando na boca.

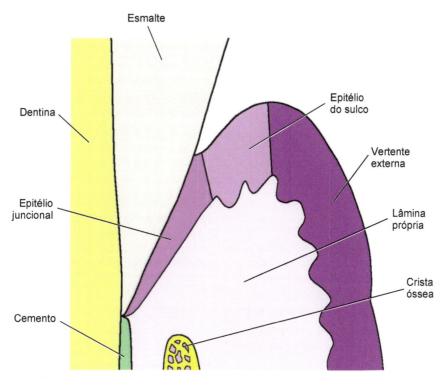

FIGURA 9.44 Componentes do periodonto marginal ou de proteção (gengiva).

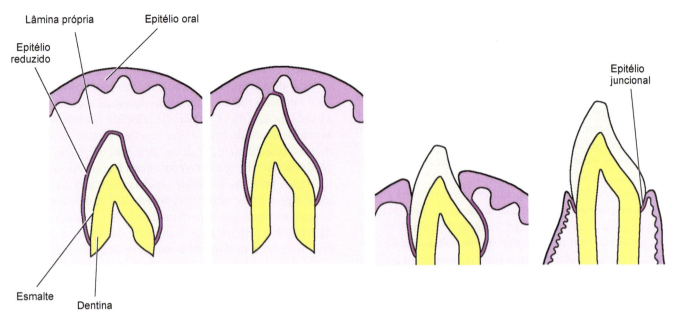

FIGURA 9.45 Estágios da formação do epitélio juncional durante a erupção do dente.

Estrutura

Epitélio juncional e aderência epitelial

A aderência epitelial é o mecanismo de adesão do epitélio juncional ao dente.

O epitélio juncional forma um colar ao redor do dente completamente erupcionado, estabelecendo um mecanismo de adesão entre suas células e a superfície dentária, denominado "aderência epitelial". Embora na maioria dos casos a aderência epitelial seja estabelecida com o esmalte (Figura 9.46), esta pode também ser formada com o cemento, dentina radicular ou até com materiais restauradores. As fibras principais inseridas no cemento, aparentemente, constituem a barreira que limita o aprofundamento do epitélio juncional no sentido apical (Figura 9.47).

> **CORRELAÇÕES CLÍNICAS**
>
> Quando ocorre degradação das fibras principais inseridas no cemento, no caso de doença periodontal, o epitélio juncional pode migrar no sentido apical até encontrar as primeiras fibras intactas.

Na gengiva normal de dentes jovens, o epitélio juncional tem sua extremidade apical na altura do limite amelocementário, em que tem apenas de duas a três camadas de células. Porém, em direção coronária, o epitélio aumenta gradualmente sua espessura, chegando a ter de 20 a 30 camadas de células no seu limite com o epitélio do sulco (Figura 9.46). Em dentes humanos, a distância entre a parte mais profunda (apical) e a continuidade com o epitélio do sulco é de, aproximadamente, 1,5 mm.

O epitélio juncional tem uma lâmina basal que é contínua desde a região da lâmina própria até a superfície do dente.

O epitélio juncional tem dois estratos: o basal, do lado da lâmina própria, constituído por uma única camada de células cúbicas, e o estrato suprabasal, formado por células achatadas com o seu longo eixo paralelo à superfície dentária. As células do estrato basal formam, na sua relação com a lâmina própria, uma lâmina basal similar àquela de toda interface entre epitélio e conjuntivo. Entretanto, entre a superfície dentária e as células adjacentes, existe também uma lâmina basal, a qual, além do colágeno do tipo IV e das lamininas, contém também a proteína amelotina. Desse modo, a primeira denomina-se "lâmina basal externa" enquanto a localizada em relação à superfície do dente é chamada "interna". As duas lâminas basais têm continuidade, porém, na extremidade apical do epitélio juncional (Figura 9.48).

A superfície do epitélio juncional voltada para a lâmina própria é plana, isto é, não apresenta ondulações. As células do estrato basal são as responsáveis pela proliferação deste epitélio, que tem alto índice de renovação, o que determina que as células do epitélio juncional sejam renovadas em um período de 4 a 6 dias, descamando para o sulco gengival.

> **CORRELAÇÕES CLÍNICAS**
>
> Em caso de doença periodontal, quando o epitélio juncional se aprofunda rapidamente no sentido apical, a neoformação de tecido ósseo na crista alveolar torna-se prejudicada. Esse fenômeno pode ser limitado pela implantação de membranas artificiais nessa região, tornando possível, portanto, o que se denomina "regeneração tissular guiada".

As células do estrato suprabasal estão ligadas por escasso número de desmossomos, comparando-se com os epitélios das outras regiões da gengiva. Isso determina a existência de amplos espaços intercelulares que conferem grande permeabilidade ao epitélio juncional, que possibilita a passagem de líquido tissular e de células inflamatórias (principalmente neutrófilos e linfócitos) da lâmina própria para o sulco gengival.

Capítulo 9 · Periodonto 231

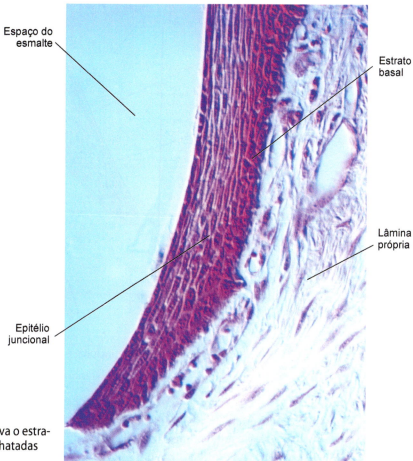

FIGURA 9.46 Epitélio juncional em que se observa o estrato basal e o restante do epitélio com células achatadas (ML-Nomarski).

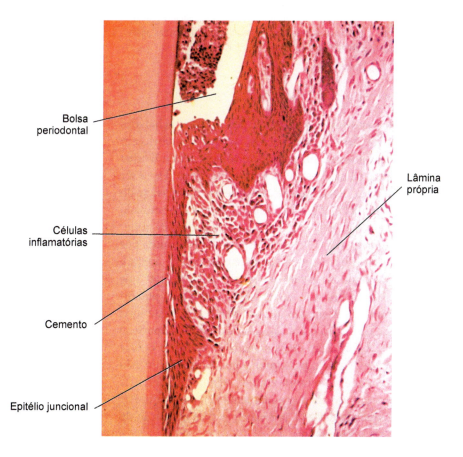

FIGURA 9.47 Epitélio juncional alongado, justaposto ao cemento. Observe infiltrado característico de inflamação em relação à bolsa periodontal e ao epitélio juncional (ML).

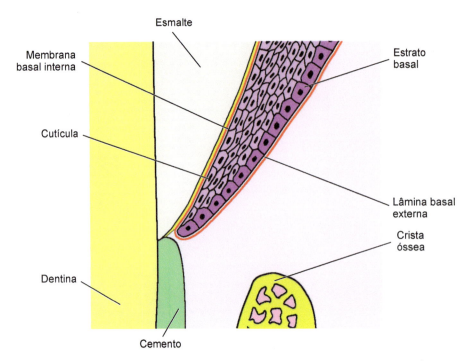

FIGURA 9.48 Borda cervical do epitélio juncional e suas relações com as estruturas adjacentes.

Forma-se, desse modo, um exsudato denominado "fluido crevicular" ou "sulcular". Ocorre também passagem de bactérias e/ou toxinas bacterianas no sentido inverso.

CORRELAÇÕES CLÍNICAS

Gengivas clinicamente normais, em adultos, sempre apresentam leve grau de inflamação que, dependendo da intensidade da inflamação, resulta na passagem de maior quantidade de fluido crevicular.

A aderência epitelial tem capacidade de se reconstituir.

A aderência epitelial é constituída pelas células achatadas adjacentes ao dente (Figura 9.49), as quais estabelecem hemidesmossomos na sua superfície voltada para a lâmina basal interna, na qual estão incluídas integrinas. Deve ser mencionado que, normalmente, existe, entre a superfície do dente e a lâmina basal interna, uma estrutura denominada "cutícula dentária". Esta cutícula é uma camada não mineralizada de menos de 0,5 mm de espessura constituída por proteínas séricas que aderem ao dente quando este aparece na cavidade oral, em razão da "reação inflamatória" que ocorre durante o processo de formação do epitélio juncional (Figura 9.50). Além da cutícula, por vezes, existe uma fina camada de cemento acelular afibrilar sobre a superfície do esmalte. A formação dessa camada de cemento ocorre quando, durante a fase protetora, o epitélio reduzido não recobre o esmalte até o limite com o cemento. A aderência epitelial tem capacidade de rapidamente se reconstituir. Por essa razão, quando desfeita, por exemplo, pela utilização do fio dental, ela se reconstitui.

CORRELAÇÕES CLÍNICAS

Quando é realizada a sondagem gengival durante o exame clínico, a sonda atravessa o epitélio juncional na sua parte média, até sua base, não alcançando, portanto, a aderência epitelial (Figura 9.51). A sondagem, quando realizada adequadamente, não produz sangramento. Entretanto, quando a gengiva está inflamada, ocorre rápida passagem de sangue da lâmina própria inflamada para o fundo do sulco gengival, aparecendo como um sinal clínico de gengivite.

Sulco gengival e epitélio do sulco

O sulco gengival é uma estreita fenda entre a gengiva livre e o dente. Sua profundidade, isto é, a distância entre a margem da gengiva livre e a extremidade coronária do epitélio juncional, é de, aproximadamente, 0,5 mm (Figuras 9.44 e 9.52).

Na região do fundo do sulco gengival, células do epitélio juncional se descamam, juntamente com células inflamatórias, como neutrófilos e linfócitos que migram e, além de diversas moléculas, se incorporam ao fluido crevicular que atravessa o epitélio juncional em direção à cavidade oral. Como não existe aderência entre o epitélio do sulco e a superfície dentária, o sulco gengival está, em geral, preenchido pelo fluido crevicular.

CORRELAÇÕES CLÍNICAS

A coleta de quantidades muito pequenas de fluido crevicular, geralmente realizada com pontas de papel estéreis, possibilita a detecção de moléculas inflamatórias como citocinas, de enzimas como metaloproteinases, catepsinas e fosfatase alcalina, bem como de proteínas como a osteopontina, contribuindo para o diagnóstico precoce da doença periodontal.

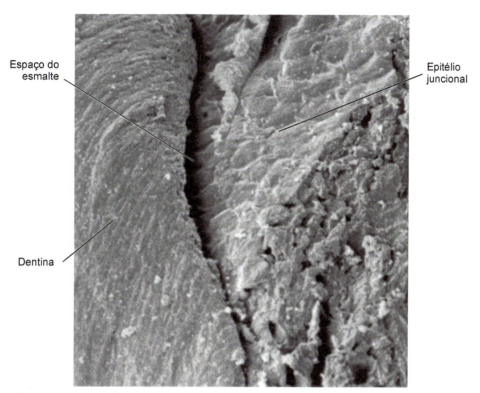

FIGURA 9.49 Superfície do epitélio juncional na interface com o dente, visualizada após a remoção do esmalte por descalcificação (MEV).

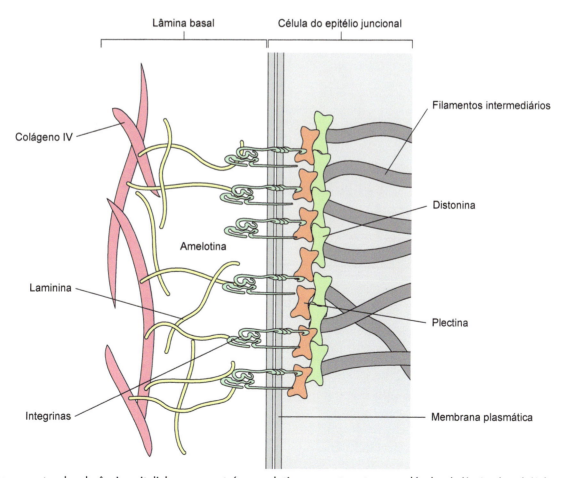

FIGURA 9.50 Componentes da aderência epitelial, com a proteína amelotina presente entre as moléculas da lâmina basal. (Adaptada de Arana, Bradaschia, 2012.)

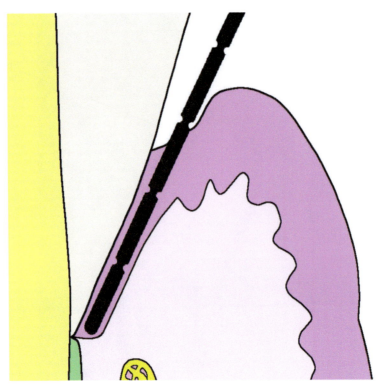

FIGURA 9.51 Representação da sonda periodontal penetrando no epitélio juncional. Os segmentos da sonda indicam a profundidade, que em uma gengiva sadia é de 1,5 a 2 mm.

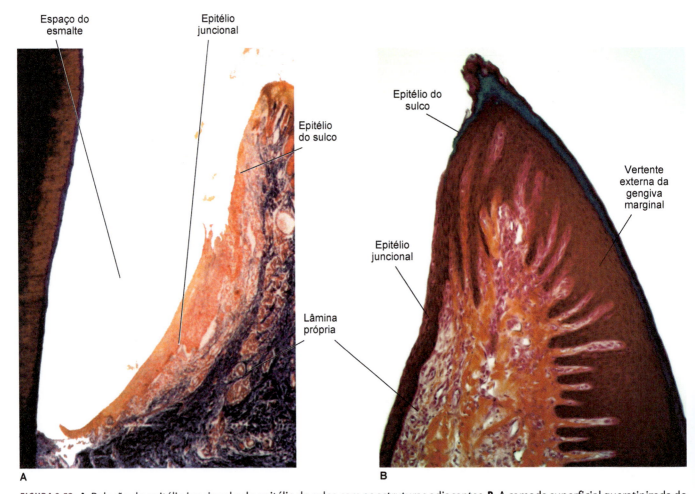

FIGURA 9.52 A. Relação do epitélio juncional e do epitélio do sulco com as estruturas adjacentes. **B.** A camada superficial queratinizada do epitélio do sulco e da vertente externa da gengiva marginal aparece corada em azul (ML). (**B**, cortesia do Dr. A. Nanci.)

O sulco é revestido por um epitélio estratificado pavimentoso, que quase em toda sua extensão não é queratinizado; apenas na proximidade com a borda livre da gengiva, torna-se levemente paraqueratinizado. A interface do epitélio do sulco com a lâmina própria subjacente é constituída por pequenas papilas. Os espaços intercelulares no epitélio do sulco são menores que no epitélio juncional, tendo, portanto, menor permeabilidade. Desse modo, geralmente não são encontradas células inflamatórias entre as células do epitélio do sulco.

O epitélio que reveste a vertente externa da gengiva livre tem as mesmas características do epitélio da gengiva inserida, sendo estratificado pavimentoso queratinizado, geralmente do tipo paraqueratinizado (Capítulo 4).

Entre dois dentes adjacentes, a gengiva livre forma a papila interdentária e o col.

Nas regiões de contato entre dois dentes adjacentes, a gengiva livre constitui papilas interdentárias com os mesmos componentes do restante da gengiva livre. Assim, o epitélio juncional é estabelecido não apenas nas faces vestibular e palatina ou lingual dos dentes, mas também nas faces mesial e distal. Nessas regiões interproximais, entretanto, as papilas estreitam-se consideravelmente, constituindo o denominado "col", em razão de sua forma em sela. O epitélio do col é, portanto, estabelecido pelos epitélios juncionais em relação aos dois dentes adjacentes (Figuras 9.53 e 9.54).

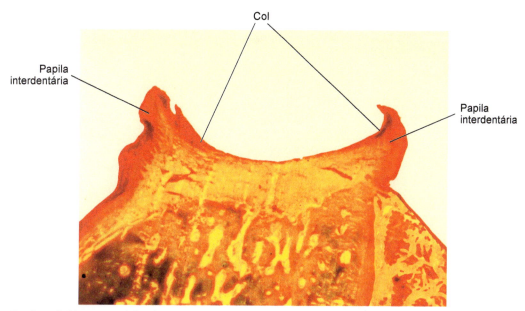

FIGURA 9.53 Região do col. Observe o delgado revestimento epitelial que corresponde ao epitélio juncional. (Cortesia dos Doutores P. Mattout e C. Mattout.)

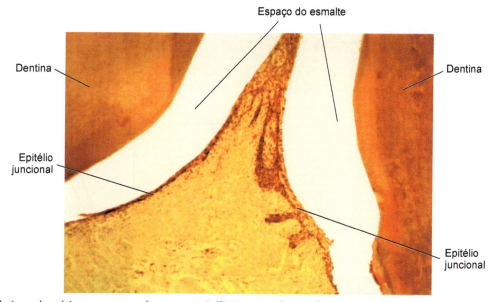

FIGURA 9.54 Papila interdentária em que se observa o epitélio juncional em relação aos dentes adjacentes. (Cortesia dos Doutores P. Mattout e C. Mattout.)

Lâmina própria | Fibras principais gengivais

O tecido conjuntivo que constitui a lâmina própria da gengiva marginal tem os mesmos tipos celulares e componentes da matriz extracelular que o restante da mucosa gengival. Contudo, além desses elementos, existem grossos feixes de fibras colágenas, à semelhança das fibras principais do ligamento periodontal. Esses feixes constituem o ligamento gengival, embora nem sempre tenham alguma das suas extremidades inseridas no cemento. Segundo sua localização e orientação, as fibras principais da gengiva dividem-se em seis grupos, conforme pode ser observado na Figura 9.55:

- *Grupo de fibras dentogengivais*: os feixes inserem-se na porção mais cervical do cemento e dirigem-se para a lâmina própria da gengiva, abrindo-se como um leque.

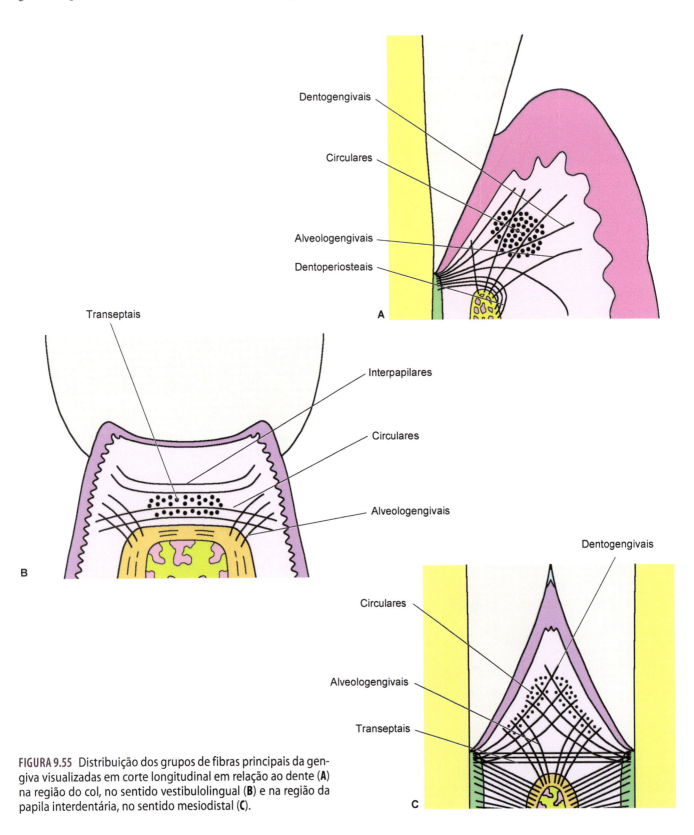

FIGURA 9.55 Distribuição dos grupos de fibras principais da gengiva visualizadas em corte longitudinal em relação ao dente (**A**) na região do col, no sentido vestibulolingual (**B**) e na região da papila interdentária, no sentido mesiodistal (**C**).

Dessa maneira, algumas fibras ficam paralelas à base do epitélio juncional, outras acabam próximas à base do epitélio oral da vertente externa da gengiva, enquanto algumas delas dirigem-se para a lâmina própria da gengiva inserida

- *Grupo de fibras dentoperiosteais*: constituído pelas fibras que, após sua inserção no cemento cervical, seguem um curto trajeto horizontal até alcançarem a crista alveolar, após o que se curvam no sentido apical, porém pelo lado externo da tábua óssea, inserindo-se finalmente no próprio processo alveolar
- *Grupo de fibras alveologengivais*: constituído pelos feixes que, após sua inserção na crista alveolar, dirigem-se coronalmente para a lâmina própria da gengiva livre
- *Grupo de fibras circulares*: são feixes que se localizam na lâmina própria da gengiva livre, seguindo uma trajetória em torno do dente
- *Grupo de fibras interpapilares*: são fibras que se localizam apenas na região mais coronal da lâmina própria das papilas interdentárias, dirigindo-se da porção vestibular para a porção palatina (ou lingual) da mesma papila, atravessando o col
- *Grupo de fibras transeptais*: denominadas também "interdentárias" ou "dentodentárias", as fibras deste grupo inserem-se no cemento da raiz de um dente e seguem uma direção horizontal, atravessando mesiodistalmente a lâmina própria da papila interdentária, inserindo-se no cemento da raiz do dente adjacente.

Em razão da grande quantidade de feixes de fibras colágenas existentes na lâmina própria, a gengiva livre clinicamente normal apresenta consistência firme. Em casos de gengivite, quando o edema se instala, há um aumento de volume, com perda da consistência, tornando a superfície brilhante.

Além das fibras principais que constituem grossos feixes, existem outras fibras colágenas irregularmente dispostas na matriz extracelular da lâmina própria da gengiva livre, à semelhança do ligamento periodontal, que se denominam "fibras colágenas secundárias" (Figura 9.46).

CORRELAÇÕES CLÍNICAS

Na presença de implante com seus correspondentes componente protético e prótese coronária, a gengiva estabelece, ao redor destes, a denominada "mucosa peri-implantar", constituída por um epitélio juncional e um sistema de fibras gengivais nas quais predominam as alveologengivais.

Suprimentos vascular e nervoso

A lâmina própria da gengiva é profusamente vascularizada e inervada.

A gengiva é profusamente vascularizada, contendo complexas redes de capilares e vênulas na lâmina própria, especialmente na região subjacente ao epitélio juncional. Em virtude dessa extensa microvascularização, durante processos inflamatórios ou traumas mecânicos, a gengiva pode eliminar maior quantidade de exsudato contendo elementos sanguíneos (fluido crevicular). Na região subjacente ao restante do epitélio gengival, existem numerosas alças capilares que podem alcançar o ápice das papilas conjuntivas.

Na lâmina própria da gengiva, há numerosos linfáticos que seguem o trajeto da circulação venosa.

A inervação da gengiva ocorre pelas fibras mielínicas, que seguem o trajeto dos vasos sanguíneos. Terminações nervosas sensoriais de vários tipos estão localizadas na região papilar da lâmina própria.

CORRELAÇÕES CLÍNICAS

Além das moléculas estruturais da matriz, o periodonto contém quantidades variadas de fatores de crescimento, proteínas morfogenéticas, imunoglobulinas, citocinas, prostanoides, metaloproteinases e produtos oriundos da degradação do osso alveolar, ligamento periodontal e cemento. A elucidação das funções desses vários fatores, bem como os recentes avanços em genética, devem auxiliar na prevenção, no tratamento, no prognóstico e na regeneração dos tecidos periodontais.

Leitura adicional

Arana-Chavez VE, Bradaschia V. Biologia Celular e Tecidual para Odontologia. Rio de Janeiro: Elsevier; 2012.

Berkovitz BK. Periodontal ligament: structural and clinical correlates. Dent Update. 2004;31(1):46-50, 52, 54.

Bonafe-Oliveira L, Faltin RM, Arana-Chavez VE. Ultrastructural and histochemical examination of alveolar bone at the pressure areas of rat molars submitted to continuous orthodontic force. Eur J Oral Sci. 2003;111(5):410-6.

Bosshardt DD. Are cementoblasts a subpopulation of osteoblasts or a unique phenotype? J Dent Res. 2005;84(5):390-406.

Bosshardt DD, Schroeder HE. Cementogenesis reviewed: a comparison between human premolars and rodent molars. Anat Rec. 1996;245(2):267-92.

Carneiro J, Fava de Moraes F. Radioautographic visualization of collagen metabolism in the periodontal tissues of the mouse. Arch Oral Biol. 1965;10(6):833-48

Casa MA, Faltin RM, Faltin K, Arana-Chavez VE. Root resorption on torqued human premolars shown by tartrate-resistant acid phosphatase histochemistry and transmission electron microscopy. Angle Orthod. 2006;76(6):1015-21.

Cerri PS, Freymüller E, Katchburian E. Apoptosis in the early developing periodontium of rat molars. Anat Rec. 2000;258(2):136-44.

Faltin RM, Faltin K, Sander FG, Arana-Chavez VE. Ultrastructure of cementum and periodontal ligament after continuous intrusion in humans: a transmission electron microscopy study. Eur J Orthod. 2001;23(1):35-49.

Fatima T, Khurshid Z, Rehman A, Imran E, Srivastava KC, Shrivastava D. Gingival Crevicular Fluid (GCF): A Diagnostic Tool for the Detection of Periodontal Health and Diseases. Molecules. 2021;26(5):1208.

Hirashima S, Ohta K, Togo A, Nakamura KI. 3D mesoscopic architecture of a heterogeneous cellular network in the cementum-periodontal ligament-alveolar bone complex. Microscopy (Oxf) 2022;71(1):22-33.

Ivanovski S, Lee R. Comparison of peri-implant and periodontal marginal soft tissues in health and disease. Periodontol 2000. 2018;76(1):116.

Listgarten MA. Soft and hard tissue response to endosseous dental implants. Anat Rec. 1996 Jun;245(2):410-25.

MacNeil RL, Somerman MJ. Development and regeneration of the periodontium: parallels and contrasts. Periodontol 2000. 1999;19:8-20.

Ripamonti U. Developmental pathways of periodontal tissue regeneration: Developmental diversities of tooth morphogenesis do also map capacity of periodontal tissue regeneration? J Periodontal Res. 2019;54(1):10-26.

Saffar JL, Lasfargues JJ, Cherruau M. Alveolar bone and the alveolar process: the socket that is never stable. Periodontol 2000. 1997;13:76-90.

Schroeder HE, Listgarten MA. The gingival tissues: the architecture of periodontal protection. Periodontol 2000. 1997;13:91-120.

Sodek J, McKee MD. Molecular and cellular biology of alveolar bone. Periodontol 2000. 2000;24:99-126..

Tomazela-Herndl SA, Arana-Chavez VE. Ultrastructure of early mineral deposition during hyaline layer formation in rat molars. Arch Oral Biol. 2001;46(4):305-11.

Tomazela-Herndl SA, Arana-Chavez VE. Localisation of sulphated glycoconjugates during hyaline layer formation in rat molars by ultrastructural cytochemistry. J Mol Histol. 2004;35(1):63-8.

Tompkins KA. The osteoimmunology of alveolar bone loss. Connect Tissue Res. 2016;57(2):69-90. Zhao N, Foster BL, Bonewald LF. The cementocyte – An osteocyte relative? J Dent Res. 2016;95(7):734-41.

CAPÍTULO 10

Erupção, Reabsorção e Esfoliação Dentária

Fases da erupção dentária

O processo pelo qual o dente se desloca do local em que inicia seu desenvolvimento – a cripta óssea – até alcançar o plano oclusal funcional denomina-se "erupção dentária".

Classicamente, a erupção dentária foi dividida em três fases: pré-eruptiva, eruptiva e pós-eruptiva. Na fase considerada eruptiva, entretanto, podem ser diferenciados alguns momentos, nos quais ocorrem mudanças tanto na velocidade da erupção quanto nas estruturas envolvidas no processo. Por esse motivo, é mais didático dividir a erupção dentária em cinco fases: *movimentação pré-eruptiva, erupção intraóssea, penetração na mucosa, erupção pré-oclusal e erupção pós-oclusal*.

Fase de movimentação pré-eruptiva

Durante a fase pré-eruptiva, ocorrem leves movimentos de acomodação dos germes dentários.

Durante a fase de coroa da odontogênese, como consequência da deposição de dentina e esmalte, o germe dentário aumenta de tamanho. Esse crescimento faz com que a cripta óssea que rodeia o germe sofra reabsorção em suas superfícies, a fim de tornar possível a acomodação da coroa em crescimento. Além disso, os ossos da maxila e da mandíbula estão em franco crescimento neste momento do desenvolvimento craniofacial, o que possibilita também a acomodação dos dentes em formação. Por outro lado, como os germes dentários se formam em idades diferentes, enquanto alguns estão erupcionando, outros germes adjacentes estão ainda desenvolvendo sua coroa. Como resultado dessas diversas situações, verificam-se leves movimentos do conjunto dos germes como um todo, havendo uma acomodação sem padrão definido. Esses movimentos não fazem parte, portanto, do processo eruptivo propriamente dito.

Quando termina a fase de coroa, os epitélios interno e externo do órgão do esmalte proliferam em direção apical e, em razão de estarem rodeados pelo folículo dentário e o osso da base da cripta, dobram-se, constituindo o diafragma epitelial. Entretanto, isso não significa que o osso da base não sofra reabsorção. Uma leve reabsorção é observada nesse momento, evidenciada pelos osteoclastos que reabsorvem pequenas porções da base da cripta óssea (Figuras 10.1 e 10.2). Esse fenômeno é limitado, tornando possível apenas um movimento de acomodação do germe dentário. Desse modo, o início da formação da raiz coincide com leves movimentos ocorridos em vários sentidos, causando um também leve deslocamento oclusal da coroa.

Fase de erupção intraóssea

Na fase de erupção intraóssea, o germe dentário se desloca para a cavidade oral.

A fase de erupção intraóssea corresponde ao deslocamento do germe dentário a partir da sua posição inicial na cripta óssea até sua penetração na mucosa oral.

Como o deslocamento se realiza dentro dos ossos da maxila e da mandíbula, a formação e a reabsorção seletivas das paredes da cripta óssea constituem os principais eventos desta fase (Figura 10.3).

> **CORRELAÇÕES CLÍNICAS**
>
> Medicamentos utilizados para inibir a formação e atividade das células clásticas, como os bisfosfonatos, administrados a crianças com doenças ósseas como osteogênese imperfeita e doença de Paget, inibem parcial ou totalmente a erupção dentária, em virtude de alterações na reabsorção da região oclusal da cripta óssea.

No início da fase intraóssea, o folículo sofre modificações em sua estrutura e composição.

Por volta do início da erupção intraóssea, o folículo que rodeia o germe dentário torna-se muito denso, denominando-se, dessa maneira, "folículo dentário" propriamente dito. Esse folículo adere ao epitélio externo do órgão do esmalte, formando uma camada densa, facilmente distinguível do tecido ectomesenquimal frouxo e altamente vascular que o separa das paredes ósseas da cripta. Nessa etapa do desenvolvimento, o folículo propriamente dito continua se modificando, havendo aumento do seu conteúdo de colágeno e de proteoglicanos. As fibrilas colágenas, além de aumentarem em número, tornam-se mais grossas. Ao mesmo tempo, aumenta o conteúdo de líquido tissular (Figura 10.4).

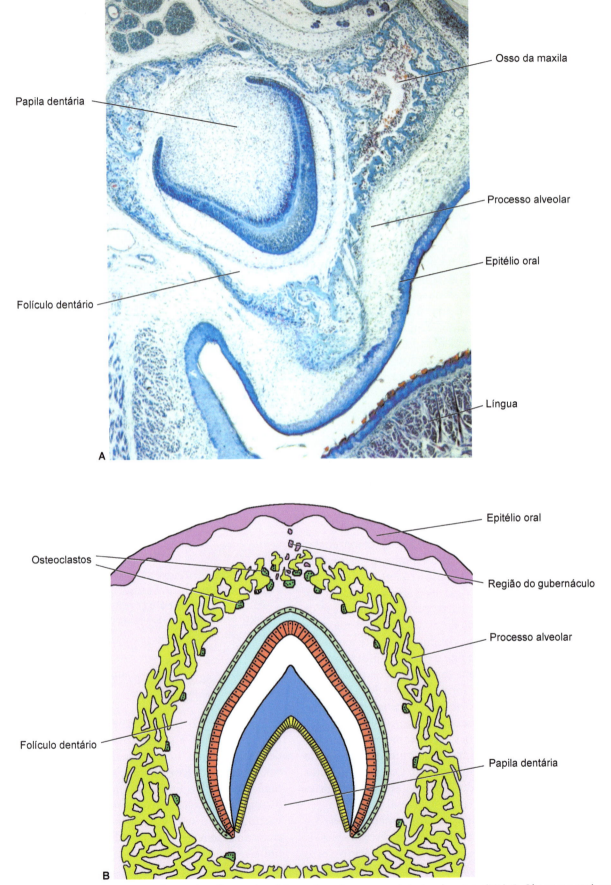

FIGURA 10.1 A. Fase de movimentação pré-eruptiva. Germe dentário em fase de coroa no interior da cripta (ML). **B.** Observe a reabsorção óssea nas paredes da cripta, principalmente na porção oclusal, na qual também se observam restos da lâmina dentária. *(continua)*

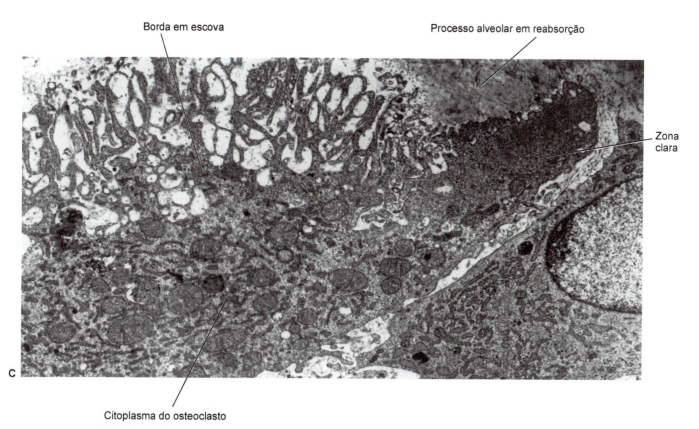

FIGURA 10.1 (*Continuação*) **C.** Parte de um osteoclasto na porção oclusal do processo alveolar MET.

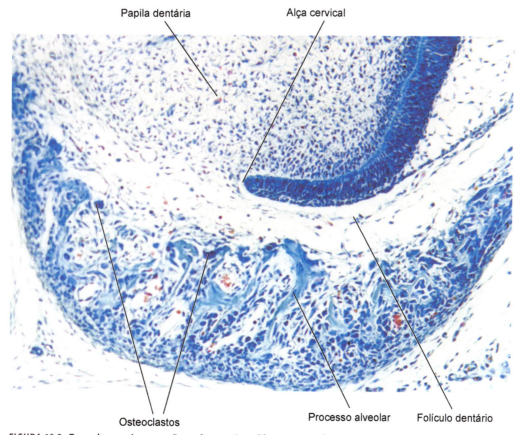

FIGURA 10.2 Fase de movimentação pré-eruptiva. Observe a reabsorção óssea da base da cripta (ML).

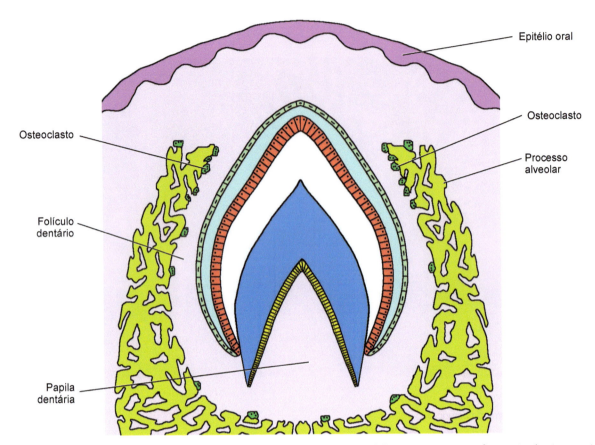

FIGURA 10.3 Fase de erupção intraóssea. Após a reabsorção da porção oclusal da cripta, inicia-se a formação da via eruptiva.

A predominância de reabsorção óssea na metade oclusal da cripta caracteriza o estabelecimento da via eruptiva.

Concomitantemente com essas mudanças nos componentes da matriz extracelular do folículo propriamente dito, na região subjacente ao gubernáculo (remanescente da lâmina dentária), numerosas células mononucleares (monócitos) aparecem na sua metade oclusal. Em seguida, o número de osteoclastos, oriundos da fusão de células mononucleares, também aumenta, reabsorvendo ativamente o processo alveolar (Figura 10.5). Uma vez completada a reabsorção da porção oclusal da cripta, estabelece-se a via eruptiva (Figura 10.6). Na fase de erupção intraóssea, a velocidade de erupção varia de 1 a 10 μm/dia, dependendo do dente.

> **CORRELAÇÕES CLÍNICAS**
>
> A extração de um dente decíduo acelera a velocidade de erupção do dente permanente quando a raiz do permanente está bem desenvolvida, porém retarda quando a raiz está pouco desenvolvida.

Fase de penetração na mucosa

Na fase de penetração na mucosa, a velocidade de erupção se torna mais rápida.

No momento em que as cúspides em desenvolvimento alcançam a altura da crista alveolar, isto é, quando a via eruptiva está formada, inicia-se a fase de penetração na mucosa.

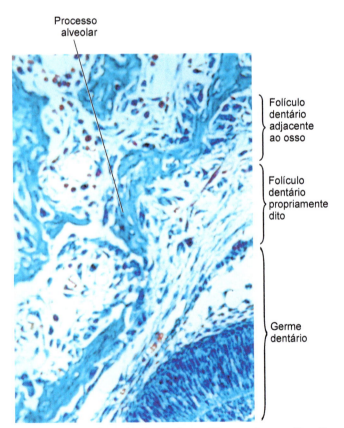

FIGURA 10.4 Fase de erupção intraóssea. Observe duas regiões distintas no folículo dentário (ML).

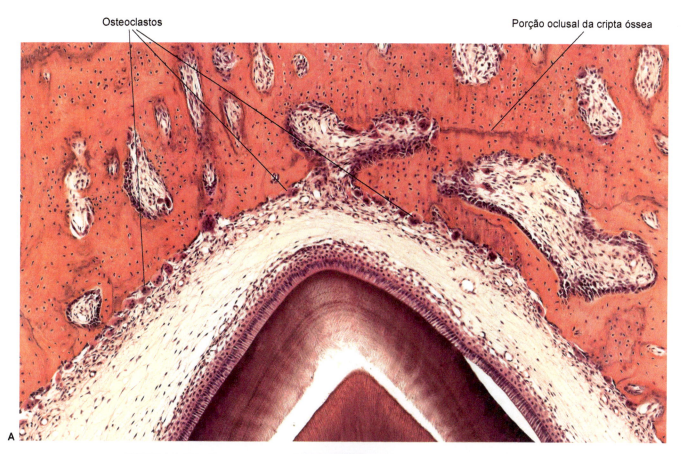

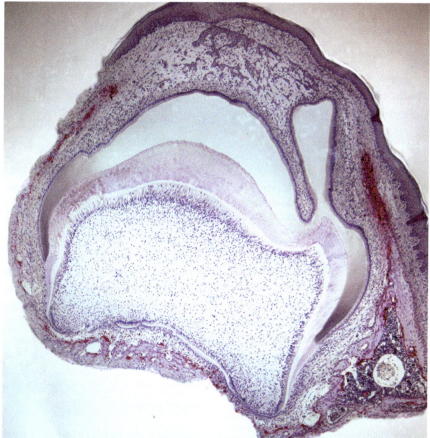

FIGURA 10.5 Fase de erupção intraóssea. **A.** Observe numerosos osteoclastos reabsorvendo a porção oclusal do osso da cripta. **B.** Osteoclastos evidenciados em vermelho pela reação histoquímica para a enzima TRAP nas paredes laterais e na base da cripta óssea (ML). (**A**, cortesia do Dr. T. R. Arnett).

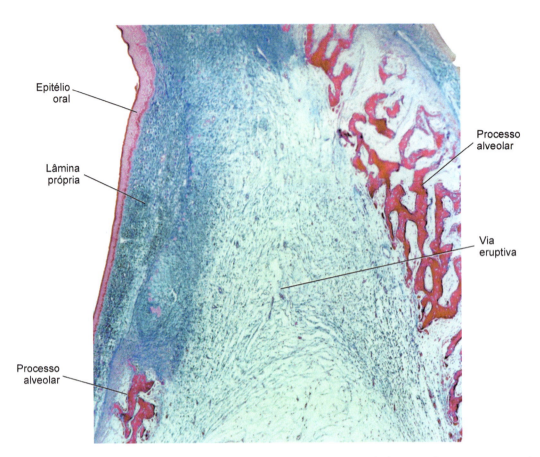

FIGURA 10.6 Fase de erupção intraóssea. Via eruptiva formada em que se observa um tecido bastante frouxo, contrastando com a lâmina própria densa da mucosa oral (ML).

Nessa fase, a velocidade de erupção aumenta, e o dente rapidamente chega até o epitélio da mucosa (Figura 10.7).

> **CORRELAÇÕES CLÍNICAS**
> Na maioria dos casos, o dente em erupção pressiona a lâmina própria da mucosa oral, comprimindo levemente os vasos sanguíneos e outras estruturas, ocasionando prurido na região da mucosa, pouco antes do aparecimento do dente na cavidade oral.

Como a coroa está recoberta pelo epitélio reduzido do esmalte, este funde-se com o epitélio oral. Todavia, antes de esse fenômeno ocorrer, observa-se discreta proliferação das células do epitélio reduzido, as quais, além disso, liberam algumas glicoproteínas, entre elas quantidades variáveis de IgE. Forma-se, assim, um canal epitelial para a erupção, não havendo, portanto, exposição direta da lâmina própria na cavidade oral.

> **CORRELAÇÕES CLÍNICAS**
> A liberação de IgE a partir das células do epitélio reduzido do esmalte pouco antes da sua fusão com o epitélio oral pode desencadear uma reação de hipersensibilidade local, que, às vezes, provoca febre na criança.

Fase de erupção pré-oclusal

Forças musculares e hábitos, além do crescimento craniofacial, interferem na erupção pré-oclusal.

Após ter penetrado na mucosa oral, o dente continua o seu movimento eruptivo, deslocando-se em direção oclusal até alcançar o plano funcional. Nessa fase, fatores intrabucais, como as forças musculares (dos lábios/bochechas e da língua, principalmente), hábitos, como sucção do dedo ou objetos, protrusão da língua etc., bem como o crescimento craniofacial, interferem na direção do movimento eruptivo do dente. Desde o seu aparecimento na cavidade oral até chegar ao plano oclusal, a velocidade de erupção alcança em média 75 μm/dia.

Fase de erupção pós-oclusal

A erupção pós-oclusal é um processo muito lento que continua durante a vida toda.

Quando o dente alcança a sua posição funcional no plano oclusal, a erupção quase estaciona. Entretanto, a capacidade de erupção permanece ao longo da vida do indivíduo.

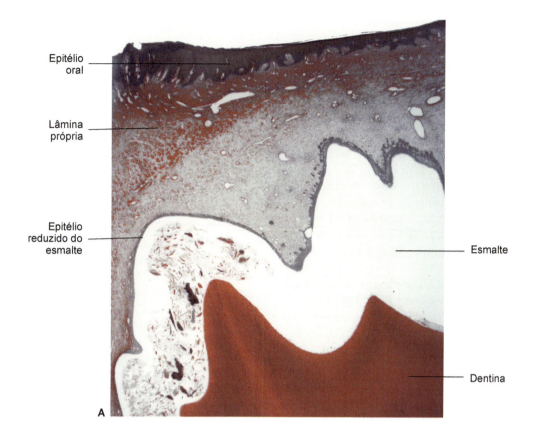

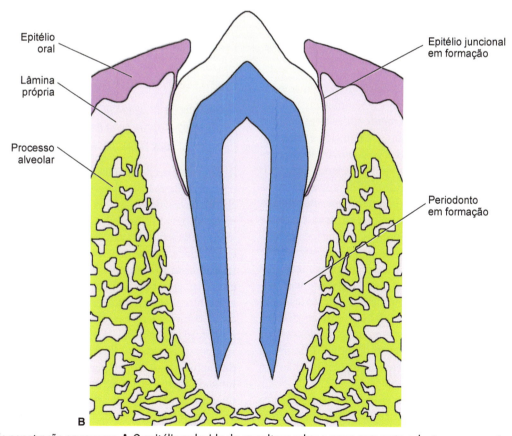

FIGURA 10.7 Fase de penetração na mucosa. **A.** O epitélio reduzido do esmalte recobre a coroa enquanto o dente começa a atravessar a lâmina própria da mucosa oral. **B.** Esquema que mostra que, ainda com a raiz incompleta, o dente emerge na cavidade oral por um canal epitelial.

> **CORRELAÇÕES CLÍNICAS**
> Os dentes mantêm capacidade de erupção pós-oclusal durante a vida toda.

Independentemente da movimentação propriamente dita, as estruturas de suporte do dente continuam se modificando, completando o seu amadurecimento na ocasião em que o dente alcança sua posição final na arcada dentária. Assim, o osso alveolar propriamente dito se torna mais espesso na sua superfície voltada para o alvéolo. As fibras principais do ligamento periodontal acabam também sua estruturação e a espessura do cemento se completa, principalmente do cemento celular de fibras mistas da região apical da raiz. Nessa fase completa-se a raiz, fechando-se o seu ápice, principalmente nos dentes com distância eruptiva relativamente curta.

A perda ou ausência do dente antagonista propicia a continuação do movimento eruptivo, que é observado clinicamente. Nesse deslocamento, participam a contínua deposição de cemento na região apical e o movimento em conjunto tanto do dente como do seu periodonto de inserção.

> **CORRELAÇÕES CLÍNICAS**
> A ausência de dente antagonista ocasiona a extrusão dos dentes posteriores, enquanto isso não ocorre na região dos anteriores, mesmo nos casos de mordida aberta.

Teorias da erupção dentária

Vários aspectos da erupção dentária ainda permanecem desconhecidos.

Embora a erupção dentária tenha sido extensivamente estudada, até hoje há apenas teorias sobre o seu mecanismo. Ao longo das últimas décadas, praticamente todas as estruturas do dente e/ou suas estruturas de suporte têm sido em algum momento consideradas responsáveis pelo movimento eruptivo. Assim, as teorias classicamente formuladas foram: o crescimento da raiz; a pressão hidrostática aumentada na polpa e/ou na região apical do ligamento periodontal; a formação e reabsorção do osso da cripta; a tração do dente em formação a partir da contração dos fibroblastos do ligamento e/ou das fibras colágenas.

O deslocamento que o dente sofre durante a erupção não ocorre apenas ao longo do seu eixo, mas também por movimentos em várias direções, em momentos diferentes, com predominância do deslocamento axial em sentido oclusal. Desse modo, as teorias que exclusivamente consideram que o aumento da pressão hidrostática impulsiona o dente ou que células ou fibras o tracionam em sentido oclusal não são suficientes para explicar o processo.

A seguir, serão abordados brevemente os fundamentos das teorias que atualmente são as mais aceitas para explicar o mecanismo de erupção dentária, ou seja: o crescimento radicular; a formação do ligamento periodontal; a remodelação da cripta óssea; a ação conjunta do folículo dentário com o retículo estrelado do órgão do esmalte.

Crescimento da raiz

O crescimento da raiz não pode ser considerado o único responsável pela erupção dentária.

Como foi mencionado no Capítulo 6, após a formação do diafragma epitelial inicia-se a fase de raiz. Nesta, a dentina radicular é formada enquanto o periodonto de inserção também começa sua formação. Como o osso da base da cripta não possibilita o aprofundamento da raiz em formação, o crescimento radicular ocorre porque, nesse momento, o dente começa o processo de erupção e, consequentemente, seu deslocamento em sentido oclusal. Isso levou alguns autores a acreditarem que a formação da raiz do dente seria responsável pela erupção dentária (Figura 10.8). Entretanto, diversos experimentos realizados em dentes com crescimento contínuo, como os incisivos de roedores, mostraram que, mesmo fixando uma porção de raiz já formada ao osso do alvéolo, a formação da raiz continua, ocasionando, consequentemente, a reabsorção do osso da base da cripta. Além disso, alguns dentes erupcionam mesmo sem que haja formação da raiz. Isso é particularmente observado em casos de displasias dentinárias. Com todas essas evidências, não é possível considerar o crescimento radicular como o único responsável pela erupção do dente; entretanto, é provável que a formação da raiz tenha um efeito no aumento da velocidade de erupção.

> **CORRELAÇÕES CLÍNICAS**
> Em geral, a não erupção do terceiro molar permanente deve-se à falta de espaço na arcada dentária, resultando no dente impactado. Nesses casos, no entanto, a raiz se forma normalmente.

Formação do ligamento periodontal

A participação do ligamento periodontal em desenvolvimento no processo da erupção seria decorrente da contratilidade e da motilidade dos seus componentes.

A formação do ligamento periodontal envolve intensa síntese e secreção de matriz extracelular de natureza conjuntiva, especialmente colágeno e outros componentes, como fibronectina e proteoglicanos. A interação desses elementos da matriz em conjunto com os fibroblastos confere ao tecido certa contratilidade e motilidade. Dessa maneira, a gênese do ligamento periodontal foi associada ao mecanismo de erupção do dente. Essa hipótese é reforçada por observações feitas nos incisivos de roedores que apresentam crescimento e erupção contínuos, nos quais existem dois territórios dentro do ligamento: a porção adjacente ao dente e a porção adjacente ao osso alveolar (Figura 10.9). Embora não sejam tão definidas, as duas porções (ou territórios) podem ser distinguidas também no periodonto dos dentes de crescimento limitado, inclusive nos dentes humanos. Apesar de muitos acreditarem que o ligamento desempenha algum papel durante a erupção dentária, há casos, como na osteopetrose, em que, apesar da completa formação do ligamento, o dente não erupciona. Em contraste, dentes com displasia dentinária formados sem raiz e, portanto, sem ligamento periodontal erupcionam e chegam a ter oclusão funcional com os dentes antagonistas.

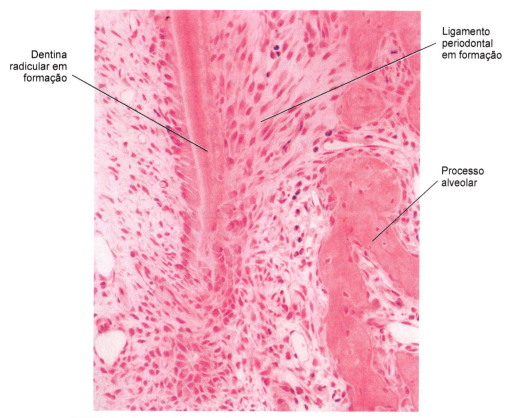

FIGURA 10.8 Raiz em formação de um dente em processo de erupção (ML).

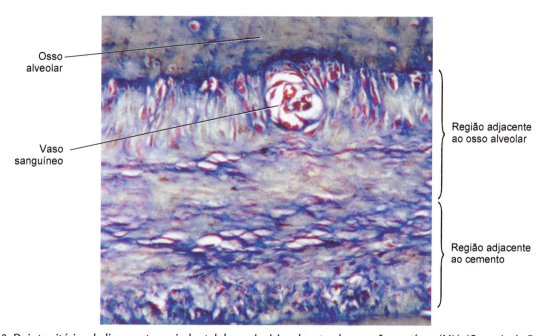

FIGURA 10.9 Dois territórios do ligamento periodontal de um incisivo de rato, de erupção contínua (ML). (Cortesia do Dr. J. Merzel.)

Remodelação do osso da cripta

A reabsorção óssea da cripta seria consequência das pressões geradas pelo movimento eruptivo do dente.

A formação do processo alveolar é relacionada à existência do dente: se o dente não se forma, também não se forma o osso do processo alveolar na região correspondente da arcada dentária. Além disso, o tecido ósseo caracteriza-se pela sua constante remodelação, isto é, por fases alternadas de formação e reabsorção que, no caso do processo alveolar, seguem o padrão do movimento eruptivo do dente em formação. Desse modo, a formação do dente, incluindo sua raiz, a formação do osso alveolar e a erupção dentária são eventos interdependentes (Figura 10.5).

Diversos experimentos mostraram que as regiões de formação e reabsorção óssea ocorrem como consequência do processo eruptivo, e não ao contrário. Como o movimento eruptivo é, na verdade, o resultado de pequenos e curtos movimentos em várias direções, regiões de reabsorção não ocorrem somente na superfície do osso adjacente à face oclusal da coroa. Regiões de leve reabsorção são também observadas no osso das paredes e da base da cripta, como mostra a Figura 10.2. Assim, tudo indica que as regiões de reabsorção óssea na cripta ocorrem como consequência da pressão produzida pelo movimento do dente, e não como um mecanismo independente para determinar o caminho que o dente deve seguir para erupcionar e irromper na cavidade oral.

Papel do folículo dentário e do retículo estrelado

Interações do órgão do esmalte com o folículo dentário seriam responsáveis pelo início do processo eruptivo.

Embora esta teoria esteja relacionada de algum modo com a anterior e de se basear na função do folículo dentário, sua formulação é recente, pois resulta principalmente de estudos que envolvem aspectos de biologia molecular. Deve-se notar, entretanto, que há vários anos é atribuído ao folículo dentário um papel no início da reabsorção óssea associado à erupção dentária. Atualmente, essa é a teoria mais aceita para explicar esse intrigante assunto da biologia oral. Especula-se que o folículo começaria sua influência sobre o osso alveolar adjacente após receber indução a partir das células do órgão do esmalte, particularmente do retículo estrelado, por volta do fim da fase de coroa e do início da fase de raiz. Se isso é verdadeiro, é mais uma interação epitélio-ectomesênquima (no caso, interação órgão do esmalte-folículo dentário).

Parece não haver dúvida sobre o envolvimento do epitélio no processo de erupção. O estabelecimento de um canal que contém restos da lâmina dentária, bem como tecido conjuntivo, no qual não há tecido ósseo, constitui a estrutura denominada "gubernáculo" na região oclusal da cripta. Acredita-se, assim, que o gubernáculo facilita, de alguma maneira, o processo eruptivo.

> **CORRELAÇÕES CLÍNICAS**
>
> Na falta de espaço disponível, os dentes permanentes erupcionam de maneira irregular e deixam de seguir a via eruptiva normal, resultando no apinhamento dentário.

Experimentos demonstraram também que a remoção do epitélio reduzido do esmalte retarda a erupção. Assim, tem sido sugerido que o epitélio tenha algum papel nesse processo, talvez degradativo. Outra possibilidade mencionada é que haveria, dentro do órgão do esmalte, um "relógio biológico" que determinaria o momento da erupção.

A participação do folículo dentário, contudo, parece ser extremamente relevante nos eventos da erupção. Tudo indica que modificações químicas na composição do folículo, como, por exemplo, produção do fator de crescimento epidermal (EGF), estariam relacionadas com os momentos iniciais da erupção. Enzimas do tipo metaloproteinases, originadas no órgão do esmalte, poderiam também estar envolvidas no processo. Outra possibilidade é que o órgão do esmalte teria alguma influência na saída de células precursoras de osteoclastos dos capilares, levando à formação de osteoclastos e à reabsorção do canal gubernacular.

Como o retículo estrelado do órgão do esmalte produz fator de crescimento (TGF-b1) e interleucinas, acredita-se que esses fatores passariam do órgão do esmalte para o folículo dentário, cujas células produziriam fator estimulante de colônias (CSF-1), atraindo, dessa maneira, células precursoras de osteoclastos. Outros fatores e citocinas também parecem estar envolvidos no processo (Figura 10.10).

> **CORRELAÇÕES CLÍNICAS**
>
> Além das condições locais, fatores de natureza geral, sistêmicos, endócrinos e nutricionais também afetam o processo eruptivo.

Reabsorção e esfoliação dos dentes decíduos

Para que ocorra a erupção dos dentes permanentes, com exceção dos molares, são necessárias a reabsorção e a esfoliação dos dentes decíduos.

A formação da via eruptiva dos dentes permanentes, com exceção dos molares, está diretamente relacionada com a reabsorção e a esfoliação dos dentes decíduos correspondentes e segue uma cronologia característica para cada grupo de dentes (Figura 10.11).

A reabsorção caracteriza-se pela destruição dos tecidos duros e moles da raiz e parte da coroa do dente decíduo.

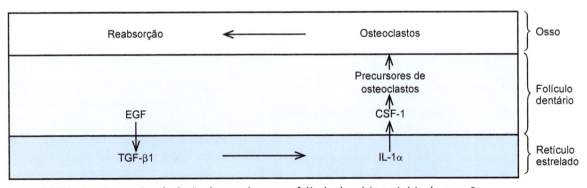

FIGURA 10.10 Interações do órgão do esmalte com o folículo dentário no início da erupção.

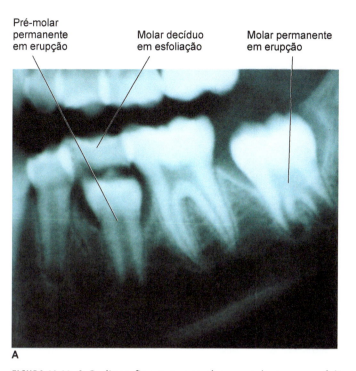
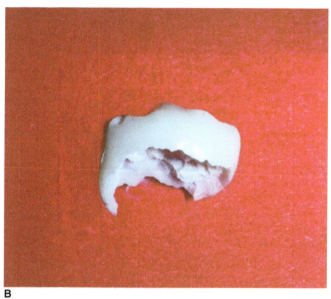

FIGURA 10.11 A. Radiografia em que se observam dentes em esfoliação e erupção. **B.** No dente esfoliado, observe a parte remanescente da coroa. (**A**, cortesia do Dr. M. A. Casa; **B**, cortesia da Dra. R. Y. Andia-Merlin.)

A reabsorção que ocorre nos tecidos mineralizados em geral, incluindo os dentários, é mediada por células do tipo clasto, que, no caso dos dentes, são denominadas "odontoclastos". Em todos os seus aspectos morfológicos e funcionais, essas células não diferem dos osteoclastos em geral (ver Figuras 3.26 e 3.28). O odontoclasto, normalmente multinucleado, pode também ser mononucleado, sendo capaz de reabsorver cemento, dentina e esmalte. É preciso lembrar, entretanto, que, além da reabsorção dos tecidos duros, ocorre a remoção dos tecidos moles do dente decíduo, isto é, a polpa e o ligamento periodontal (Figura 10.12). Os mecanismos que controlam a remoção dos tecidos moles são pouco conhecidos, embora tudo indique que nesse processo ocorra a morte celular programada (apoptose) das células.

Durante a reabsorção do dente decíduo, parece haver também a formação simultânea, em algumas áreas, de um tecido mineralizado com aparência de cemento, à semelhança dos processos de remodelação do tecido ósseo. Acredita-se que o fator desencadeante principal da reabsorção do dente decíduo seja a erupção do dente permanente correspondente. Contudo, nos casos em que não há o germe do dente permanente, a reabsorção do dente decíduo também ocorre, embora mais lentamente. Assim, acredita-se que outros fatores estão associados, tais como: o crescimento da face e dos ossos maxilares, a ação dos músculos da mastigação e as forças oclusais. Esses fatores poderiam afetar o periodonto de inserção do dente decíduo, desencadeando a reabsorção radicular.

O aparecimento de numerosos odontoclastos na superfície radicular caracteriza a reabsorção dos tecidos dentários.

A sequência dos eventos da reabsorção dos dentes decíduos é caracterizada inicialmente pelo aparecimento de odontoclastos em relação à superfície radicular externa, reabsorvendo cemento e, em seguida, dentina radicular (Figuras 10.13 e 10.14). O aparecimento de odontoclastos multi e mononucleares na câmara pulpar ocorre após pronunciada reabsorção radicular. Esses odontoclastos reabsorvem algumas áreas de dentina coronária (Figura 10.15), enquanto nas áreas restantes permanecem os odontoblastos. Inicialmente, é removida a pré-dentina, enquanto o número de odontoclastos aumenta. Em fases tardias de reabsorção, os odontoclastos não são mais observados nas superfícies dentinárias reabsorvidas, porém são encontrados na polpa. Nos momentos que precedem a esfoliação, a superfície dentinária fica, então, recoberta por um tecido semelhante ao cemento ou por um tecido fibroso.

Em fases ainda mais avançadas, ocorre reabsorção de regiões de esmalte pelos odontoclastos (Figura 10.16).

CORRELAÇÕES CLÍNICAS

Diversos fatores podem ocasionar a incompleta reabsorção da raiz do dente decíduo, que permanece além do tempo usual para sua esfoliação. A denominada "retenção prolongada" requer a extração do dente decíduo retido, para permitir a correta erupção do dente permanente.

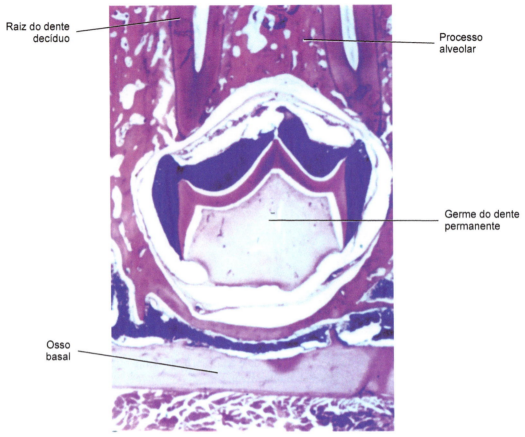

FIGURA 10.12 Germe de um dente permanente em fase de coroa, nos estágios iniciais de erupção, em contato com as raízes do dente decíduo correspondente (ML).

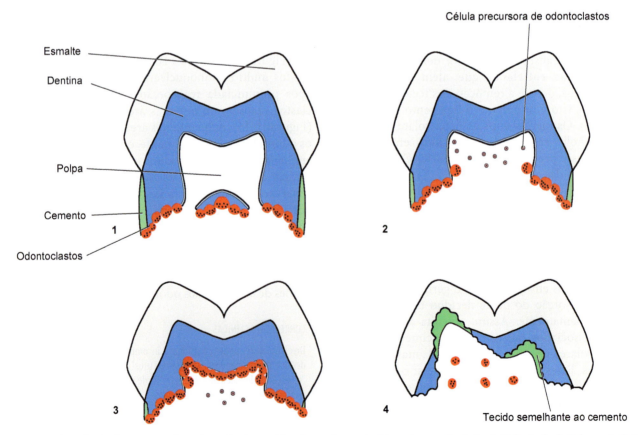

FIGURA 10.13 Sequência dos eventos da reabsorção dos tecidos de um dente decíduo, observada de 1 a 4. (Adaptada de Sahara et al., 1992.)

Capítulo 10 · Erupção, Reabsorção e Esfoliação Dentária 251

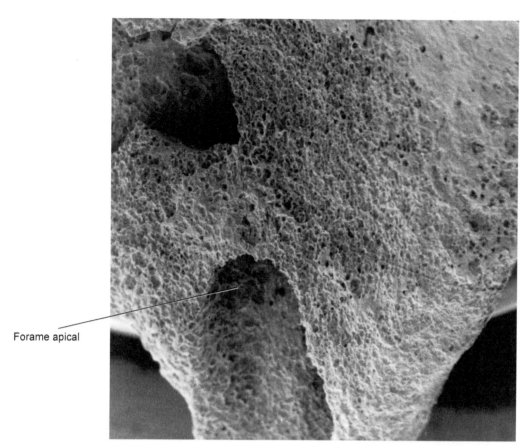

FIGURA 10.14 Superfície radicular externa de um dente decíduo com numerosas cavidades oriundas da atividade dos odontoclastos (MEV).

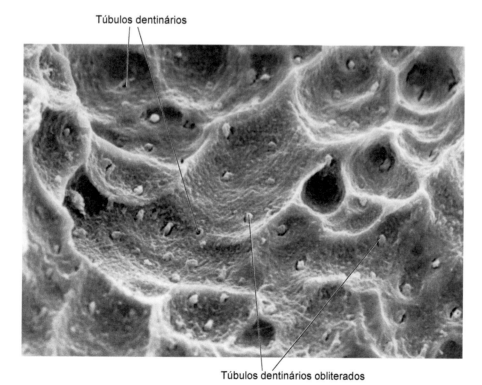

FIGURA 10.15 Cavidades de reabsorção na dentina de um dente decíduo (MEV).

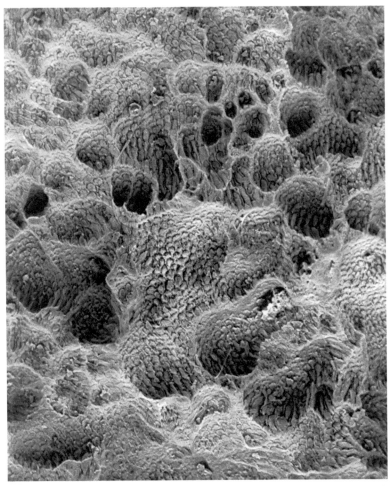

FIGURA 10.16 Cavidades de reabsorção no esmalte de um dente decíduo (MEV). (Reproduzida de Arana-Chavez, Andia-Merlin, 1998.)

Leitura adicional

Arana-Chavez VE, Andia-Merlin RY. Scanning electron microscopy examination of resorbing enamel surfaces in unexfoliated primary molar teeth. ASDC J Dent Child. 1998;65(3):182-5.

Bastos VC, Gomez RS, Gomes CC. Revisiting the human dental follicle: From tooth development to its association with unerupted or impacted teeth and pathological changes. Dev Dyn. 2022;251(3):408-23.

Berkovitz BKB. Structural observations on the periodontal ligament in relation to the eruptive mechanism. In: Davidovitch Z. The biological mechanisms of tooth eruption and root resorption. Z. Birmingham: EBSCO Media; 1988. p. 277.

Boabaid F, Cerri PS, Katchburian E. Apoptotic bone cells may be engulfed by osteoclasts during alveolar bone resorption in young rats. Tissue Cell. 2001;33(4):318-25.

Bradaschia-Correa V, Massa LF, Arana-Chavez VE. Effects of alendronate on tooth eruption and molar root formation in young growing rats. Cell Tissue Res. 2007;330(3):475-85.

Bradaschia-Correa V, Moreira MM, Arana-Chavez VE. Reduced RANKL expression impedes osteoclast activation and tooth eruption in alendronate-treated rats. Cell Tissue Res. 2013;353(1):79-86.

Cerri PS, Pereira-Júnior JA, Biselli NB, Sasso-Cerri E. Mast cells and MMP-9 in the lamina propria during eruption of rat molars: quantitative and immunohistochemical evaluation. J Anat. 2010;217(2):116-25.

Domon T, Yasuda M, Osanai M, Suzuki R, Takahashi S, Yamamoto T et al. Increase in odontoclast nuclei number by cell fusion: a three-dimensional reconstruction of cell fusion of human odontoclasts. Anat Rec. 1998;252(3):462-71.

Everts V, Beertsen W. The cellular basis of tooth eruption: the role of collagen phagocytosis. In: Davidovitch Z. The biological mechanisms of tooth eruption and root resorption. Birmingham: EBSCO Media; 1988. p. 237.

Marks SC, Schroeder HE. Tooth eruption: theories and facts. Anat Rec. 1996;245(2):374-93.

Moxham BJ, Berkovitz BKB. The periodontal ligament and physiological tooth movements. In: Berkovitz BKB, Moxham BJ, Newman HN, eds. The periodontal ligament in health and disease. 2nd ed. London: Mosby-Wolfe; 1995. p. 183.

Merzel J, Nunes SF, Novaes PD. The effect of partial damage to the enamel-related periodontium combined with root resection on eruption of the rat incisor eruption. Arch Oral Biol. 2004;49(3):209-16.

Pizzol Júnior JP, Sasso-Cerri E, Cerri PS. Apoptosis and reduced microvascular density of the lamina propria during tooth eruption in rats. J Anat. 2015;227(4):487-96.

Sahara N, Okafuji N, Toyoki A, Suzuki I, Deguchi T, Suzuki K. Odontoclastic resorption at the pulpal surface of coronal dentin prior to the shedding of human deciduous teeth. Arch Histol Cytol. 1992;55(3):273-85.

Suda N. Role of reduced enamel epithelium in root resorption. J Oral Biosci. 2022;64(1):43-48.

Wise GE. Cellular and molecular basis of tooth eruption. Orthod Craniofac Res. 2009;12(2):67-73.

Wise GE, He H, Gutierrez DL, Ring S, Yao S. Requirement of alveolar bone formation for eruption of rat molars. Eur J Oral Sci. 2011;119(5):333-8.

# CAPÍTULO 11
Articulação Temporomandibular

A articulação temporomandibular é uma articulação bilateral do tipo diartrose entre os côndilos da mandíbula e as eminências articulares dos ossos temporais. A mandíbula não se movimenta apenas para abrir e fechar a boca, mas também desliza nos sentidos lateral e anteroposterior, sendo que esses complexos movimentos dependem não somente da articulação, como também de relações oclusais entre os dentes superiores e inferiores.

Os componentes da articulação temporomandibular são a cabeça e o colo do côndilo da mandíbula, a fossa glenoide e a eminência articular da porção escamosa do osso temporal, o disco articular, os espaços supra e infradiscais, a membrana sinovial, a cápsula articular e os ligamentos associados (Figura 11.1).

Desenvolvimento

Os processos de desenvolvimento do côndilo e do restante da mandíbula se iniciam separadamente.

Por volta da oitava semana de vida intrauterina, observa-se, na região posterior da mandíbula em formação, uma condensação ectomesenquimal a partir da qual origina-se uma cartilagem hialina com formato esférico, a qual constituirá o côndilo. Na mesma época, no osso temporal em desenvolvimento, começa, por ossificação intramembranosa, a formação da fossa glenoide e da eminência articular. Em torno dessas estruturas, grupos de mioblastos iniciam a formação de diversos músculos, especialmente dos pterigóideos laterais, estes últimos, nas adjacências da parte anterior do côndilo. Esses eventos se passam até, aproximadamente, a 12ª semana, apresentando-se a região entre a cartilagem do côndilo e a superfície articular do osso temporal em formação, ocupada por ectomesênquima. Em torno da 13ª semana de vida intrauterina, enquanto na região central desse ectomesênquima as células diferenciam-se em fibroblastos, nas regiões adjacentes ao côndilo e ao osso temporal surgem pequenos espaços entre as células ectomesenquimais, os quais gradualmente coalescem, formando, dessa maneira, as cavidades articulares supra e infradiscais; os fibroblastos recém-diferenciados da região central formam colágeno, constituindo-se o disco articular.

Em torno da 14ª semana, inicia-se o processo de ossificação endocondral na cartilagem do côndilo, estabelecendo-se o centro secundário de ossificação da mandíbula. A superfície cartilaginosa condilar voltada para a cavidade infradiscal permanece revestida por uma camada de tecido conjuntivo muito denso; entretanto, uma fina camada de células indiferenciadas permanece na região central. Algumas dessas células diferenciam-se em fibroblastos, passando para a camada mais externa, e outras, em condroblastos, passando para a cartilagem subjacente. A partir desta época, poucas mudanças ocorrem na articulação, exceto o crescimento dos seus componentes.

Os movimentos mandibulares pré e pós-natais influenciam a modelação da articulação.

Entre a 18ª e a 20ª semana, a fossa glenoide e a eminência articular do temporal adquirem um contorno semelhante ao definitivo, após o qual a membrana sinovial aparece. Com essas mudanças, a articulação torna-se funcional, ocorrendo leves movimentos mandibulares durante a vida intrauterina, os quais participam na modelação da articulação durante seu crescimento. Desse momento em diante, ocorrem poucas modificações, como o aparecimento de algumas fendas radiais na cartilagem condilar, as quais são ocupadas por tecido conjuntivo vascularizado, no último trimestre de vida pré-natal. Essas fendas estendem-se desde a superfície articular até a parte central do côndilo, separando, portanto, áreas que estão sofrendo ativa ossificação endocondral.

Como mencionado anteriormente, a articulação temporomandibular torna-se funcional a partir da 20ª semana de vida intrauterina, embora apenas leves movimentos mandibulares ocorram até o nascimento. Contudo, o crescimento dos vários componentes da articulação depende desses movimentos. Por esse motivo, após o nascimento, quando a função da articulação passa a ser relevante, o crescimento torna-se ainda mais importante, sendo a estrutura da articulação de uma criança diferente da articulação do adulto. As diferenças, apesar de envolverem todos os constituintes da articulação, são mais evidentes nos elementos ósseos, principalmente no côndilo mandibular.

254 Histologia e Embriologia Oral

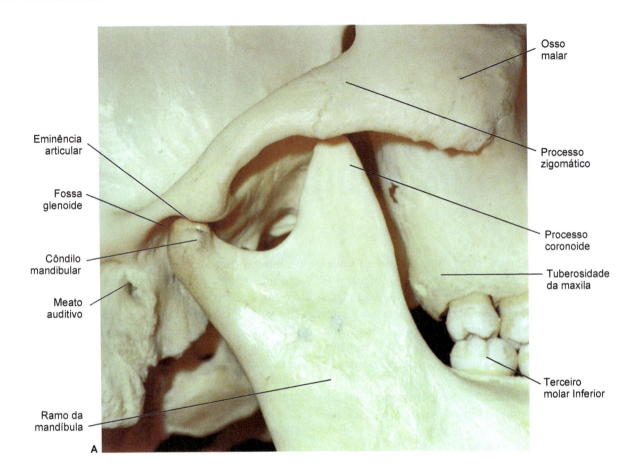

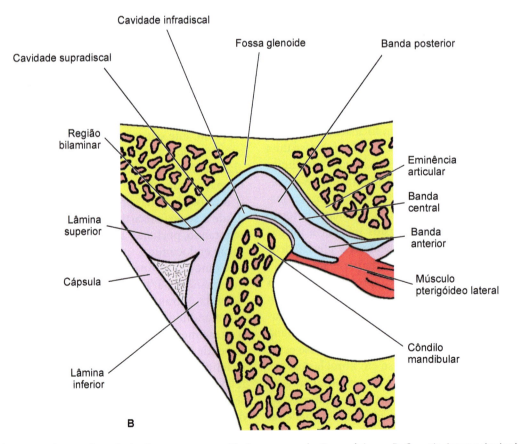

FIGURA 11.1 A. Elementos ósseos da articulação temporomandibular e suas relações próximas. **B.** Constituintes principais da articulação com suas regiões.

Estrutura

Elementos ósseos

A ossificação endocondral persiste no côndilo durante o crescimento do indivíduo.

A articulação temporomandibular de um jovem até, aproximadamente, 20 anos tem a superfície articular do côndilo com quatro camadas facilmente distinguíveis. A camada mais externa é a de tecido conjuntivo denso, o qual é avascular, com os feixes de colágeno do tipo I orientados paralelos à superfície articular (Figura 11.2). Escassos fibroblastos estão situados entre as fibras colágenas, alguns dos quais são arredondados, causando a impressão de serem fibrocondrócitos (Figura 11.3). Por essa razão, alguns autores descrevem esta camada superficial como fibrocartilagem. Subjacente a esse tecido conjuntivo, existe uma camada de células indiferenciadas, que podem diferenciar-se em fibroblastos ou em condroblastos. Esta camada, portanto, fornece novas células tanto para a camada superficial como para a terceira camada, a qual é constituída por cartilagem hialina. Subjacente a essa cartilagem, a articulação de um indivíduo jovem apresenta uma região na qual ocorre ossificação endocondral para o crescimento do ramo da mandíbula e do côndilo propriamente dito (Figura 11.4). Uma característica que diferencia esta última região das outras do organismo em que esse processo se desenvolve é que, no côndilo, os condrócitos em multiplicação apresentam-se um pouco desordenados, sem adotar a típica aparência de pilhas de moedas observada nas zonas de cartilagem seriada dos discos epifisários dos ossos longos (Capítulo 3).

Na articulação de indivíduos adultos, o côndilo também apresenta sua camada superficial constituída por tecido conjuntivo denso com fibroblastos de aspecto condroide (aparência de fibrocondrócitos), uma camada subjacente muito fina de células indiferenciadas, uma terceira camada de fibrocartilagem e, finalmente, uma quarta constituída por osso (Tabela 11.1 e Figura 11.5). A nova camada de fibrocartilagem, que reveste diretamente a superfície óssea, origina-se após o término da ossificação endocondral, a partir de condroblastos diferenciados da camada de células indiferenciadas (Figura 11.6).

TABELA 11.1 Camadas do revestimento articular do côndilo da mandíbula.

Côndilo de jovem	Côndilo de adulto
Tecido conjuntivo	Tecido conjuntivo
Camada de células indiferenciadas	Camada de células indiferenciadas
Região de ossificação endocondral	Fibrocartilagem
Osso	Osso

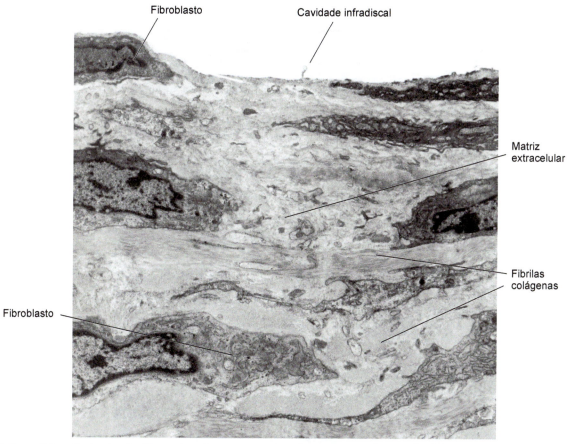

FIGURA 11.2 Superfície articular do côndilo em crescimento na qual se observa a camada superficial de tecido conjuntivo denso avascular (MET). (Reproduzida de Marchi, Luder, Leblond, 1991.)

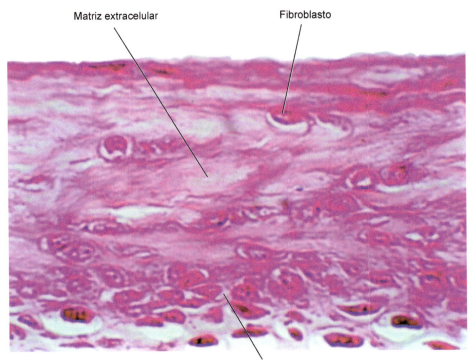

FIGURA 11.3 Superfície articular do côndilo em crescimento em que se observa o tecido conjuntivo denso com fibroblastos arredondados e a camada de células indiferenciadas (ML).

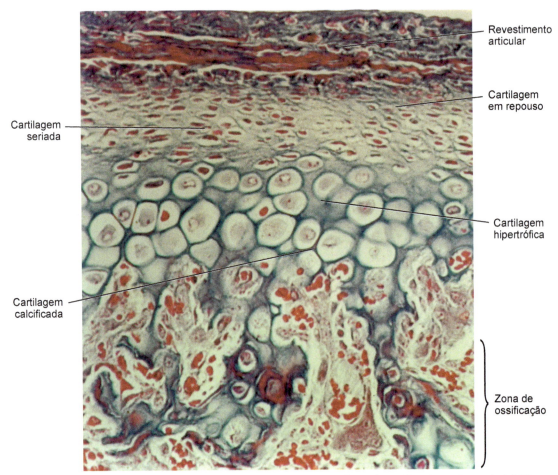

FIGURA 11.4 Côndilo de indivíduo jovem em que se observam as fases da ossificação endocondral (ML).

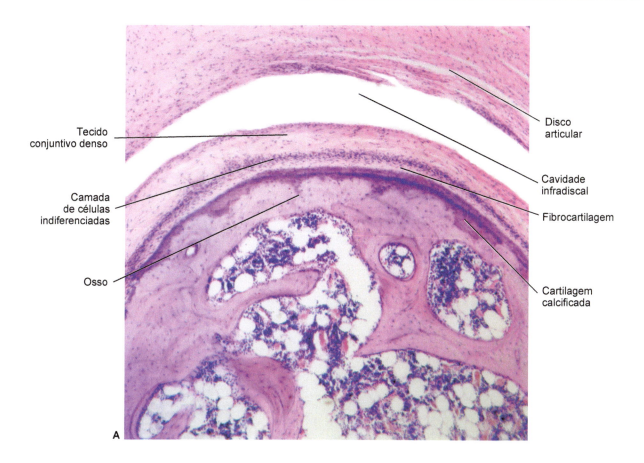

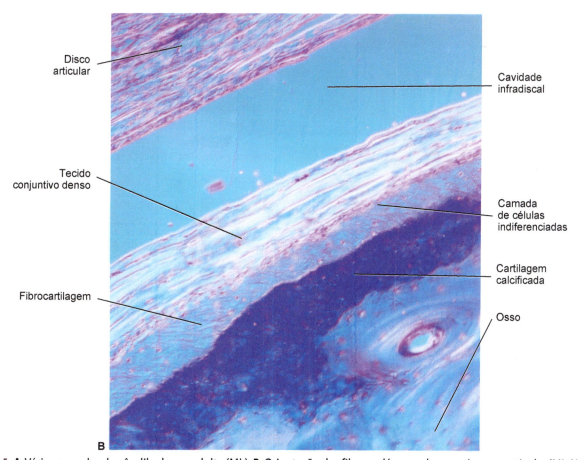

FIGURA 11.5 **A.** Várias camadas do côndilo de um adulto (ML). **B.** Orientação das fibras colágenas do revestimento articular (ML-Nomarski).

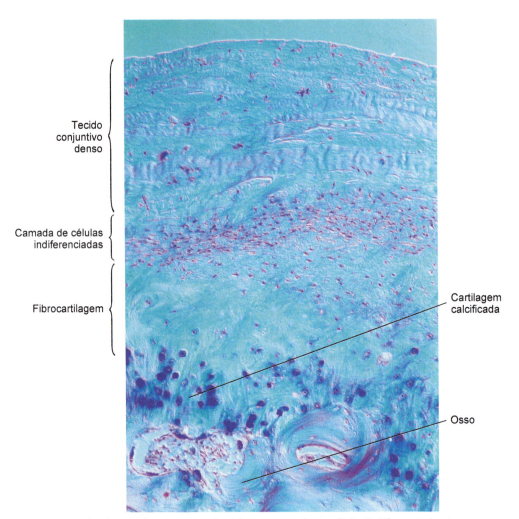

FIGURA 11.6 Côndilo de indivíduo adulto em que está evidente a camada de células indiferenciadas, interposta entre a superfície articular e a fibrocartilagem (ML-Nomarski).

CORRELAÇÕES CLÍNICAS

Enquanto ocorre ossificação endocondral no côndilo da mandíbula, este constitui o centro de crescimento mandibular, sendo, portanto, passível de estímulos para impulsionar seu crescimento, por exemplo, com o uso de propulsores mandibulares. Entretanto, com o término da fase de crescimento do indivíduo, esse potencial não mais existe.

O revestimento articular do osso temporal é semelhante ao do côndilo de adulto.

As superfícies articulares do osso temporal têm o mesmo revestimento de tecido conjuntivo e uma camada subjacente de células indiferenciadas, porém, esta última muito fina e, às vezes, descontínua. Sob essa camada, fibrocartilagem reveste a quarta camada constituída pelo próprio tecido ósseo. Entretanto, em algumas regiões, permanecem áreas de cartilagem calcificada entre a fibrocartilagem e o tecido ósseo (Figura 11.7).

A espessura do revestimento articular varia segundo a região: é um pouco mais espesso (aproximadamente, 500 μm) na parte anterossuperior do côndilo, bem como na face posterior da eminência articular do temporal, ou seja, nas regiões funcionais da articulação. Nas outras regiões, isto é, na parte posterior do côndilo e na fossa glenoide do temporal, o revestimento alcança apenas 100 a 200 μm de espessura (Figuras 11.5 a 11.8).

O revestimento da articulação temporomandibular é diferente das outras articulações (diartroses) do organismo.

A articulação temporomandibular difere das outras articulações sinoviais do organismo: enquanto as demais têm suas estruturas ósseas recobertas apenas por cartilagem hialina, na articulação temporomandibular, a superfície é recoberta por uma camada de células indiferenciadas e ainda por outra mais externa de tecido conjuntivo muito denso. O osso do côndilo apresenta uma organização lamelar característica, com áreas esponjosas (Figura 11.5 A) e compactas (Figura 11.9).

CORRELAÇÕES CLÍNICAS

Por serem as superfícies articulares revestidas por tecido conjuntivo denso, em vez de cartilagem hialina sem pericôndrio, a articulação temporomandibular apresenta potencial de reparação e adaptação durante a vida do indivíduo.

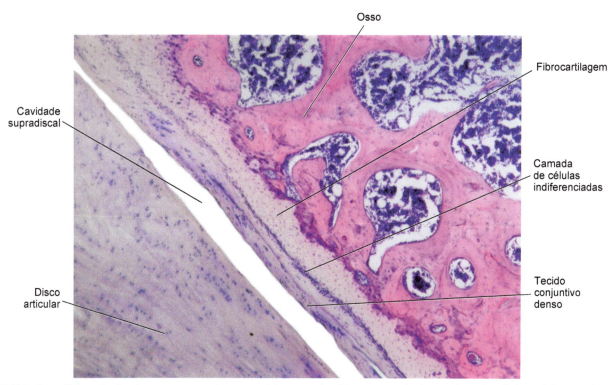

FIGURA 11.7 Superfície articular do osso temporal com as várias camadas. Note a camada descontínua de células indiferenciadas (ML).

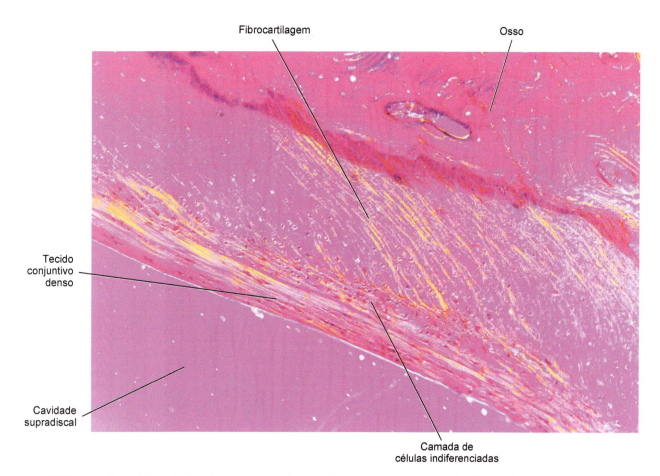

FIGURA 11.8 Superfície articular do osso temporal na qual é evidente a orientação das fibras colágenas (ML-Nomarski).

Disco articular

A região funcional do disco tem estrutura semelhante ao revestimento articular do côndilo e do osso temporal.

O disco articular situa-se entre o côndilo mandibular e a superfície articular do osso temporal, dividindo a cavidade articular e, portanto, estabelecendo duas cavidades, supra e infradiscal. O disco tem basicamente duas porções: uma anterior e outra posterior. A primeira delas, relacionada com a parte funcional da articulação, tem forma de sela e tem três regiões chamadas "bandas: anterior, central e posterior", com 2 mm, 1 mm e 3 mm de espessura, respectivamente (Figura 11.1 B). Essas três bandas são constituídas por tecido conjuntivo denso, avascular, muito semelhante ao tecido que reveste o côndilo e a cavidade articular do osso temporal, com fibroblastos de aspecto condroide (Figura 11.10) e algumas células indiferenciadas dispostas esparsamente entre as fibras colágenas, as quais seguem diversas direções (Figura 11.11). A região posterior, por sua vez, é constituída por um tecido conjuntivo menos denso, porém, também avascular.

O disco articular funde-se com a cápsula nas suas extremidades medial e lateral. Ambas as estruturas, uma vez fundidas, unem-se ao côndilo. A extremidade anterior do disco divide-se em duas lâminas, inserindo-se, pela superior, na borda da eminência articular do temporal e, por meio da inferior, no côndilo. Todavia, o músculo pterigóideo lateral, que se insere na região anterior do colo do côndilo (Figura 11.12), envia feixes também para o disco, os quais se fundem na região de divisão das duas lâminas anteriores com o tecido conjuntivo do disco (Figura 11.13).

> **CORRELAÇÕES CLÍNICAS**
>
> Por apresentar suas extremidades medial e lateral inseridas no côndilo mandibular e, ainda, sua extremidade anterior em continuidade com o músculo pterigóideo lateral, o disco articular acompanha os movimentos do côndilo durante os movimentos mandibulares.

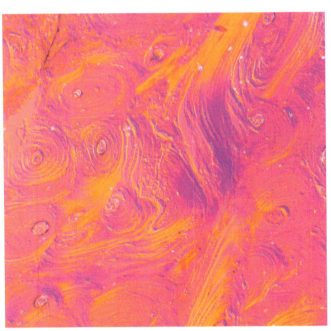

FIGURA 11.9 Região de osso compacto do côndilo de adulto que mostra a disposição lamelar (ML-Nomarski).

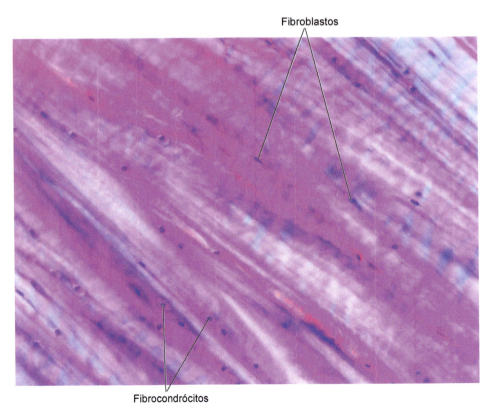

FIGURA 11.10 Região do disco articular com fibroblastos entre os feixes colágenos (ML).

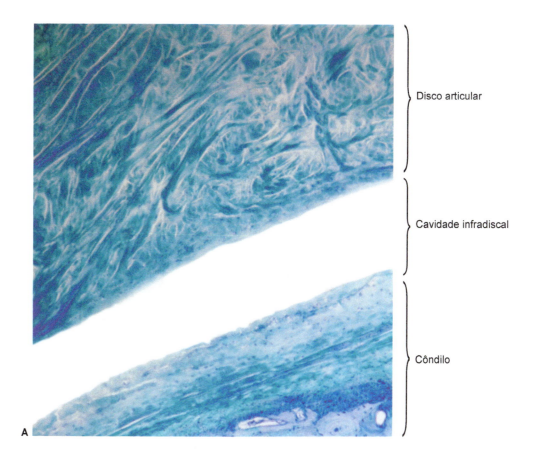
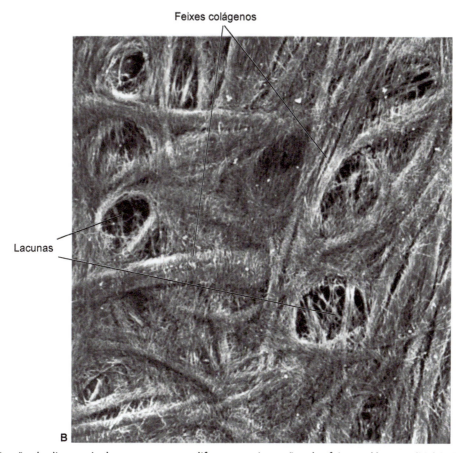

FIGURA 11.11 A. Porção do disco articular que mostra as diferentes orientações dos feixes colágenos. (ML) **B.** Superfície do disco com seu componente colágeno e algumas lacunas. (MEV) (Cortesia dos Doutores C.A. Casatti e P. Damico.)

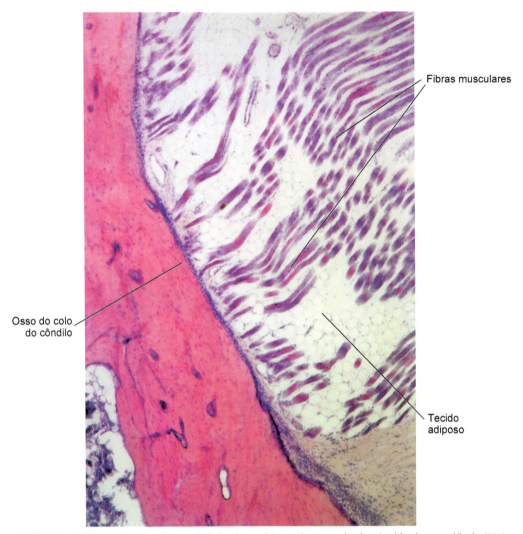

FIGURA 11.12 Fibras do músculo pterigóideo lateral inseridas no colo do côndilo da mandíbula (ML).

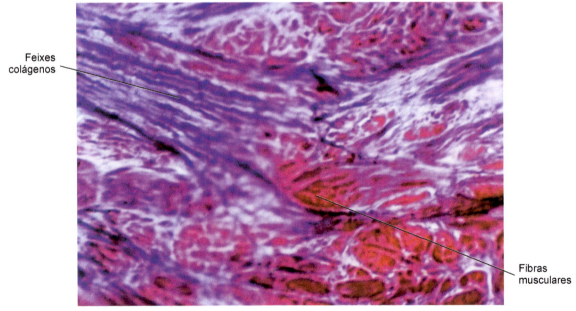

FIGURA 11.13 Fibras do músculo pterigóideo lateral entremeadas com as fibras colágenas do tecido conjuntivo da região anterior do disco articular (ML).

A região posterior do disco, em vez de apresentar forma de sela como a anterior, é mais espessa e tem sua superfície inferior côncava enquanto sua superfície superior é convexa; continua-se na região mais posterior com um tecido conjuntivo frouxo muito vascularizado e inervado, denominado "região" ou "zona bilaminar". Esse tecido divide-se também em duas lâminas: a inferior, mais delgada, insere-se no colo do côndilo e funde-se com a cápsula articular, enquanto a superior, mais espessa, é constituída por um tecido conjuntivo que contém fibras elásticas e tecido adiposo (Figuras 11.14 e 11.15). Esta última lâmina, que é muito inervada, acaba fundindo-se com a cápsula e inserindo-se nas fissuras escamosotimpânica e petroescamosa do osso temporal.

> **CORRELAÇÕES CLÍNICAS**
>
> Por ser a região bilaminar muito vascularizada e inervada, o paciente pode sentir dor quando, em alguma alteração patológica da articulação, a mandíbula (portanto o côndilo e o disco) é posicionada mais posteriormente, durante o exame clínico.

Membrana sinovial

O líquido produzido pela membrana sinovial é responsável pela nutrição dos elementos intra-articulares.

A membrana sinovial reveste a superfície interna da cápsula articular, relacionando-se, portanto, com as duas cavidades da articulação, supra e infradiscais. Em cortes sagitais da articulação, observa-se a membrana sinovial revestindo as bordas anteriores e posteriores das cavidades supra e infradiscais, recobrindo inclusive curtos segmentos das extremidades anterior e posterior do disco (Figura 11.16). Consiste em uma camada superficial com dois tipos celulares, que se apoia sobre uma camada de tecido conjuntivo muito vascularizado, a qual, por sua vez, recobre o tecido capsular. A camada superficial, denominada "íntima", tem células semelhantes a fibroblastos, denominadas por isso "células F", que sintetizam proteínas, glicoproteínas e proteoglicanos, e outras células semelhantes a macrófagos, chamadas "células M", com capacidade fagocítica. Entre ambos os tipos celulares, há amplos espaços ocupados por matriz extracelular pouco fibrosa, porém com abundante substância fundamental. Em razão da natureza conjuntiva dessas células, e, portanto, ausência de lâmina basal, a matriz extracelular da camada íntima continua-se com a matriz da camada subjacente, denominada "subíntima", na qual se observam numerosos vasos sanguíneos e linfáticos, mas quase nenhuma célula (Figura 11.17).

Assim sendo, o líquido sinovial é formado na membrana sinovial pelo seguinte processo: dos vasos sanguíneos da camada subíntima, origina-se o plasma que se dirige para o espaço articular; ao passar pela camada íntima, ao plasma juntam-se os elementos secretados pelas células "F"; o líquido sinovial é constantemente renovado, e, quando atravessa de volta a camada íntima, sofre a ação das células "M" que fagocitam a parte proteica e glicídica do líquido;

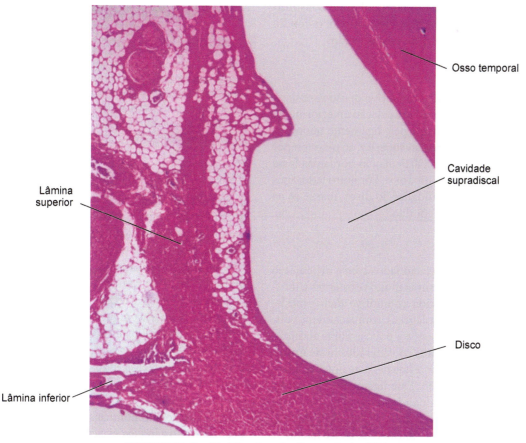

FIGURA 11.14 Região bilaminar do disco articular (ML).

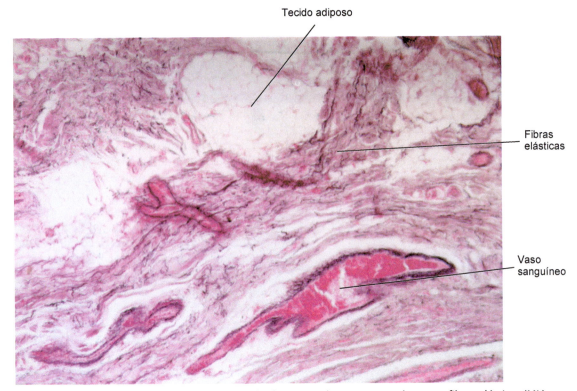

FIGURA 11.15 Lâmina superior da região bilaminar do disco articular em que se observam fibras elásticas (ML).

o plasma restante atinge a camada subíntima e retorna à circulação pelos linfáticos e pelas porções venosas dos vasos. Deve-se ressaltar que tanto os revestimentos articulares do côndilo e do temporal como o disco articular são constituídos por tecido conjuntivo avascular. Deste modo, o líquido sinovial é responsável pela nutrição desses tecidos.

Cápsula articular

A cápsula articular é um tecido conjuntivo denso vascularizado que envolve as estruturas da articulação anteriormente descritas. É reforçada lateralmente pelo ligamento temporomandibular e une-se, na sua região superior, ao osso temporal; isto é, à borda da eminência articular, às bordas da fossa glenoide e à fissura escamosotimpânica. Por outro lado, após fundir-se com todas as extremidades do disco, insere-se na sua região inferior ao colo do côndilo.

Ligamentos associados

Os ligamentos intimamente relacionados com a articulação temporomandibular são estruturas muito resistentes e inextensíveis, constituídos por tecido conjuntivo denso modelado no qual, entre as fibras colágenas compactamente dispostas, existem alguns fibroblastos e poucas fibras elásticas. Embora sejam três os ligamentos considerados neste grupo, apenas o temporomandibular estabelece realmente associação direta com a articulação. Esse ligamento tem forma triangular, com sua base originando-se no tubérculo articular da raiz do arco zigomático do osso temporal, do qual se dirige para baixo, em íntima relação com a face lateral da cápsula articular, inserindo seu vértice no colo do côndilo.

Os outros dois ligamentos são o estilomandibular, que se insere no processo estiloide e dirige-se para o ângulo da mandíbula, e o esfenomandibular, que se origina na espinha do esfenoide e insere-se na língula do forame mandibular.

> **CORRELAÇÕES CLÍNICAS**
>
> A articulação temporomandibular é uma peça-chave do sistema estomatognático. Assim, seus componentes estão estreitamente relacionados tanto com os ligamentos associados e com os músculos responsáveis pelos movimentos mandibulares, como com os dentes e suas relações oclusais. Alterações neste imbricado e complexo sistema mastigatório constituem a denominada "disfunção temporomandibular" (DTM).

Suprimentos vascular e nervoso

O suprimento sanguíneo arterial provém do ramo auricular profundo da artéria maxilar interna. O retorno venoso ocorre por meio do plexo pterigóideo, que é bastante abundante na cápsula e na região bilaminar.

A inervação sensorial da articulação temporomandibular é por meio de ramos do nervo mandibular. A maior parte da articulação recebe inervação do ramo auriculotemporal, enquanto algumas regiões anteriores recebem os ramos temporal profundo posterior, massetérico e pterigóideo lateral. Na articulação, há receptores sensoriais, terminações nervosas livres, em todos os elementos articulares e alguns mecanorreceptores, estes principalmente na cápsula.

A inervação autônomica simpática provém de neurônios localizados no gânglio cervical superior, e a inervação parassimpática da articulação provém do gânglio ótico.

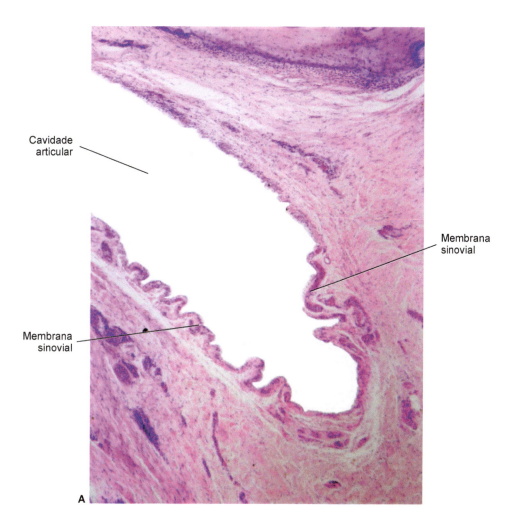

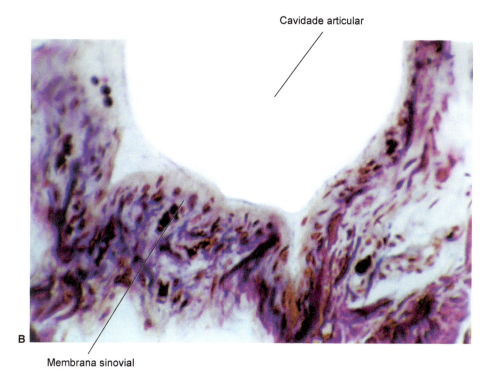

FIGURA 11.16 A. Região da cavidade articular revestida pela membrana sinovial. **B.** Detalhe da membrana sinovial (ML).

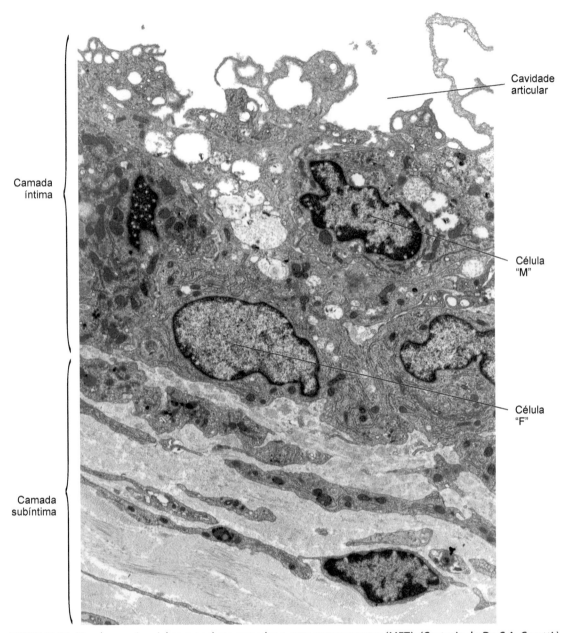

FIGURA 11.17 Membrana sinovial com as duas camadas e seus componentes (MET). (Cortesia do Dr. C.A. Casatti.)

Leitura adicional

Carlsson DS. Growth of the temporomandibular joint. In: Zarb GA, Carlsson GE, Sessle BJ, Mohl ND, eds. Temporomandibular joint and masticatory muscle disorders. Copenhagen: Munksgaard; 1994. p. 128.

Casatti CA, Frigo L, Bauer JA. Origin of sensory and autonomic innervation of the rat temporomandibular joint: a retrograde axonic tracing study with the fluorescent dye fast blue. J Dent Res. 1999;78(3):776-83.

Marchi F, Luder HU, Leblond CP. Changes in cells' secretory organelles and extracellular matrix during endochondral ossification in the mandibular condyle of the growing rat. Am J Anat. 1991;190(1):41-73.

Mills DK, Fiandaca DJ, Scapino RP. Morphologic, microscopic, and immunohistochemical investigations into the function of the primate TMJ disc. J Oral Maxillofac Surg. 1994;52(12):1279-92.

Roberts WE, Goodacre CJ. The temporomandibular joint: A critical review of life-support functions, development, articular surfaces, biomechanics and degeneration. J Prosthodont. 2020 Dec;29(9):772-779.

Shen G, Darendeliler MA. The adaptive remodeling of condylar cartilage – a transition from chondrogenesis to osteogenesis. J Dent Res. 2005;84(8): 691-9.

Stocum DL, Roberts WE. Part I: Development and physiology of the temporomandibular joint. Curr Osteoporos Rep. 2018;16(4):360-368.

Suzuki A, Iwata J. Mouse genetic models for temporomandibular joint development and disorders. Oral Dis. 2016 Jan;22(1):33-8.

Ten Cate, A.R. Gross and microanatomy. In: Zarb GA, Carlsson GE, Sessle BJ, Mohl ND, eds. Temporomandibular joint and masticatory muscle disorders. Copenhagen: Munksgaard; 1994. p. 48.

Willems NM, Langenbach GE, Everts V, Zentner A. The microstructural and biomechanical development of the condylar bone: a review. Eur J Orthod. 2014 Aug;36(4):479-85.

Zhang S, Yap AU, Toh WS. Stem cells for temporomandibular joint repair and regeneration. Stem Cell Rev Rep. 2015 Oct;11(5):728-42.

Índice Alfabético

A

Abóbada craniana, 3
Acidificação da matriz, 40
Ácinos, 81
Adenômero, 79
Aderência epitelial, 230, 232
Adesão do epitélio juncional ao dente, 230
Alantoide, 2
Alça cervical, 110
Ameloblastos, 117, 165, 168, 178, 184
- secretores, 167, 173
Amelogênese, 115, 165
Aparelho branquial, 2
Apatita, 11
Arcos
- branquiais, 2
- dentários, 223
Articulação temporomandibular, 253, 258
- desenvolvimento, 253
- estrutura, 255
- ligamentos associados, 264
- suprimentos vascular e nervoso, 264
Assoalho da boca, 69
Atividades e produtos do osteoblasto, 37

B

Bainha
- de Neumann, 143
- radicular de Hertwig, 110, 118, 119, 135
Bainhalina, 184
Banda
- de Hunter-Schreger, 186
- epitelial primária, 101
Base do crânio, 3
Biofilme, 196
Biomineralização, 11
Bolsas
- branquiais, 2
- faríngeas, 2
Botões gustativos, 75, 76
Broto do permanente, 121

C

Calcificação da matriz cartilaginosa, 24
Calota craniana, 3
Camada(s)
- granulosa de Tomes, 150
- hialina, 200
- íntima, 263
- osteoide, 37
- papilar, 64
- pré-osso, 37
- reticular, 64
- subíntima, 263
Câmara pulpar, 161
Canal(is)
- de Havers, 48, 50
- de Volkmann, 48, 50
Canalículos dentinários, 143
Cápsula articular, 264
Capuz epitelial, 105
Cartilagem
- coronoide, 7
- de Meckel, 2, 7
Cavidade
- nasal, 5
- oral, 5
- - primitiva, 2
Células, 33, 64
- claras ou do tipo II, 76
- da crista neural, 1
- das unidades secretoras terminais, 81
- de Langerhans, 62
- de Merckel, 63
- de revestimento ósseo, 33, 34 43
- ectomesenquimais, 124
- - da papila, 124
- - do folículo dentário, 200
- epiteliais, 105
- - da bainha de Hertwig, 135
- escuras ou do tipo I, 76
- F, 263
- indiferenciadas, 216
- intermediárias ou do tipo III, 76
- M, 263
- mesenquimais, 23
- mioepiteliais, 86
- mucosas, 85, 86
- produtoras de moléculas da matriz, 33
- sanguíneas, 64, 66
- serosas, 81, 83
Células-fonte, 55
Cemento, 121, 199, 220
- acelular de fibras extrínsecas, 204
- celular, 204
- - de fibras
- - - intrínsecas, 205
- - - mistas, 204
Cementoblastos, 200, 202, 205
Cementócitos, 204, 211
Cementogênese, 200
Centros de ossificação, 23
Citoqueratinas, 60
Colágeno, 21
- do tipo I, 32
Compartimentalização da matriz e diferenciação final das células, 16
Complexo de Golgi, 86, 126, 127, 168
Complexo dentina-polpa, 123
- desenvolvimento, 124
- estrutura, 139
Componentes
- do periodonto, 199
- do tecido ósseo, 32
Concentração iônica de cálcio e fosfato, 11
Côndilo, 7, 24
Condrocrânio, 3
Constrições transversais, 186
Cópula, 8
Cordão epitelial, 101
Coroa do dente, 115, 166
Crânio, 3
Crescimento
- craniofacial, 244
- da raiz, 246
Cripta óssea, 115
Cristais
- de hidroxiapatita, 179
- de mineral, 13
Cristas
- neurais, 1
- palatinas, 6

D

Degradação e a remoção da matriz orgânica, 178
Dentes
- erupcionados, 196
- permanentes, 121
Dentina, 16, 123, 124, 196
- circumpulpar, 124, 134, 135, 140
- do manto, 115, 124, 132, 139, 140
- esclerótica, 143
- interglobular, 149
- intertubular, 135, 144
- peritubular, 135, 139, 144
- primária, 139
- reparativa, 150
- secundária, 150
- terciária, 150
- - do tipo reacional, 150
Dentinogênese, 115, 124
- radicular, 135
Deposição da dentina, 150
Derivados
- das bolsas faríngeas, 5
- dos arcos braquiais, 4
Desenvolvimento
- craniofacial, 1
- da cavidade oral primitiva, 2
- da face, 5

- da língua, 8
- da mandíbula, 7
- da maxila, 6, 7
- da polpa, 138
- do arco zigomático, 7
- do crânio, 3
- do palato, 5

Desintegração (degeneração) da cartilagem, 24
Desmossomos, 55
Diáfise e a epífise dos ossos longos, 26
Diafragma epitelial, 118
Diferenciação
- celular, 18, 110
- dos odontoblastos, 124, 125, 135
- dos pré-ameloblastos, 167

Disco
- articular, 260
- embrionário, 1
- epifisário, 26

Disfunção temporomandibular (DTM), 264
Doença periodontal, 230
Dor de origem dentinopulpar, 160
Ductos
- de Stenon, 95
- de Wharton, 97
- estriados, 88, 90
- excretores, 91
- intercalares, 87

E

Ectoderma, 1a, 53
Ectomesênquima, 2, 53, 105
Elementos
- intra-articulares, 263
- ósseos, 255

Enamelina, 173
Enamelisina, 178
Enameloide, 151
Endósteo, 43
Epitélio
- da gengiva inserida, 71
- da mucosa oral, 229
- - desenvolvimento, 53
- do col, 235
- do sulco, 232
- externo e interno, 110
- juncional, 229, 230
- oral, 55, 115
- - não queratinizado, 60
- - queratinizado, 60

Erupção
- dentária, 239, 246
- do dente, 181
- intraóssea, 239
- pós-oclusal, 244
- pré-oclusal, 244

Esfoliação dentária, 239
Esmalte, 105, 118, 140, 165, 196
- aprismático, 191
- desenvolvimento, 165
- estrutura, 182
- maduro, 181, 184
- nodoso, 188

Espaço
- periodontal, 213
- periodontoblástico, 142

Estimulação nervosa simpática e parassimpática, 92
Estrato(s)
- basal, 55
- córneo, 60
- do epitélio oral, 62
- espinhoso, 55
- granular, 58
- intermediário, 167
- progenitor ou germinativo, 55

Estria de Retzius, 150, 184
Estriação(ões)
- dos ductos, 88
- transversais, 186

Estroma glandular, 91
Eventos iniciais do desenvolvimento, 1

F

Face, 3
Fase(s)
- avançada
- - de campânula, 117
- - de mineralização (MET), 21
- da erupção dentária, 239
- de botão, 104
- de campânula, 110
- de capuz, 105
- - do dente decíduo, 121
- de coroa, 117
- de diferenciação, 167
- de erupção
- - intraóssea, 239
- - pós-oclusal, 244
- - pré-oclusal, 244
- de maturação, 178
- de morfo e histodiferenciação, 110
- de movimentação pré-eruptiva, 239
- de penetração na mucosa, 242
- de proteção, 181
- de raiz, 118, 120, 121
- fibrilar, 21
- intraóssea, 239
- mineral, 11
- - do esmalte, 182
- morfogenética, 166
- pré-eruptiva, 239
- secretora, 167, 168

Fator de crescimento, 125, 248
- epidermal, 248
- fibroblástico, 2

Feixes colágenos, 220
Fibras
- A-delta, 160
- C, 160
- colágenas secundárias, 237
- de Sharpey, 121, 199, 202, 204, 205, 221, 226
- de von Korff, 140
- oxitalânicas, 221
- principais
- - do ligamento, 220
- - gengivais, 236
- - secundárias do ligamento, 221

Fibrilas colágenas, 130
- da dentina do manto, 173
- do cemento celular, 202

Fibroblastos, 64, 202, 216
- do ligamento periodontal, 202, 213

Fibrócitos, 64
Filagrina, 58
Fluido
- crevicular ou sulcular, 232
- dentinário, 142
- ósseo, 37

Fluxo salivar, 92
Folhetos embrionários, 1
Folículo dentário, 107, 224, 239, 248
Formação
- da dentina, 118, 134, 135, 149
- - circumpulpar, 134
- - do manto, 130
- - radicular, 135
- da matriz orgânica da dentina, 126
- do cemento e do ligamento periodontal, 224
- do esmalte prismático, 178
- do lábio superior e do lábio inferior, 5
- do ligamento periodontal, 246
- do osso
- - alveolar, 224
- - basal, 224
- do palato, 7
- - secundário, 6

Fosfoproteína dentinária, 126
Fragmentação da bainha de Hertwig, 120
Fragmentos citoplasmáticos, 13
Funções da mucosa oral, 77
Fusos do esmalte, 188

G

Gengiva, 229
- inserida, 71
- livre, 229, 235
- marginal, 229

Germe dentário, 105, 107, 115, 239
Glândula(s)
- de von Ebner, 75, 98
- parótida, 95
- salivares, 79, 80, 99
- - desenvolvimento, 79
- - estrutura, 81
- - maiores, 95
- - menores, 98
- - suprimento nervoso, 92
- - suprimento vascular, 92
- sublinguais, 97, 98
- submandibular, 97

Grânulos de querato-hialina, 58
Grupo de fibras
- alveologengivais, 237
- apicais, 221
- circulares, 237
- da crista alveolar, 220
- dentogengivais, 236
- dentoperiosteais, 237
- horizontais, 220
- inter-radiculares, 221
- interpapilares, 237
- oblíquas, 220
- transeptais, 237

Gubernáculo, 248

H

Hemidesmossomo, 105
Hidroxiapatita, 11, 32, 182
Hipercalcemia, 12
Hipomineralização molar-incisivo, 181

I

Indução recíproca, 117
Inervação
- da língua, 8
- do dente, 160
- e vascularização do tecido ósseo, 48
Início da mineralização, 13
Integrinas, 125
Interleucinas, 248
Intestino anterior, 2
Inversão da polaridade, 115

J

Junção(ões)
- aderentes, 18
- amelodentinária, 140, 142, 196
- comunicantes, 18, 35
- - entre osteoblastos, 36
- do tipo oclusivo focal, 18
- intercelulares, 154
- oclusivas, 18

L

Lábio
- inferior, 5
- superior, 5
Lamelas, 188
Lâmina
- basal, 105, 125
- cribriforme, 227
- dentária, 101, 104, 105, 115
- dura, 227
- limitante, 143
- própria, 64, 236
- vestibular, 101
Ligamento periodontal, 121, 213, 222, 246
Limite amelocementário, 211
Língua, 8, 72
Linha(s)
- de Owen, 150
- de Retzius, 150, 184, 186, 191
- de von Ebner, 149, 150
- incrementais, 149, 184
- primitiva, 1

M

Macrófago, 64
Malformações da face, 5
Mandíbula, 7, 253
Mastócitos, 66
Matriz
- compartimentalizada, 16
- dentinária, 117
- do osso e da dentina, 16
- extracelular, 66, 125, 220
- - da polpa, 159
- hipomineralizada, 149
- orgânica, 11, 32, 168
- - dentinária, 127
- - do esmalte, 173
- óssea "borda em escova" ou "pregueada, 39
Maturação, 55
- pós-eruptiva, 181
- pré-eruptiva, 181
Maxila, 6
Mecanismos de mineralização, 11
Melanina, 62
Melanócitos, 62
Membrana(s)
- branquiais, 2
- bucofaríngea, 2
- da vesícula, 14
- ósseas, 23
- plasmática, 13, 88
- - dos pré-ameloblastos, 126
- sinovial, 263
Mesencéfalo, 1
Mesoderma, 1
Metaloproteinases, 126
Microtúbulos, 155
Mineralização, 16, 19
- da dentina, 132
- - circumpulpar, 135
- da matriz orgânica, 21
- do esmalte, 173
- dos espaços intermoleculares das fibrilas colágenas, 21
Mitocôndrias, 88
Morfogênese, 110
Morte celular programada dos condrócitos, 24
Movimentos mandibulares pré e pós-natais, 253
Mucosa
- alveolar, 67
- da porção ventral da língua, 69
- de revestimento, 66
- do assoalho da boca, 69
- do dorso da língua, 72
- do palato
- - duro, 71
- - mole, 69
- especializada, 72
- gengival, 69
- jugal, 66
- labial, 66
- mastigatórias, 69
- oral, 51
- - estrutura, 55
- - suprimentos vascular e nervoso, 76
- peri-implantar, 237
Músculos da língua, 8

N

Nanosferas, 173
Não queratinócitos, 60
Neurocrânio, 3
Nó do esmalte, 115
Notocorda, 1
Nucleação heterogênea, 13
Nutrição dos cementócitos, 211

O

Odontoblastos, 18, 117, 124, 125, 130, 132, 152, 154, 249
Odontogênese, 101, 117
Órgão do esmalte, 105
Ortodentina, 151
Osseointegração, 227
Ossificação, 7, 23
- endocondral, 23, 24, 26, 30, 255
- intramembranosa, 3, 23
- pericondral, 26
Osso(s)
- alveolar, 121, 220, 223, 226
- basal, 223
- compacto, 46
- da calota craniana, 3
- do esqueleto craniofacial, 23
- entrelaçado, 45
- esponjoso, 46
- fasciculado, 45, 226
- frontal, 3
- lamelar, 45
- primário, 45
- secundário, 45
Osteoblastos, 18, 33, 34, 43
Osteocalcina, 126
Osteócitos, 33, 35, 37, 48, 204
Osteoclastos, 39
Osteogênese, 23
Osteonectina, 126
Ósteons, 47, 48
Osteopontina, 126

P

Padrão incremental, 149
Palato, 5
- duro, 71
- mole, 69
- secundário, 5
Papila(s)
- apical, 139
- dentária, 105, 107, 110, 124, 138, 166
- filiformes, 72
- foliadas, 75
- fungiformes, 73
- valadas, 73, 75
Parênquima glandular, 81
Parótida, 95
Pavilhão auditivo, 2
Periodonto, 199
- de inserção, 121, 199
- de sustentação, 199
- desenvolvimento, 200
- marginal ou de proteção, 229
Periodontoblástico, 143
Periósteo, 43
Periquimácias, 191
Placa
- bacteriana, 196
- precordal, 1
Plexo de Raschkow, 160
Plicidentina, 151
Polarização, 18
Polpa, 123, 124, 138, 152
Porção ventral da língua, 69
Pré-ameloblastos, 115, 117, 125, 167
Pré-dentina, 135, 151, 152
Pré-melanossomas, 62

Pré-odontoblastos, 124
Primeiro arco branquial, 2
Prismas, 182
Processo(s)
- alveolar, 223
- de cárie, 196
- de desenvolvimento do côndilo, 253
- de Tomes, 173, 178, 184
- eruptivo, 248
- frontal, 2, 7
- frontonasal, 5
- maxilar, 2, 5
- nasais mediais, 5
Progresso da mineralização, 21
Proliferação, 55
Prolongamento odontoblástico, 126, 150
- durante a dentinogênese, 135
Proteínas
- da matriz dentinária, 126
- morfogenéticas
- - dentinárias, 126
- - ósseas, 2
- não colágenas, 126

Q

Queratinócitos, 55

R

RANK, 42
RANKL, 42
Reabsorção
- dentária, 239, 249
- e esfoliação dos dentes decíduos, 248
- óssea na metade oclusal da cripta, 242
Reação inflamatória, 232
Regeneração tissular guiada, 230
Região(ões)
- bilaminar, 263
- central da polpa, 158
- correspondentes do crânio no embrião, 5
- interprismáticas, 182
- subodontoblástica, 158
- vesicular, 40
Relação
- epilemal, 94
- hipolemal, 94

Remodelação
- do ligamento periodontal, 227
- do osso da cripta, 247
- óssea, 45
Restos epiteliais de Malassez, 120, 135, 219
Restrição da via intercelular, 167
Retenção prolongada, 249
Retículo
- endoplasmático
- - granular, 126
- - rugoso, 168
- estrelado, 105, 248
Revestimento
- articular do osso temporal, 258
- da articulação temporomandibular, 258
Rombencéfalo, 1
Rugas palatinas, 71

S

Saco
- dentário, 107
- vitelino, 2
Saliências linguais, 8
Saliva, 99
Seios maxilares, 6
Sensibilidade dentinopulpar, 160
Sialofosfoproteína dentinária, 126
Sialoproteína dentinária, 126
Síndrome de Sjögren, 98
Sínfise, 7
- da mandíbula, 24
Sistema(s)
- de ductos, 87
- de Havers, 46, 47, 48, 226
- de regulação RANK/RANKL/OPG, 42
- lacuno-canalicular, 37
Sublingual, 97
Submandibular, 97
Substância fundamental, 221
Sulco(s)
- branquiais, 2
- gengival, 232
Superfície
- distal lisa, 179
- N, 184
- S, 184
Suprimento vascular da polpa, 160

T

Tecido(s)
- conjuntivo frouxo singular, 158
- mineralizados, 11
- ósseo, 23
Telencéfalo, 1
Teoria
- da erupção dentária, 246
- hidrodinâmica, 160
Terço
- inferior da face, 3
- médio da face, 3
- superior da face, 3
Tonofilamentos, 55
Trabéculas ósseas, 29
Tubérculo ímpar, 8
Tubo neural, 1
Túbulos, 81, 135
- dentinários, 142, 155, 188
- - da dentina do manto, 139
Tufelina, 173, 188
Tufos, 188

U

Unidade(s)
- funcional das glândulas salivares, 79
- secretoras terminais, 81, 87

V

Vacúolos, 40
Variações regionais da mucosa oral, 66
Vasodentina, 151
Vesículas da matriz, 13, 14, 16, 40, 130, 132
Viscerocrânio, 3

Z

Zona(s)
- bilaminar, 263
- de cartilagem
- - calcificada, 32
- - hipertrófica, 32
- - seriada, 32
- de ossificação, 32
- de repouso, 32
- de Weill, 158
- pobre em células, 158
- rica em células, 158